U0188785

中西医手功能康复指导手册

主编　崔韶阳　许明珠

中国科学技术出版社
·北京·

图书在版编目（CIP）数据

中西医手功能康复指导手册 / 崔韶阳, 许明珠主编 . — 北京 : 中国科学技术
出版社 , 2024.6

ISBN 978-7-5046-8697-8

Ⅰ . ①中… Ⅱ . ①崔… ②许… Ⅲ . ①手—功能性疾病—康复—手册

Ⅳ . ① R658.209-62

中国版本图书馆 CIP 数据核字 (2020) 第 105192 号

策划编辑	韩　翔　于　雷
责任编辑	孙　超
文字编辑	卢兴苗
装帧设计	佳木水轩
责任印制	徐　飞

出　　版	中国科学技术出版社
发　　行	中国科学技术出版社有限公司
地　　址	北京市海淀区中关村南大街 16 号
邮　　编	100081
发行电话	010-62173865
传　　真	010-62179148
网　　址	http://www.cspbooks.com.cn

开　　本	710mm×1000mm　1/16
字　　数	429 千字
印　　张	25
版　　次	2024 年 6 月第 1 版
印　　次	2024 年 6 月第 1 次印刷
印　　刷	北京盛通印刷股份有限公司
书　　号	ISBN 978-7-5046-8697-8/R·8697
定　　价	98.00 元

编著者名单

主　　编　崔韶阳　许明珠

副主编　罗　菁　吴　蒙　陈俊琦　林　润　贾院春

编　　者　（以姓氏笔画为序）

丁　瑶　王小寅　王逸潇　王碧涵　方子杰

叶杏杏　白　洁　冯子桐　冯宇恒　刘　璐

刘传耀　刘钊星　许明珠　李振南　杨丽霞

杨慧君　陆彦青　吴　灵　吴　蒙　陈俊琦

陈碧琴　范萃萃　林　润　罗　菁　秦　萍

袁双双　贾院春　黄健婷　黄燨玟　崔韶阳

韩远峰　曾访溪　温华能　谢　云　赖道琦

蔡灿鑫　蔡奕楷

内容提要

本书是一部全面聚焦当前手功能领域相关内容及进展的实用著作。著者先从手及上肢功能解剖入手，系统介绍了肩复合体功能、肘关节和前臂功能、腕关节功能及手部功能；然后介绍了手功能康复评估的各种评估量表、工具和智能化设备，以及科学有效的中西医手功能康复技术，并对上肢涉及的神经、软组织、骨骼关节等手功能障碍相关疾病进行了阐述，同时关注院内及院外手功能延伸康复，对当前手功能康复领域的新技术、新理念和科学研究进行了综述。本书内容实用，条理清晰，图文并茂，可供手功能康复相关临床科研人员借鉴参考，亦可作为手功能专科建设的指导用书。

前　言

手是人类创造世界文明的特殊劳动工具，是经过 400 万年的进化，逐渐演变成大自然所能创造出的最完美的器官。人类的各种活动均有赖于完美协调的手部功能。

由于缺乏科学的康复意识，当手功能受损后，大部分患者寄希望于手术或药物治疗，等待手功能的自行恢复，而往往错过了手功能康复的最佳时机，遗留有不同程度的手功能障碍。比如，上肢骨折后制动、手部术后或是脑血管病偏瘫患者，如果没有及时进行手功能康复治疗，后期往往会出现上肢痉挛、相关肌肉萎缩、组织粘连、肢体肿胀等情况，严重影响手部正常活动，甚至出现关节僵硬、手部挛缩畸形，导致手功能丧失。导致手功能受损的疾病众多，跨越了神经内科、肿瘤科、神经外科、骨伤科、烧伤科、外科等多个专业领域，部分临床医师更注重本专业的治疗，容易忽略康复的及时介入。

2001 年《国际功能、残疾和健康分类》(ICF) 提出从生物、心理和社会角度认识损伤所造成的影响，从身体健康状态、个体活动和个体的社会功能进行分类，为损伤提供了统一框架，让人们对健康有了新的认识。人们对生活质量的要求不断提高，对手与上肢功能的康复也有了更高的追求。伴随康复医学的迅速发展，作为康复医学领域分支之一的手功能康复也面临着不同的挑战。近年来，中医药特色疗法逐渐在康复领域中凸显其独特优势。进一步提高手功能康复效能，精准评估，综合康复，是对手功能康复医学提出的新要求。相关专业的临床医师迫切需要一部系统的手功能康复参考书作为提高临床整体疗效的指导工具。

本书的出版将弥补一般教科书和参考书中手功能康复内容的不足。书中不仅系统介绍了上肢及手的功能解剖、评估，还涵盖了中医经络的知识，更注重患者的心理状态评估。此外，治疗方面融合现代康复治疗技术及中医传统疗法，有针对性地重点介绍了靳三针、头皮针、腹针、岐黄针、浮针、石氏醒脑开窍法、大接经法等中医特色疗法在上肢手功能康复中的具体应用。更具特色的是，本书从环境改造、艺术活动、园艺康复、日常生活活动等方面详细地介绍了ICF模式下的手功能延伸康复，并通过"课题研究型品管圈：中风恢复期患者手功能康复医护康CARE模式的构建"的分享，提出了手功能康复质量持续改进与专科品牌建设的思路。本书围绕手功能康复从解剖到功能，从评估到中西医融合康复治疗、延伸康复及质量改进、专科品牌建设等，进行全方位指导，具有较强的实用性，对神经内科、肿瘤科、神经外科、骨科、手外科、烧伤科、康复科等工作者均有实用价值。

参与本书编写的人员，是一批风华正茂的后起之秀，是从事中医及康复相关专业的临床及科研工作者，是一支基础与临床紧密结合的优秀团队。各位编者长期从事中医及康复工作，对手功能康复有较深见解，曾主持多部医学著作的编写工作，文献信息灵通，洞悉读者需求，使本书编写更加系统化、合理化。

本书的出版，得到了各位编者及中国科学技术出版社的鼎力支持，在此表示感谢。希望本书所述能助力手功能康复的普及推广，进而提高疗效，减少伤残，造福人民。需要说明的是，尽管所有组织者与编写者竭尽心智，精益求精，但由于手功能康复领域的发展日新月异，书中所述恐有疏漏或不尽全面之处，敬请各位同行和广大读者提出宝贵意见，以便日后再版时修订。

崔韶阳　许明珠

目　录

第1章　手及上肢功能解剖 001

第一节　肩复合体功能解剖 001
一、肩复合体的骨学 001
二、肩复合体的关节学 004
三、肩复合体的肌肉运动 012

第二节　肘关节和前臂功能解剖 016
一、肘关节和前臂的骨学 016
二、肘关节和前臂的关节学 018
三、肘关节和前臂的肌动力学 021

第三节　腕关节功能解剖 026
一、腕关节的骨学 026
二、腕关节的关节学 028
三、腕关节的肌肉运动 030

第四节　手部功能解剖 032
一、手部的骨学 032
二、手部的关节学 033
三、手部的肌肉运动 036

第2章　手功能康复评估 041

第一节　上肢与手外观形态评估 041
一、水肿评估 041
二、瘢痕评估 042
三、肢体长度测量 042

第二节　上肢与手的感觉功能评估 043
一、感觉评估的基础 044
二、关节活动度测量 045
三、现代仪器设备在手功能评估中的应用 059

第三节　康复心理评估 ···································· 061

　　一、康复心理评定的定义和目的 ···················· 061

　　二、康复心理评定的原则 ·························· 062

　　三、康复心理的主要评定方法 ······················ 062

第 3 章　康复治疗技术 ································ 065

第一节　传统康复治疗技术 ······························ 065

　　一、上肢经络、穴位在手功能障碍康复中的应用 ········ 065

　　二、上肢经脉的组成、循行路线及主要穴位 ············ 069

　　三、头皮针疗法在上肢手功能康复中的应用 ············ 099

　　四、靳三针疗法在手功能康复中的应用 ················ 103

　　五、石氏醒脑开窍针刺法在上肢手功能康复中的应用 ······ 107

　　六、腹针疗法在上肢手功能康复中的应用 ·············· 111

　　七、通督调神针刺法在上肢手功能康复中的应用 ········ 116

　　八、大接经法在上肢手功能康复中的应用 ·············· 119

　　九、岐黄针在上肢手功能康复中的应用 ················ 122

　　十、通元针法在上肢手功能康复中的应用 ·············· 126

　　十一、中医特色疗法在上肢手功能康复中的应用及优势 ···· 130

第二节　现代康复治疗技术 ······························ 141

　　一、物理治疗 ···································· 141

　　二、体位摆放技术 ································ 143

　　三、关节松动术 ·································· 144

　　四、淋巴引流技术 ································ 147

　　五、筋膜释放技术 ································ 148

　　六、Rood 疗法 ·································· 150

　　七、本体感觉神经肌肉易化技术 ···················· 157

　　八、Brunnstrom 疗法 ···························· 167

　　九、Bobath 疗法 ································ 174

　　十、主动诱发技术 ································ 178

　　十一、运动疗法 ·································· 185

　　十二、作业疗法 ·································· 193

第 4 章　手功能障碍相关疾病⋯⋯⋯⋯⋯⋯⋯⋯⋯⋯ 198

第一节　神经系统疾病的手功能康复 ⋯⋯⋯⋯⋯⋯⋯⋯ 198

　一、偏瘫的上肢康复 ⋯⋯⋯⋯⋯⋯⋯⋯⋯⋯⋯⋯⋯⋯⋯ 198

　二、颈段脊髓损伤的上肢康复 ⋯⋯⋯⋯⋯⋯⋯⋯⋯⋯⋯ 200

　三、帕金森病的上肢康复 ⋯⋯⋯⋯⋯⋯⋯⋯⋯⋯⋯⋯⋯ 203

　四、吉兰 - 巴雷综合征的上肢康复 ⋯⋯⋯⋯⋯⋯⋯⋯⋯ 206

　五、脑瘫的上肢康复 ⋯⋯⋯⋯⋯⋯⋯⋯⋯⋯⋯⋯⋯⋯⋯ 209

　六、肩关节半脱位 ⋯⋯⋯⋯⋯⋯⋯⋯⋯⋯⋯⋯⋯⋯⋯⋯ 210

　七、肩手综合征 ⋯⋯⋯⋯⋯⋯⋯⋯⋯⋯⋯⋯⋯⋯⋯⋯⋯ 211

　八、废用综合征 ⋯⋯⋯⋯⋯⋯⋯⋯⋯⋯⋯⋯⋯⋯⋯⋯⋯ 213

　九、误用综合征 ⋯⋯⋯⋯⋯⋯⋯⋯⋯⋯⋯⋯⋯⋯⋯⋯⋯ 214

　十、臂丛神经损伤 ⋯⋯⋯⋯⋯⋯⋯⋯⋯⋯⋯⋯⋯⋯⋯⋯ 215

　十一、尺神经损伤 ⋯⋯⋯⋯⋯⋯⋯⋯⋯⋯⋯⋯⋯⋯⋯⋯ 219

　十二、桡神经损伤 ⋯⋯⋯⋯⋯⋯⋯⋯⋯⋯⋯⋯⋯⋯⋯⋯ 224

　十三、正中神经损伤 ⋯⋯⋯⋯⋯⋯⋯⋯⋯⋯⋯⋯⋯⋯⋯ 227

第二节　上肢骨与关节、软组织疾病的康复 ⋯⋯⋯⋯⋯ 230

　一、肩锁关节损伤 ⋯⋯⋯⋯⋯⋯⋯⋯⋯⋯⋯⋯⋯⋯⋯⋯ 230

　二、肩袖肌腱炎 ⋯⋯⋯⋯⋯⋯⋯⋯⋯⋯⋯⋯⋯⋯⋯⋯⋯ 234

　三、肩袖撕裂 ⋯⋯⋯⋯⋯⋯⋯⋯⋯⋯⋯⋯⋯⋯⋯⋯⋯⋯ 237

　四、肩关节上盂唇损伤 ⋯⋯⋯⋯⋯⋯⋯⋯⋯⋯⋯⋯⋯⋯ 240

　五、粘连性肩关节囊炎（冻结肩） ⋯⋯⋯⋯⋯⋯⋯⋯⋯ 244

　六、肩关节置换 ⋯⋯⋯⋯⋯⋯⋯⋯⋯⋯⋯⋯⋯⋯⋯⋯⋯ 248

　七、肱二头肌长头腱炎 ⋯⋯⋯⋯⋯⋯⋯⋯⋯⋯⋯⋯⋯⋯ 251

　八、肱骨外上髁炎 ⋯⋯⋯⋯⋯⋯⋯⋯⋯⋯⋯⋯⋯⋯⋯⋯ 253

　九、肱骨内上髁炎 ⋯⋯⋯⋯⋯⋯⋯⋯⋯⋯⋯⋯⋯⋯⋯⋯ 255

　十、肘关节内侧副韧带损伤 ⋯⋯⋯⋯⋯⋯⋯⋯⋯⋯⋯⋯ 258

　十一、三角纤维软骨复合体损伤 ⋯⋯⋯⋯⋯⋯⋯⋯⋯⋯ 262

　十二、前臂筋膜间室综合征 ⋯⋯⋯⋯⋯⋯⋯⋯⋯⋯⋯⋯ 267

　十三、桡骨茎突腱鞘炎 ⋯⋯⋯⋯⋯⋯⋯⋯⋯⋯⋯⋯⋯⋯ 270

　十四、掌指关节损伤 ⋯⋯⋯⋯⋯⋯⋯⋯⋯⋯⋯⋯⋯⋯⋯ 271

　十五、指间关节扭挫 ⋯⋯⋯⋯⋯⋯⋯⋯⋯⋯⋯⋯⋯⋯⋯ 274

　十六、伸指肌腱损伤 ⋯⋯⋯⋯⋯⋯⋯⋯⋯⋯⋯⋯⋯⋯⋯ 275

　十七、屈指肌腱损伤 ⋯⋯⋯⋯⋯⋯⋯⋯⋯⋯⋯⋯⋯⋯⋯ 279

　十八、屈指肌腱炎 ⋯⋯⋯⋯⋯⋯⋯⋯⋯⋯⋯⋯⋯⋯⋯⋯ 283

十九、上肢肌筋膜疼痛综合征 ∙∙∙ 285

第三节　上肢骨折、脱位的康复 ∙∙∙∙∙∙∙∙∙∙∙∙∙∙∙∙∙∙∙∙∙∙∙∙∙∙∙∙∙∙∙∙∙∙ 289

一、锁骨骨折 ∙∙ 289

二、肩胛骨骨折 ∙∙∙ 291

三、肩关节脱位 ∙∙∙ 293

四、肱骨大结节骨折 ∙∙∙ 296

五、肱骨外科颈骨折 ∙∙∙ 298

六、肱骨干骨折 ∙∙∙ 301

七、肱骨髁上骨折 ∙∙∙ 304

八、肱骨髁间骨折 ∙∙∙ 306

九、肱骨外髁骨折 ∙∙∙ 307

十、肱骨内上髁骨折 ∙∙∙ 310

十一、肱骨小头骨折 ∙∙ 311

十二、肘关节脱位 ∙∙ 313

十三、尺骨鹰嘴骨折 ∙∙ 316

十四、孟氏骨折 ∙∙∙ 317

十五、尺、桡骨骨折 ∙∙ 319

十六、Colles 骨折 ∙∙∙ 321

十七、掌骨骨折 ∙∙∙ 325

十八、指骨骨折 ∙∙∙ 326

第四节　手部外伤的康复 ∙∙ 328

一、断手、断指再植术后的手功能康复 ∙∙∙∙∙∙∙∙∙∙∙∙∙∙∙∙ 328

二、肌腱修复术的手功能康复 ∙∙∙∙∙∙∙∙∙∙∙∙∙∙∙∙∙∙∙∙∙∙∙∙∙∙∙∙ 329

三、支具在手损伤康复中的应用 ∙∙∙∙∙∙∙∙∙∙∙∙∙∙∙∙∙∙∙∙∙∙∙ 330

四、手功能康复的作业治疗 ∙∙∙∙∙∙∙∙∙∙∙∙∙∙∙∙∙∙∙∙∙∙∙∙∙∙∙∙∙∙ 331

第五节　手部烧伤康复 ∙∙ 331

一、概述 ∙∙ 331

二、烧伤的临床分型 ∙∙∙ 332

三、手部烧伤的功能评定 ∙∙∙∙∙∙∙∙∙∙∙∙∙∙∙∙∙∙∙∙∙∙∙∙∙∙∙∙∙∙∙∙∙∙ 332

四、手部烧伤后的康复 ∙∙∙∙∙∙∙∙∙∙∙∙∙∙∙∙∙∙∙∙∙∙∙∙∙∙∙∙∙∙∙∙∙∙∙∙∙ 334

第六节　癌症术后的手功能康复 ∙∙∙∙∙∙∙∙∙∙∙∙∙∙∙∙∙∙∙∙∙∙∙∙∙∙∙∙∙∙∙ 336

一、骨肉瘤术后的手功能康复 ∙∙∙∙∙∙∙∙∙∙∙∙∙∙∙∙∙∙∙∙∙∙∙∙∙∙∙∙ 336

二、乳腺癌术后的手功能康复 ∙∙∙∙∙∙∙∙∙∙∙∙∙∙∙∙∙∙∙∙∙∙∙∙∙∙∙∙ 338

第 5 章　ICF 模式下的手功能延伸康复　·································· 340

　　一、环境改造 ·· 340

　　二、艺术活动 ·· 345

　　三、园艺康复 ·· 349

　　四、日常生活活动 ·· 351

第 6 章　手功能康复质量持续改进与专科品牌建设　·············· 356

　　一、案例简介 ·· 356

　　二、案例实施步骤 ·· 356

附录部分　·· 372

　　附录 1　手功能康复训练操 ······································ 372

　　附录 2　手功能中医康复保健操 ·································· 379

参考文献　·· 383

第1章 手及上肢功能解剖

第一节 肩复合体功能解剖

一、肩复合体的骨学

肩复合体涉及胸骨、锁骨、肩胛骨及肱骨。

（一）胸骨

胸骨（图1-1），位于胸部前方的中央，由胸骨柄、胸骨体和剑突组成。胸骨柄是胸骨最上方的部分，与锁骨形成胸锁关节。胸骨体为胸骨中央部分，与第2~7肋骨的前面附着处形成胸肋关节。胸骨体与胸骨柄连接处形成一微向前伸的角，称为胸骨角，平第二肋骨。胸骨最下方为剑突，顾名思义，其形状像剑。

（二）锁骨

锁骨（图1-2），左右各一，位于胸骨柄两旁，呈S形，分别连接着胸骨和肩胛骨。其平坦的外侧端称为肩峰端，与肩胛骨的肩峰形成肩锁关节。锁骨的内侧端，即胸骨端与胸骨柄形成胸锁关节。

（三）肩胛骨

肩胛骨（图1-3）位于胸廓后方，类似三角形。它的前侧部分稍微凹陷，称为肩胛下窝。其上方外侧有一类椭圆形的凹陷，为关节窝。关节窝周围有纤维软骨构成的盂唇，形成盂窝，以增加肱骨头的容纳，组成盂肱关节。盂上结节和盂下结节构成了关节盂的上下部分，分别是肱三头肌长头及肱二头肌长头的近端附着点。关节盂外上方是一个宽阔、平坦的骨性突出，为肩峰，其在肱骨头上形成一个功能性的"屋顶"结构，以保护下面肩峰下滑囊等脆弱的软组织。关节盂的内侧，肩胛骨前上表面有一如半屈手指般的突起，为喙突，是肩复合体上很多肌肉及韧带的附着处。

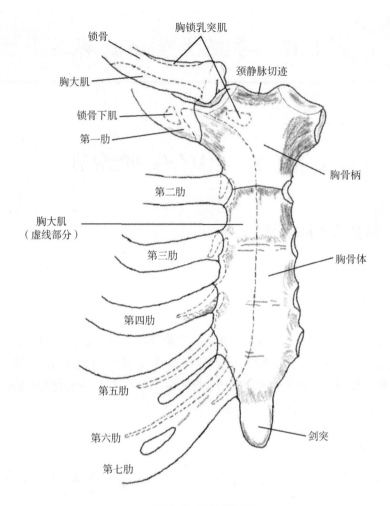

锁骨
胸锁乳突肌
颈静脉切迹
胸大肌
锁骨下肌
第一肋
胸骨柄
第二肋
胸大肌
（虚线部分）
第三肋
胸骨体
第四肋
第五肋
第六肋
剑突
第七肋

图 1-1　胸骨前面观

肩胛冈是一个横向位于肩胛骨后侧的骨性结构，将肩胛骨的后侧部分分成冈上窝和冈下窝。肩胛骨最下方为一钝性尖端，为肩胛骨下角，分别与肩胛骨两旁的内侧缘和外侧缘交接，从而形成肩胛骨后部的大致轮廓，以便于临床上观察肩胛骨的运动。

（四）肱骨的近端到中段

肱骨（图 1-4）的近端为头球体，其与关节盂形成盂肱关节。肱骨头的外侧和前方分别有一大一小的骨性突起，为大结节和小结节。大、小两个结节之间由结节间沟分隔，因肱二头肌长头腱在其中走行，又被称为肱二头肌沟。

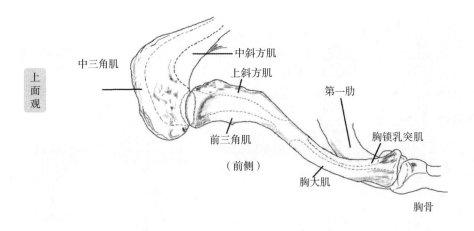

上面观

中三角肌

中斜方肌

上斜方肌

第一肋

胸锁乳突肌

前三角肌

（前侧）

胸大肌

胸骨

下面观

（前侧）　胸大肌

肋骨面

前三角肌

肩峰面

锁骨下肌

锥状结节

图 1-2　右锁骨上、下面观

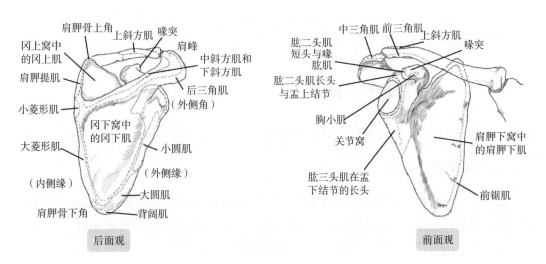

肩胛骨上角

上斜方肌

喙突

肩峰

冈上窝中的冈上肌

中斜方肌和下斜方肌

肩胛提肌

后三角肌

小菱形肌

（外侧角）

冈下窝中的冈下肌

大菱形肌

小圆肌

（外侧缘）

（内侧缘）

大圆肌

肩胛骨下角

背阔肌

后面观

中三角肌　前三角肌

上斜方肌

喙突

肱二头肌短头与喙肱肌

肱二头肌长头与盂上结节

胸小肌

关节窝

肱三头肌在盂下结节的长头

肩胛下窝中的肩胛下肌

前锯肌

前面观

图 1-3　右肩胛骨的前、后面观

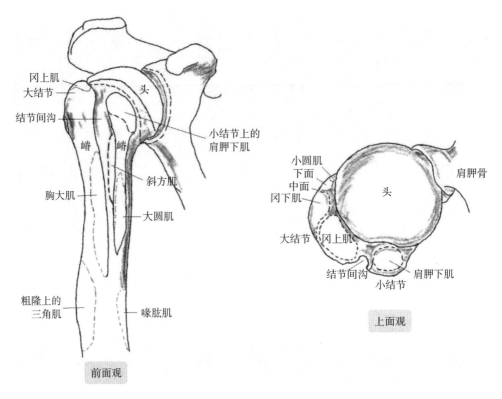

图 1-4　右肱骨的前面观和上面观

在肱骨骨柄的上 1/3 外侧有一骨性突起，为三角肌粗隆，是三角肌三个头的远端止点。肱骨后面中部有一自内上斜向外下的浅沟，为桡神经沟（图 1-5）。桡神经和肱深动脉沿此沟经过。此沟两旁分别为肱三头肌外侧头和内侧头的远端附着点。

二、肩复合体的关节学

肩复合体包含胸锁关节、肩胛胸廓关节、肩锁关节和盂肱关节。

（一）胸锁关节

1.一般特征　胸锁关节是胸骨和锁骨的内侧面共同形成的关节，连接着上肢骨骼与中轴骨。在关节维持稳定牢固的情况下，上肢才能进行大范围的活动。

胸锁关节由关节囊包绕着，并由该关节囊的前方胸锁前韧带和肋锁韧带前束、后方胸锁后韧带和肋锁韧带后束、上方锁间韧带与关节盘加固（图 1-6）。

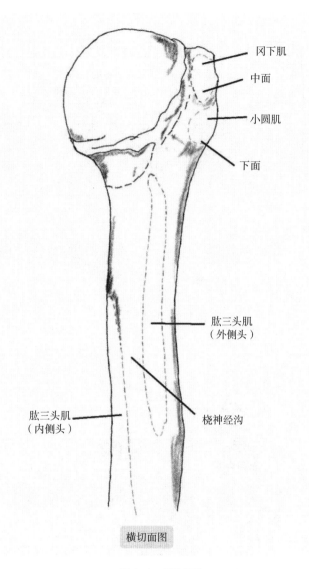

冈下肌

中面

小圆肌

下面

肱三头肌
（外侧头）

肱三头肌
（内侧头）

桡神经沟

横切面图

图 1-5 桡神经沟

2. **运动学** 胸锁关节的结构为鞍状关节，两侧关节面皆有凸面和凹面。此结构可以让锁骨在三个自由度上活动，即抬高、压低，前伸、后缩以及轴向转动（图 1-7）。

冠状面（额状面）：胸锁关节可以产生抬高和压低的动作，活动度分别约 45° 和 10°。

水平面：胸锁关节可以产生前伸及后缩的动作，每个动作活动度 15°～30°。

矢状面：胸锁关节可以产生向后旋转的动作（当肩外展时），活动度 20°～35°。当肩复合体内收时，锁骨向前转动，回到静止的位置。

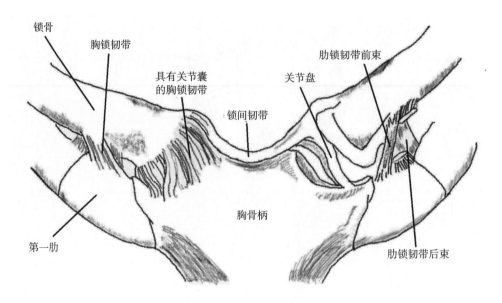

图 1-6 胸锁关节

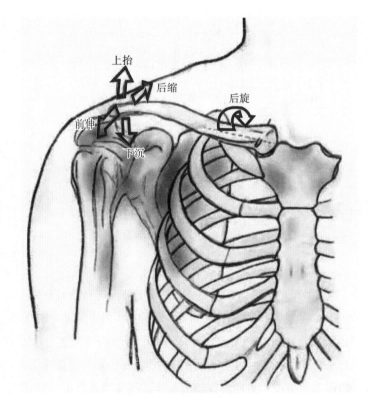

图 1-7 胸锁关节运动示意

（二）肩锁关节

1. 一般特征　肩锁关节是一个平面关节（图 1-8），由肩胛骨的肩峰突起和锁骨的外侧头形成的关节。肩胛骨及附着肱骨的动作借该关节，与锁骨的外端产生联系。因肩锁关节常传递较大的力，需要肩锁韧带、喙锁韧带和喙肩韧带等稳定性结构来维持其关节结构的完整性，从而避免脱位。

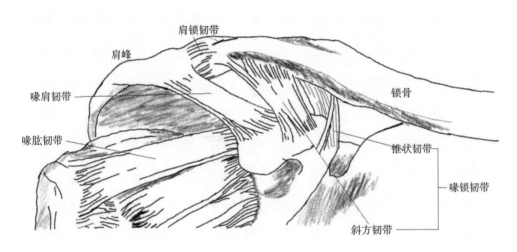

图 1-8　肩锁关节正视

2. 运动学　肩锁关节可实现三个自由度的活动，即向上、向下旋转，内旋转、外旋转和向前、向后倾斜（图 1-9）。

(1) 冠状面：手臂高举过头，肩胛骨以 30° 向上旋转，手臂回到身侧，肩胛骨随之向下旋转。

(2) 水平面：围绕着垂直轴，肩胛骨的内侧缘远离和朝向胸廓外表面进行旋转，分别为外旋转和内旋转。

(3) 矢状面：围绕着水平轴，肩胛骨下角远离或朝向胸廓后面运动，分别为向前倾斜和向后倾斜。

（三）肩胛胸廓关节

1. 一般特征　肩胛胸廓关节并非传统观念中的真实关节，而是肩胛骨的前面与后胸廓的交接处。这两个面由肌肉隔开，并未直接接触。这些肌肉在运动过程中可削减该关节中的剪切力。若在肩胛骨活动中听到弹响声，说明该关节内出现了异常，

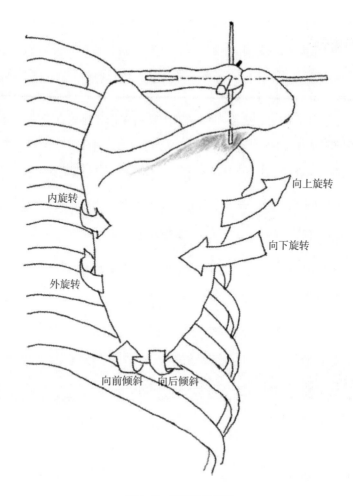

图 1-9　肩锁关节运动

肩胛骨活动时未能贴合胸廓。

2. **运动学**　肩胛胸廓关节可在三个自由度上活动，即抬高、压低，前伸、后缩以及往上、往下转动，是胸锁关节和肩锁关节共同作用的结果。

(1) 冠状面：肩胛胸廓关节抬高与压低是肩胛骨分别在胸廓后向上和向下滑动。以抬高为例，当肩胛骨在胸廓上向上滑动（耸肩）时，胸锁关节抬高，肩锁关节向下旋转（图 1-10）。

(2) 水平面：肩胛胸廓关节前伸与后缩是肩胛骨分别在胸廓上远离中线向外侧和向内侧滑动。以肩胛骨前伸为例，当肩胛骨在胸廓上远离中线向外侧滑动时，胸锁关节前伸，肩锁关节轻微水平内旋（图 1-11）。

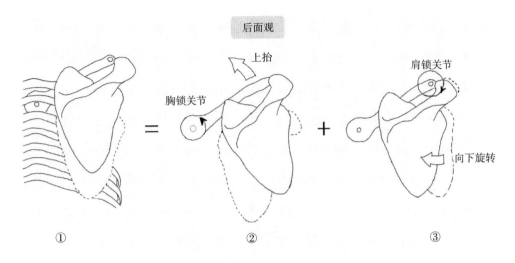

图 1-10　肩胛胸廓关节抬高
①肩胛胸廓关节抬高总和；②肩锁关节的抬高；③肩锁关节处的向下旋转

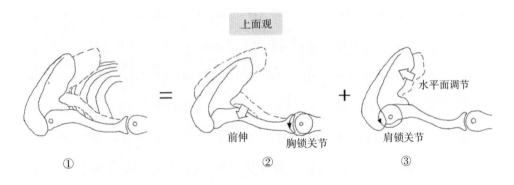

图 1-11　肩胛胸廓关节前伸
①肩胛胸廓关节前伸总和；②胸锁关节的前伸；③肩锁关节处的轻微水平内旋

(3) 矢状面：手臂高举过头，肩胛胸廓关节向上转动，手臂回到身侧，肩胛胸廓关节随之向下转动。以肩胛胸廓关节向上转动为例，胸锁关节向上抬高，肩锁关节向上旋转（图 1-12）。

（四）盂肱关节

1. 一般特征　盂肱关节是由肩胛骨的盂窝和肱骨头形成的关节（图 1-13）。该关节是灵活性较大的关节，但肱骨头是一个半球体，而盂窝的深度相对较浅，无法维

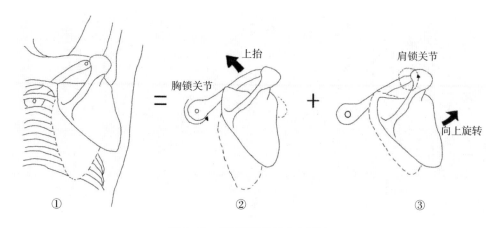

图 1-12　肩胛胸廓关节向上转动
①肩胛胸廓关节向上旋转总和；②胸锁关节处的抬高；③肩锁关节处的向上旋转

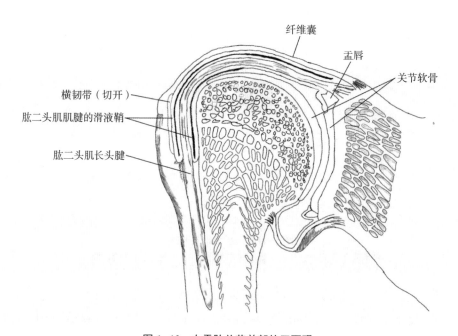

图 1-13　右盂肱关节前部的正面观

持高强度的稳定性。盂肱关节基础结构主要功能的稳定，不仅需要较薄的盂肱关节上的韧带及关节囊提供，还包括周围的肌肉组织，尤其是肩袖肌群（肩胛下肌、冈上肌、冈下肌和小圆肌）。

　　2. 运动学　盂肱关节是球窝关节，可产生三个自由度的动作，即外展、内收、屈曲、伸直，内旋、外旋（图 1-14）。

(1) 冠状面：盂肱关节外展和内收是肱骨在冠状面绕着其前后方向进行轴向转动（解剖体位时肩向外向内方向活动）。以外展为例，外展时肱骨头的凸面头向上滚动且同时向下滑动。正常情况下，盂肱关节存在大约 120° 的外展角度。肩关节 180° 的外展是因为盂肱关节的屈曲活动度，加上肩胛骨 60° 的向上转动。若向上滚动的肱骨未同时向下滑动会造成肱骨头卡在肩峰处，出现所谓的"夹挤现象"，通常会伤害被夹挤在两块骨头间的冈上肌或肩峰下滑囊。

(2) 矢状面：盂肱关节屈曲和伸直是肱骨在矢状面绕着其内外旋转轴进行旋转。通常盂肱关节屈曲 120°，伸直 45°。与外展动作相似，当肩复合体完全屈曲达到 180° 时，约有肩胛骨 60° 的向上转动。

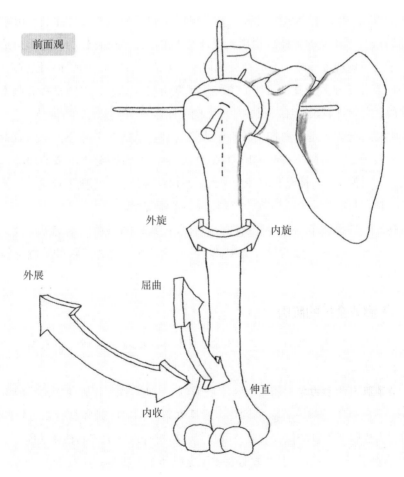

前面观

外旋　　内旋

外展　屈曲

内收　伸直

图 1-14　盂肱关节的运动学

(3) 水平面：盂肱关节外旋和内旋是肱骨在水平面绕垂直轴旋转。外旋是肱骨的前表面远离人体中线向外转动，而内旋则是肱骨的前表面靠近人体中线向内转动。通常盂肱关节外旋 60°～70°，内旋 75°～85°（从解剖位置来看）。

三、肩复合体的肌肉运动

如前所述，肩复合体的四个关节必须共同协作来完成正常肩的动作，因此肩复合体的肌肉必须在神经支配下高度协调以发挥作用。

（一）肩复合体的神经支配

整个上肢主要受臂丛神经（第五节颈神经到第一节胸神经的神经根）的神经支配（图 1-15）。臂神经丛分上神经干、中神经干和下神经干。上神经干由第五节颈神经和第六节颈神经的神经根形成，中神经干由第七节颈神经的神经根形成，下神经干由第八节颈神经和第一节胸神经的神经根形成。各神经干延伸一段较短的距离，然后构成前分支和后分支。这些分支继续重新组成外侧索、内侧索和后侧索。三束神经索最后会分支成尺神经、正中神经、桡神经等主要支配上肢的神经。

支配肩复合体大部分肌肉的神经都来自臂神经丛的两个部分：①由后索而来的分支，如腋神经、肩胛下神经和胸背神经。②神经丛近端分支出来的神经，如肩胛背神经、胸长神经、胸神经及肩胛上神经。在这种神经支配原则下存在一个例外，为斜方肌，其主要是由第十一对颅神经（副神经）所支配。

颈神经丛的第三节颈神经和第四节颈神经神经根的感觉神经支配胸锁关节的感觉。肩胛上神经与腋神经的第五节颈神经和第六节颈神经神经根的感觉神经支配肩锁关节和盂肱关节。

（二）肩复合体的肌肉

为了更系统性地讨论此内容，将这些肌肉分成两种：肩带的肌肉和盂肱关节的肌肉（表 1-1）。

1. **肩带肌肉的动力学**　肩带骨（上肢带骨），包括锁骨和肩胛骨，受肩带肌肉的控制，每一条肌肉近端附着到中轴骨，远端则附着到肩胛骨或是锁骨。这些肌肉的主要功能为控制肩胛骨的位置及维持其稳定，以提升盂肱关节的整体功能。

(1) 肩胛骨的上抬肌：上斜方肌、肩胛提肌和菱形肌（作用较少）负责肩胛骨抬高以及支撑肩胛胸廓关节维持在适当的姿势，即肩胛骨稍微后缩和上抬，从而使盂

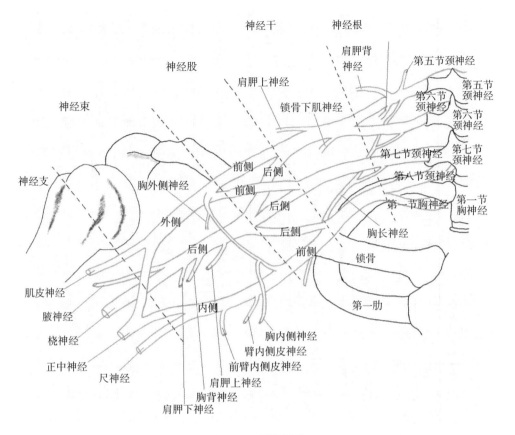

图 1-15　臂丛神经

窝稍微面向上。

(2) 肩胛骨的下压肌：下斜方肌、胸小肌、背阔肌及锁骨下肌收缩时会使肩胛胸廓关节压低。

(3) 肩胛骨的上转肌及前伸肌：肩胛骨上转是构成肩关节屈曲及外展动作达到全范围（180°）的一个极其重要的因素。肩胛骨上转是前锯肌、上斜方肌及下斜方肌三条拉力线不同肌肉合力的结果。

伸手及物和前推的动作需要肩胛骨前伸。前锯肌是唯一的肩胛骨前伸肌，其收缩可以使肩胛骨远离身体中线，产生前伸的水平面动作。

(4) 肩胛骨的下转肌及后缩肌：肩胛骨下转是构成肩关节内收和后伸的重要因素，由背阔肌和菱形肌两条拉力线不同肌肉合力产生。

划船、拉扯等上肢动作与肩胛骨后缩有关。菱形肌和中斜方肌是主要肩胛骨后缩肌，其余两条斜方肌配合协助产生动作。

表1-1 肩复合体的肌肉列表

分　类	肌肉名称	肌肉起点	肌肉止点	作　　用	神经支配/节段
肩带的肌肉	上斜方肌	起自枕外隆凸、上项线、项韧带和第七颈椎棘突	止于锁骨外侧1/3	上转肩胛、上提肩胛	副神经
	中斜方肌	起自第七颈椎棘突和胸椎棘突	止于肩峰	后缩肩胛	
	下斜方肌	起自胸椎棘突	止于肩胛冈	上转肩胛、下压肩胛	
	肩胛提肌	起自颈椎横突	止于肩胛骨上角和内侧缘的上部	上提肩胛、下转肩胛，使颈向同侧屈	肩胛背神经第四、五节颈神经
	菱形肌	起自第六、七颈椎棘突和第一至四胸椎棘突	止于肩胛骨内侧缘	后缩、上提和下转肩胛	
	背阔肌	以腱膜起自第七至十二胸椎棘突、全部腰椎棘突、髂正中嵴和髂嵴后部	止于肱骨小结节嵴	使肩关节后伸、内收（当上肢固定时，可引体向上）	胸背神经第五、六节颈神经
	前锯肌	起自上八或九个肋骨的外面	止于肩胛骨内侧缘和下角	前伸、上转肩胛骨；使肩胛骨紧贴胸廓	胸长神经第五至七节颈神经
	胸小肌	起自第三至五肋骨	止于肩胛骨喙突	下压、下转和前倾肩胛骨	胸内侧神经第八节颈神经、第一节胸神经
	锁骨下肌	起自第一肋软骨上面	止于锁骨肩峰端	下压锁骨	锁骨下神经第五、六节颈神经

（续表）

分　类	肌肉名称	肌肉起点	肌肉止点	作　用	神经支配／节段
盂肱关节的肌肉	冈上肌	起自肩胛骨冈上窝	止于肱骨大结节	外展肩关节、稳定盂肱关节	肩胛上神经第五、六节颈神经
	冈下肌	起自肩胛骨冈下窝		外转肩关节、稳定盂肱关节	腋神经第五、六节颈神经
	小圆肌	起自肩胛骨外侧缘上 2/3 背面		外转肩关节、稳定盂肱关节	腋神经第五、六节颈神经
	肩胛下肌	起自肩胛下窝	止于肱骨小结节	内转肩关节、稳定盂肱关节	肩胛下神经第五至七节颈神经
	背阔肌	以腱膜起自第七至十二胸椎棘突、全部腰椎棘突、骶正中嵴和髂嵴后部	止于肱骨小结节嵴	后伸、下压、内转和内收肩关节	胸背神经第五、六节颈神经
	大圆肌	起自肩胛骨下角背面		后伸、内收和内转肩关节	肩胛下神经第五至七节颈神经
	肱二头肌	长头：起自肩胛骨盂上结节 短头：起自肩胛骨喙突	止于桡骨粗隆	屈肘关节，使前臂旋后；协助屈肩关节	肌皮神经第五至七节颈神经
	喙肱肌	起自肩胛骨喙突	止于肱骨中部内侧	屈曲和内收肩关节	肌皮神经第五至七节颈神经
	肱三头肌的长头腱	起自肩胛骨盂下结节	止于尺骨鹰嘴	伸直肩关节；伸直肘关节	桡神经第五节颈神经至第一节胸神经
	三角肌	起自锁骨外侧 1/3、肩峰和肩胛冈	止于肱骨三角肌粗隆	外展、屈曲、前伸和外传肩关节	腋神经第五、六节颈神经
	胸大肌	锁骨内侧 2/3 段、胸骨前面和第一至六肋软骨前面	止于肱骨大结节嵴	内收、内转和屈肩关节	胸内侧神经第八节颈神经、第一节胸神经，胸外侧神经第五至七节颈神经

2. 盂肱关节相关肌肉的动力学 通常，大家会混淆"肩关节的动作"与"盂肱关节的动作"，认为两个词可以互换。实际上，肩关节的全范围活动由盂肱关节和肩胛胸廓关节联合动作以实现，而肩胛骨在盂肱关节肌肉的拉力线及其潜在功能中扮演了重要的角色。

(1) 盂肱关节的外展肌及屈肌：盂肱关节的主要外展肌为冈上肌、前三角肌及中三角肌。盂肱关节的主要屈肌为前三角肌、胸大肌和锁骨头、喙肱肌及肱二头肌长头腱。

(2) 盂肱关节的内收肌及伸肌：大圆肌、背阔肌和胸大肌等主要肌肉收缩产生盂肱关节内收的动作。背阔肌、大圆肌、胸大肌、后三角肌与肱三头肌的长头腱等主要肌肉使盂肱关节伸直。

(3) 盂肱关节的肩袖肌群：肩袖肌群即冈上肌、冈下肌、小圆肌和肩胛下肌。肩袖肌群组成的肌肉围绕在肱骨头的前方、上方及后方，每一条都可提供肌肉拉力使肱骨头向盂窝靠近。当肩关节处于内外旋转等姿势时，肩袖肌群稳定肱骨头在盂窝中。

(4) 盂肱关节的内旋肌及外旋肌：胸大肌、前三角肌、大圆肌、背阔肌及肩胛下肌等主要肌肉负责盂肱关节内旋。冈下肌、小圆肌及后三角肌等主要肌肉负责盂肱关节外旋。

第二节　肘关节和前臂功能解剖

一、肘关节和前臂的骨学

与肘关节及前臂功能相关的四块骨头分别为肩胛骨、肱骨、尺骨和桡骨。

（一）肩胛骨

在肩胛骨上有三处骨性结构是与肘关节活动相关肌肉的附着点：① 盂下结节是肱三头肌长头腱近端附着处；②盂上结节是肱二头肌长头腱的近端附着处；③ 喙突是肱二头肌短头的近端附着处。

（二）远端肱骨

肱骨远端内侧有滑车状的肱骨滑车（图 1-16），与尺骨形成肱尺关节。滑车的外侧前方是一个半球状的肱骨小头，与桡骨头形成肱桡关节。滑车前上方的窝是冠状窝，当肘关节完全屈曲时可以容纳尺骨冠突。与冠状突相对，滑车后上方也有一窝，

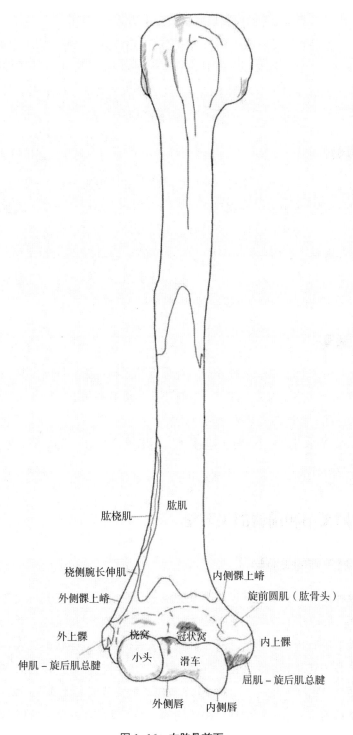

肱桡肌

肱肌

桡侧腕长伸肌

外侧髁上嵴

外上髁

桡窝

冠状窝

小头

滑车

伸肌 – 旋后肌总腱

外侧唇

内侧唇

内侧髁上嵴

旋前圆肌（肱骨头）

内上髁

屈肌 – 旋后肌总腱

图 1-16　右肱骨前面

为鹰嘴窝，当肘关节完全伸直时可以容纳尺骨鹰嘴。

肱骨小头外侧和肱骨内侧各有一骨性突起结构，分别是肱骨的外上髁和内上髁。肱骨外上髁较不明显，是大部分的肘关节外侧副韧带、旋后肌和手腕伸肌的近端附着处。肱骨内上髁是肘关节内侧副韧带、旋前圆肌和大部分的手腕屈肌的近端附着处。内上髁后方有一浅沟，是尺神经沟，尺神经由此经过。

（三）尺骨

尺骨最上端是一个大型钝头，为尺骨鹰嘴，其后表面为肱三头肌的远端附着处（图1-17）。鹰嘴前下方一半圆形深凹是滑车切迹，与肱骨滑车形成肱尺关节；其前下方还有一突起的骨性结构，为尺骨冠突，与肱骨的滑车紧密连接，稳定肱尺关节。在滑车切迹稍下方和外侧为桡骨切迹，与桡骨头形成近端桡尺关节。

尺骨远端为尺骨头，其前、外、后有环状关节面与桡骨的尺切迹形成远端桡尺关节。尺骨头后内侧有一锥状突起，是尺骨茎突。

（四）桡骨

桡骨与尺骨平行，位于尺骨外侧。桡骨近端为桡骨头，呈宽盘状。桡骨头的上表面有一空杯状凹陷，为关节凹，与肱骨小头形成肱桡关节。桡骨头下方内侧有一突起为桡骨粗隆，为肱二头肌的远端附着点。

桡骨的远端外侧有一个向下尖端突起，是桡骨茎突；远端内侧有凹陷的关节面与尺骨头形成远端桡尺关节。

二、肘关节和前臂的关节学

（一）肘关节的关节学

1. 一般特征　肘关节由肱尺关节及肱桡关节组成。肱尺关节是肱骨滑车与尺骨滑车切迹相扣形成的，结构稳定，故肘关节只能执行伸直和屈曲。

肱桡关节由肱骨小头（半球状）和桡骨头关节凹（空杯状）组成。前臂旋后或旋前时，桡骨头绕肱骨小头转动；当肘关节伸直或者屈曲时，桡骨头在肱骨小头上滚动和滑动。与肱尺关节相比，肱桡关节提供了肘关节较次级的稳定度。

2. 支撑结构　关节囊包围住三个不同的关节，即肱尺关节、肱桡关节及近端的桡尺关节。

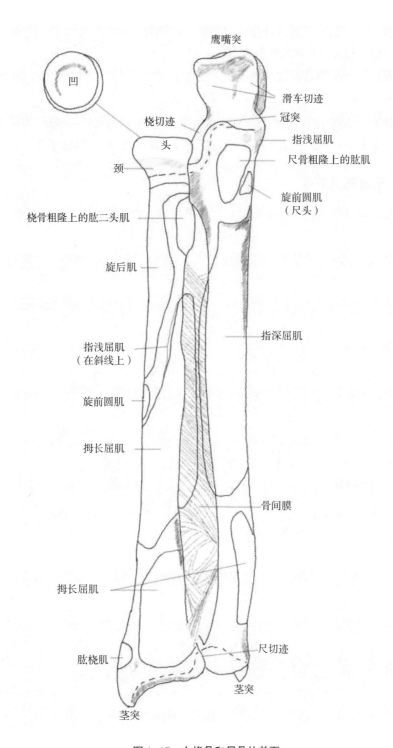

凹

鹰嘴突

滑车切迹

桡切迹

冠突

头

指浅屈肌

颈

尺骨粗隆上的肱肌

旋前圆肌
（尺头）

桡骨粗隆上的肱二头肌

旋后肌

指深屈肌

指浅屈肌
（在斜线上）

旋前圆肌

拇长屈肌

骨间膜

拇长屈肌

尺切迹

肱桡肌

茎突

茎突

图 1-17　右桡骨和尺骨的前面

外侧副韧带近端附着在前臂近端的外侧，远端附着在肱骨外上髁，限制肘关节过度内翻，提供肘关节外侧的稳定性。

内侧副韧带近端附着在肱骨内上髁，远端附着在冠状突和鹰嘴内侧，限制肘关节过度外翻，提供肘关节内侧的稳定性（图 1-18）。

3.运动学　肘关节的活动只发生在矢状面上，即伸直和屈曲。一般肘关节伸直在 0°～5°，屈曲在 0°～145°。过度伸直会受到鹰嘴及鹰嘴窝的骨头结构的限制。

（二）前臂的关节学

1.一般特征　前臂由近端及远端桡尺关节组成，产生旋前或旋后的动作。尺骨

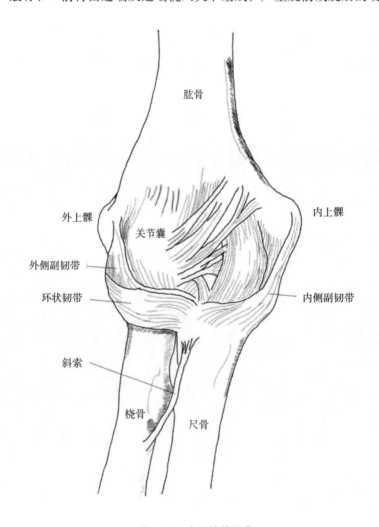

图 1-18　右肘的前面观

紧密地附着在肱尺关节上，前臂的旋前或旋后动作实质是桡骨沿着相对较固定的尺骨转动产生的。完全旋前时，桡骨则跨过尺骨。完全旋后时，桡骨与尺骨为互相平行的状态。

由于远端桡骨及腕关节处的腕骨紧密连接，所以手掌跟随着桡骨的旋前或旋后动作而动作。

2. **支撑结构**　前臂的支撑结构即环状韧带、远端桡尺关节囊和骨间膜。桡骨头处围绕的环状韧带将桡骨头紧靠尺骨，使桡骨在旋前或旋后时自由转动。掌侧和背侧关节囊包裹住远端桡尺关节，提供了关节稳定性。骨间膜将桡骨与尺骨紧密连接。

3. **运动学**　前臂正中的姿势，也就是前臂 0° 的姿势，是拇指向上的姿势。前臂旋前或旋后是近端和远端桡尺关节的同步动作，其中某一关节的受限可能会造成另一关节的活动角度受限。一般来说，前臂旋前在 0°～75°，旋后在 0°～85°。

（三）经骨间膜传递的力量

前臂的骨间膜纤维从桡骨往远端及尺侧斜向走行，协助环状韧带和关节囊等将桡骨与尺骨紧绑在一起。手撑地，从手传递的反作用力，大部分由桡腕关节传递到桡骨，因骨间膜的斜向走行，故而会有一小部分力从桡骨传至尺骨，然后经由肱尺关节和肱桡关节上行至肩复合体（图 1-19）。

三、肘关节和前臂的肌动力学

（一）肌肉的神经支配

肌皮神经、桡神经、正中神经与尺神经为肘和前臂的肌肉、韧带、关节囊和皮肤提供运动神经与感觉神经的支配（图 1-20 和图 1-21）。

（二）肘关节和前臂的肌肉

1. **肘关节的肌肉**　肱二头肌、肱肌及肱桡肌是主要肘屈肌。旋前圆肌是次要肘屈肌。肱三头肌和肘肌是主要的肘伸肌。

2. **前臂的肌肉**　旋后肌和肱二头肌是主要的旋后肌。拇长伸肌及拇短伸肌是次要的旋后肌。

旋前圆肌和旋前方肌是主要的旋前肌。桡侧屈腕肌和掌长肌是次要的旋前肌。

肱桡肌可以将前臂旋后或旋前到正中的姿势（表 1-2）。

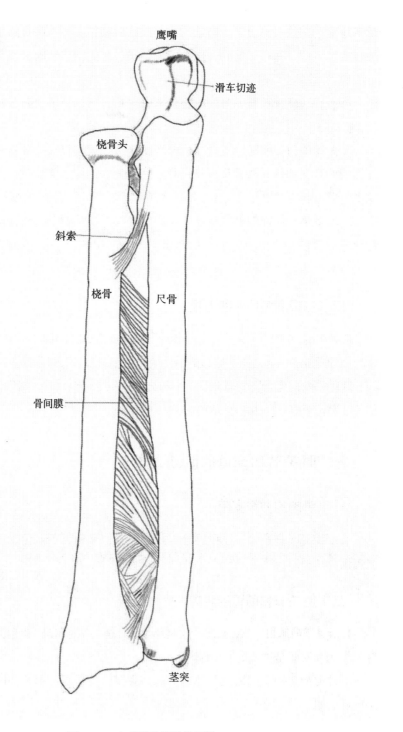

鹰嘴

滑车切迹

桡骨头

斜索

桡骨

尺骨

骨间膜

茎突

图 1-19　右前臂骨间膜前面观

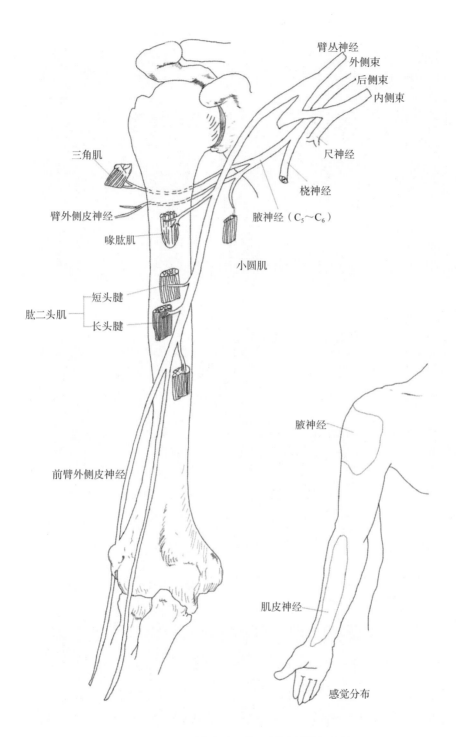

臂丛神经

外侧束

后侧束

内侧束

尺神经

桡神经

腋神经（$C_5 \sim C_6$）

三角肌

臂外侧皮神经

喙肱肌

小圆肌

短头腱

肱二头肌

长头腱

腋神经

前臂外侧皮神经

肌皮神经

感觉分布

图 1-20　遍及肘、腕和手的末梢神经路径

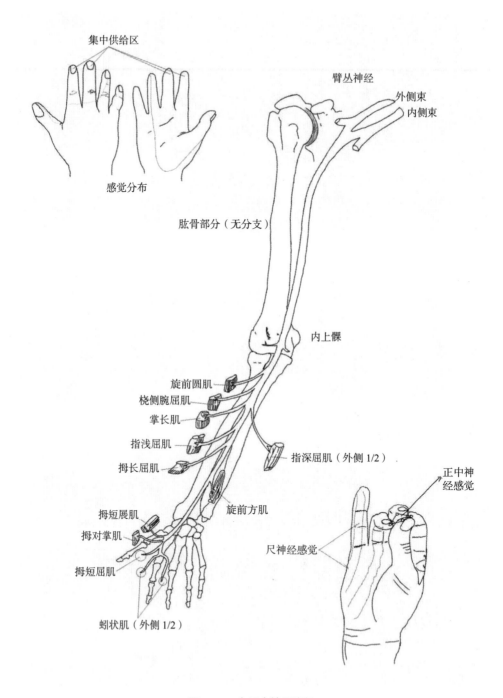

集中供给区

臂丛神经

外侧束
内侧束

感觉分布

肱骨部分（无分支）

内上髁

旋前圆肌

桡侧腕屈肌

掌长肌

指浅屈肌

拇长屈肌

指深屈肌（外侧 1/2）

正中神经感觉

旋前方肌

拇短展肌

尺神经感觉

拇对掌肌

拇短屈肌

蚓状肌（外侧 1/2）

图 1-21　右正中神经路径

表 1-2　肘关节和前臂的肌肉列表

分　类	肌　肉	起　点	止　点	作　用	神经支配 / 节段
肘屈肌*	肱二头肌	长头：起自肩胛骨盂上结节 短头：起自肩胛骨喙突	止于桡骨粗隆	屈肘关节，使前臂旋后；协助屈肩关节	肌皮神经第五至七节颈神经
	肱肌	肱骨体下半前面	尺骨粗隆	屈肘关节	桡神经第五节颈神经至第一节胸神经
	肱桡肌	肱骨外上髁上方	桡骨茎突		
肘伸肌	肱三头肌	内侧头：桡神经沟内下方骨面 外侧头：桡神经沟外上方骨面 长头：肩胛骨盂下结节	尺骨鹰嘴	伸肘关节、伸肩关节	桡神经第五节颈神经至第一节胸神经
	肘肌	肱骨外上髁	尺骨鹰嘴外侧面	伸肘关节；外展尺骨	
旋前肌	旋前方肌	尺骨下 1/4 的前面	桡骨下端前面	使前臂旋前	正中神经第六节颈神经至第一节胸神经
	旋前圆肌	肱骨内上髁、前臂深筋膜	桡骨外侧面中部	使前臂旋前；屈肘	
	桡侧腕屈肌		第二掌骨底掌面	屈和外展腕；屈肘	
	掌长肌		掌腱膜	屈腕；紧张掌腱膜	
旋后肌	旋后肌	肱骨外上髁、尺骨近侧端	桡骨上 1/3 的前面	使前臂旋后	桡神经第五节颈神经至第一节胸神经
	肱二头肌	长头：起自肩胛骨盂上结节 短头：起自肩胛骨喙突	止于桡骨粗隆	屈肘关节，使前臂旋后；协助屈肩关节	肌皮神经第五至七节颈神经
	拇长伸肌	桡骨、尺骨和骨间膜的背面	拇指远节指骨底	使拇指伸展	桡神经第五节颈神经至第一节胸神经
	拇短伸肌		拇指近节指骨底		

注：旋前圆肌是次要肘屈肌，其具体内容见旋前肌

第三节 腕关节功能解剖

一、腕关节的骨学

与腕关节功能相关的骨头有桡骨的远端、尺骨的远端和八块腕骨（图1-22）。

（一）尺骨远端

尺骨远端为尺骨头，除其前、外、后的环状关节面与桡骨的尺切迹形成远端桡尺关节之外，其下面借三角形的关节盘与腕骨分隔。

（二）桡骨远端

桡骨远端内侧尺切迹与尺骨头形成远端桡尺关节，其下面有腕关节面与腕骨相关节。

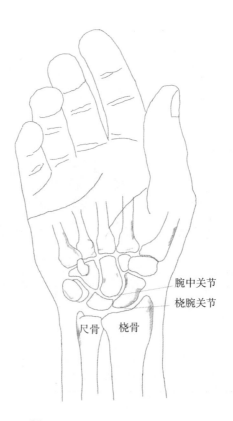

腕中关节

桡腕关节

尺骨　桡骨

图1-22　腕关节的主要骨骼和关节

（三）腕骨

依照外桡内尺的顺序，近端腕骨依次为舟骨、月骨、三角骨和豌豆骨，远端的腕骨依次为大多角骨、小多角骨、头状骨及钩骨（大小头状钩，舟月三角豆）。近端腕骨之间的关节比较松散；远端腕骨之间的关节有强壮的韧带紧密包裹着骨头，维系远端腕骨的稳定性，为掌指关节提供稳定的基底部（图 1-23）。

（四）腕管

腕管（图 1-24）由屈肌支持带与腕骨沟共同构成，是一条保护正中神经的隧道。其内有指浅、深屈肌腱和屈肌总腱鞘、拇长屈肌腱及其腱鞘和正中神经通过。

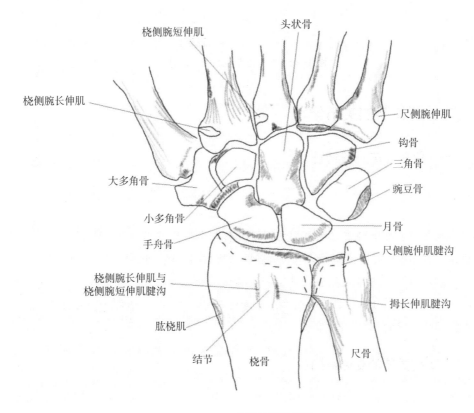

图 1-23　右腕骨骼的背视

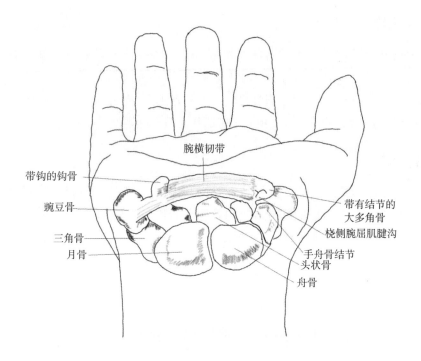

带钩的钩骨
豌豆骨
三角骨
月骨

腕横韧带

带有结节的
大多角骨
桡侧腕屈肌腱沟
手舟骨结节
头状骨
舟骨

图 1-24　穿过右手腕的腕管示意

二、腕关节的关节学

（一）腕关节的一般特征

腕关节是由多关节组成的复杂关节，包括桡腕关节、腕骨间关节和腕掌关节（除拇指的腕掌关节），三个关节相互关联，统称为腕关节。

桡腕关节近端的桡骨远端宽大，以接受腕关节传导的力量。人跌倒时会伸手保护身体，身体重量易造成桡骨远端及桡腕关节远端舟骨的骨折。

腕中关节属于腕骨间关节，是位于近端腕骨和远端腕骨之间的关节。桡腕关节的活动度较大，而其他腕骨间关节的活动度较小（图 1-25）。腕骨间关节通过小的滑动和旋转活动促成了腕的活动。

（二）腕关节的支撑结构

腕韧带是维持自然腕骨间排列以及转移腕部力的重要结构，分为囊外韧带和囊内韧带。囊外韧带近端附着点位于前臂，远端连接到腕骨，其围绕着腕和远端桡尺

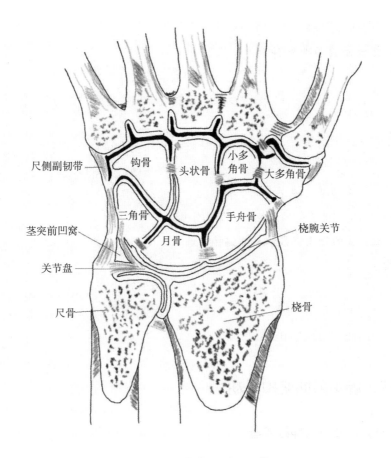

图 1-25　右手腕和前臂的冠状面横截面

关节的外表面，包括桡腕背侧韧带、桡侧副韧带、三角纤维软骨复合体（TFCC）等。
TFCC 由三角纤维软骨（关节盘）主要组成，起稳固桡骨和尺骨远端，同时允许桡骨
及附着在桡骨上的腕骨围绕固定的尺骨进行前臂旋前和旋后活动的作用。囊内韧带
近端与远端附着点均位于腕骨上，由短韧带、中间韧带和长韧带组成，为腕骨间稳
定提供助力。

（三）腕关节的运动学

　　腕关节仅有两个自由度的动作，即屈曲和伸直、尺偏和桡偏。至于旋前旋后，
是和前臂及手部连成一个整体进行的，即手部和腕关节随着前臂桡骨的动作产生变
化。腕关节的环形运动，是上述运动的组合，并不是其自由度的动作。

　　此外，腕关节的动作同时发生在桡腕关节及腕中关节上，需要在临床上关注这

两个关节的动态关联性。

1. 矢状面的屈曲和伸直 通常，在正中位置（完全旋后）时，腕关节屈曲0°～85°，伸直0°～70°，腕关节整个屈伸活动最大在130°～160°。完整的屈曲正常会超过伸直15°。腕关节伸直会受限于掌侧桡腕韧带的张力及远端桡骨背侧的骨性结构。

腕关节伸直的关节运动学特性是桡腕关节和腕骨间关节同时进行凸面与凹面的相对旋转。腕关节完全伸直可以牵拉掌侧的桡腕韧带、掌侧的关节囊和腕关节、指屈肌，以协助腕关节稳定在伸直的姿势上，并有助于上肢的承重。腕关节屈曲的关节运动学特性与伸直的情形相似，但动作相反。

2. 额状面的桡侧偏移和尺侧偏移 通常，在正中位置（完全旋后）时，腕关节桡侧偏移（外展）在0°～20°，尺侧偏移（内收）在0°～40°。最大的尺侧偏移范围约为桡侧偏移的两倍。桡侧偏移会受到桡骨茎突的限制。

类似屈曲和伸直，腕关节的尺侧偏移和桡侧偏移同样是桡腕关节和腕骨间关节同时进行凸面与凹面的相对旋转。

三、腕关节的肌肉运动

（一）腕关节的神经支配

桡神经向下走行到前臂的后方支配用于伸直腕关节的所有肌肉。正中神经及尺神经向下走行到前臂的前方支配腕关节的主要屈肌。

（二）腕关节肌肉的功能

1. 腕关节屈伸肌群 腕伸肌的主要肌群为桡侧腕长伸肌、桡侧腕短伸肌和尺侧腕伸肌，次要肌群是指伸肌、示指伸肌、小指伸肌及拇长伸肌。

腕屈肌的主要肌群为桡侧屈腕肌、尺侧屈腕肌和掌长肌，次要肌群是手指的外在屈肌，即指深屈肌、指浅屈肌和拇长屈肌。

2. 腕关节桡侧偏移和尺侧偏移肌群 桡侧偏移肌的主要肌群为桡侧腕长伸肌和桡侧腕短伸肌，次要肌群是拇长伸肌、拇短伸肌、桡侧腕屈肌、拇长展肌和拇长屈肌。两个肌肉群因为其肌腱位于腕关节前后转动轴的桡侧（或外侧），所以可以将手腕往桡侧偏移。

尺侧偏移肌的主要肌群为尺侧腕伸肌和尺侧腕屈肌（表1-3）。

表 1-3　腕关节的肌肉列表

分类	名称	起点	止点	作用	神经支配/节段
腕伸肌	桡侧腕长伸肌*	肱骨外上髁及临近深筋膜	第二掌骨底	伸和桡偏腕	桡神经第五节颈神经至第一节胸神经
	桡侧腕短伸肌*		第三掌骨底	伸和桡偏腕	
	尺侧腕伸肌*		第五掌骨底	伸和尺偏腕	
	指伸肌		第二至五指中节和远节指骨底	伸第二至五指和伸腕	
	小指伸肌		小指中节和远节指背腱膜	伸小指	
	示指伸肌		示指指背腱膜	伸示指	
	拇长伸肌*	桡骨、尺骨和骨间膜的背面	拇指远节指骨底	伸拇指	
腕屈肌	桡侧腕屈肌*	肱骨内上髁	第二掌骨底掌面	屈和桡偏腕；屈肘	正中神经第六节颈神经至第一节胸神经
	尺侧腕屈肌*	肱骨内上髁和尺骨、桡骨的前面	豌豆骨	屈和尺偏腕；屈肘	尺神经第七节颈神经至第一节胸神经
	掌长肌		掌腱膜	屈腕；紧张掌腱膜	
	指浅屈肌	肱骨内上髁和尺骨、桡骨的前面	第二至五指中节指骨体两侧	屈第二至五指近侧指骨间关节和掌指关节；屈腕和屈肘	正中神经第六节颈神经至第一节胸神经
	指深屈肌	尺骨上端前面、附近骨间膜	第二至五指远节指骨体两侧	屈第二至五指近侧指骨间关节和掌指关节；屈腕	正中神经第六节颈神经至第一节胸神经；尺神经第七节颈神经至第一节胸神经
	拇长屈肌*	桡骨上端前面、附近骨间膜	拇指远节指骨底掌面	屈拇指指骨间关节和掌指关节	正中神经第六节颈神经至第一节胸神经
桡侧偏移肌	拇短伸肌*	桡骨、尺骨和骨间膜的背面	拇指近节指骨底	外展拇指	桡神经第五节颈神经至第一节胸神经
	拇长展肌*		第一掌骨底		

*．桡侧腕长伸肌、桡侧腕短伸肌是主要的桡侧偏移肌群，拇长伸肌、拇短伸肌、桡侧腕屈肌和拇长屈肌是次要的桡侧偏移肌群。尺侧腕伸肌和尺侧腕屈肌是主要的尺侧偏移肌群

第四节 手部功能解剖

一、手部的骨学

五根手指从桡侧数到尺侧，分别称为拇指、示指（食指）、中指、环指（无名指）和小指。每根手指都包含一根掌骨和三根指骨（拇指除外）。

（一）掌骨

掌骨从桡侧（外侧）开始命名，为第一至五指掌骨。每根掌骨有着类似的解剖特征，由基底部、骨柄、头部和颈部组成。第一掌骨是最短且最厚的，其余的骨头长度通常由桡侧往尺侧（内侧）方向递减。

解剖姿势下，第一掌骨与其他掌骨在平面上并成一排，且掌面朝向不同。其位置向内旋转 90°，以便于拇指在手掌处进行自由移动，提高拇指的灵活性。

（二）指骨

手部有十四块指骨（图 1–26）。其中，除了拇指只有一个近节和远节指骨，其他每根手指均有近节、中节和远节指骨。除了大小不同，所有指骨都有相似的形态。

（三）掌弓

掌弓是放松状态下手掌表面的自然弓形曲线。其有助于紧握和操控不同形状和大小的物品。掌心的空间由两个横向和一个纵向的三个掌弓组成（图 1–27）。近端横掌弓由远排腕骨组成，这是一个形成腕隧道的静态稳定性掌弓，正中神经从中通过，此外还有许多屈肌肌腱也会经过此处再连接到手指。

远端横掌弓跨过掌指关节，与近端横掌弓稳定性相比，其灵活性更大。这与外围掌骨（第一、四、五掌骨）可以向更为稳固的中央掌骨（第二、三掌骨）活动有关。

手部纵向掌弓近端被腕掌关节牢牢固定在腕骨上，并随着第二、三掌骨、指骨和腕骨的走行，在掌弓远端进行灵活性动作。

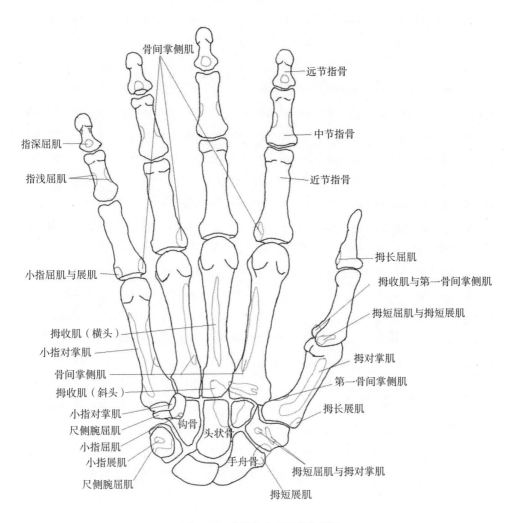

骨间掌侧肌

远节指骨

中节指骨

指深屈肌

指浅屈肌

近节指骨

拇长屈肌

拇收肌与第一骨间掌侧肌

拇短屈肌与拇短展肌

小指屈肌与展肌

拇对掌肌

第一骨间掌侧肌

拇收肌（横头）

小指对掌肌

骨间掌侧肌

拇收肌（斜头）

拇长展肌

小指对掌肌

钩骨

头状骨

尺侧腕屈肌

拇短屈肌与拇对掌肌

小指屈肌

小指展肌

手舟骨

拇短展肌

尺侧腕屈肌

图 1-26　右腕和右手掌的掌面观

二、手部的关节学

手部的关节由腕掌关节、掌指关节和指间关节组成。

（一）腕掌关节

1.腕掌关节的一般特征和支撑结构　手部的远排腕骨和五根掌骨的基底部结合成腕掌关节。手部所有的动作都始于腕掌关节。第二、三根掌骨稳定地与远排腕骨

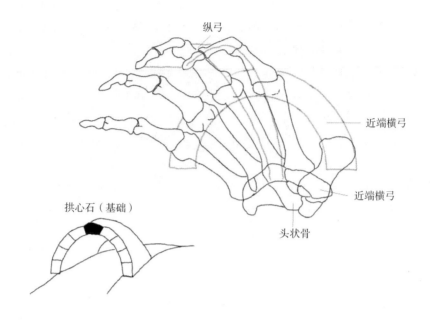

纵弓

近端横弓

近端横弓

头状骨

拱心石（基础）

图1-27 手掌的自然凹陷是由三个相互协调的弓系统支持

相接，在整个掌面形成一个稳定的凹槽型的中央穹窿，而周边的腕掌关节形成灵活性较高的可向中央靠拢的桡侧和尺侧边缘，从而提升了手部的灵巧性，是人类手部运动中最有特色的功能。

通常，第一腕掌关节活动度最大，可进行对掌运动。其次是第四和第五腕掌关节，可以让尺侧边缘向桡侧靠拢，从而使手部变成一个杯状结构。临床上，通过增加第四和第五掌骨的活动度以改善抓握功能，同时改善与拇指的对掌功能。

第一腕掌关节属于鞍状关节。鞍状关节的特征是每个关节在其中一平面为凸面，另一面为凹面，如马背上的鞍一般，此构造为关节提供了最大活动度和稳定性。且包围第一腕掌关节的关节囊原本结构较为松散，可以进一步增加拇指的活动范围。虽然，关节囊是松散的，但是第一腕掌关节会被强韧的前、后斜韧带，尺、桡侧副韧带，第一掌骨间韧带，以及相关肌肉力量加固。

第二至五掌骨的基底部均有小面，可以将这些掌骨间关节连接在一起，从而固定第二至五掌骨基底部，进而加固腕掌关节。与第一腕掌关节一样，其他腕掌关节也通过多条背侧韧带、掌侧韧带与骨间韧带进行加固。

2.腕掌关节的运动学 腕掌关节的动作基本上有两种自由度，外展和内收通常发生在矢状面，屈曲和伸直通常发生在冠状面，下文以第一掌指关节为例。

拇指的两个特殊的动作对掌和复位就需要两个基本平面动作的互相配合。

(1) 矢状面的腕掌关节外展和内收：在解剖位置，腕掌关节内收时，拇指与手在同一个平面，完全外展时，拇指掌骨的位置在手掌平面前方 45° 处。

(2) 冠状面的腕掌关节屈曲和伸直：拇指腕掌关节屈曲时，掌骨稍向内转（朝第三指的方向），而伸直时，掌骨稍向外转（远离第三指的方向）。所有腕掌关节可被额外伸展 10°～15°。完全外展后，拇指掌骨在手掌侧屈曲 45°～50°。

(3) 对掌运动：对掌运动是拇指可以准确地与其他手指接触的能力。从拇指指甲的位置可以观察到完全对掌时，配合了 45°～65° 的拇指内侧旋转，和第五腕掌关节处的杯状动作（小指和手掌尺侧边缘向掌中央靠拢），才能让拇指的指尖触碰小指的指尖。

（二）掌指关节

1. 掌指关节的一般特征和支撑结构　掌指关节是由掌骨头和近节指骨的近端凹面所构成的较大关节。其稳定性对整体手部的生物力学十分重要，是支撑手部活动弓形结构的基础。掌指关节的稳定性通过互相紧密交错的结缔组织来实现。每个掌指关节关节囊内部有一对桡侧副韧带与尺侧副韧带，掌韧带或掌板。此外，三条掌骨深横韧带将掌板之间连接在一起，以帮助实现第二至五掌骨之间的相互连接。

近节指骨的关节面、副韧带和掌板的背面构成一个类似三边"容器"的掌指关节凹面部分，恰好容纳凸出的掌骨头，增加关节的稳定性。

2. 掌指关节的运动学　第二至五掌指关节主要在两个自由度上产生动作，即屈曲和伸直，外展和内收。近节指骨的近端表面为凹面，掌骨头为凸面，掌指关节屈曲和伸直的动作会产生相同方向的滚动和滑动。掌指关节完全屈曲和伸直的范围从第二至五指递增。

拇指的基本结构类似其他手指，但主动和被动的关节活动度明显少于其余掌指关节。其掌指关节只允许一个自由度上的动作，即屈曲和伸直。与其他手指的掌指关节不同，拇指的伸直通常被限制在几度的范围内。在完全伸直的情况下，拇指的近节指骨可以跨过掌面，向中指主动屈曲约 60°。拇指掌指关节主动外展和内收受限，是附属运动之一。

（三）指间关节

1. 第二至五手指指间关节

(1) 第二至五手指指间关节一般特征和支撑结构：第二至五手指的近端指间关节

由近节指骨的头部和中节指骨的基部联结而成，远端指间关节由中节指骨的头部和远节指骨的基部联结而成。这些关节只允许一个自由度的运动，即屈曲和伸直。

除了尺寸较小外，与掌指关节一样，近端指间关节和远端指间关节由关节囊环绕。桡侧、尺侧副韧带和掌板会增强指间关节的关节囊强度。副韧带限制指间关节外展和内收，掌板会限制指间关节过伸。

(2) 第二至五手指指间关节运动学：近端指间关节屈曲 100°～120°，远端指间关节屈曲角度较小，为 70°～90°。近端指间关节通常只允许极小角度的过伸。远端指间关节通常允许远离 0°位出现 30°的过伸。

2. 拇指指间关节　拇指指间关节的结构和功能与手指的指间关节类似，动作基本上也被限制在同一个自由度上，可屈曲 70°。在拇指指腹和物体之间施力时，拇指指间关节可被动过伸至超过正中位置 20°，例如将图钉钉在墙上的动作。

三、手部的肌肉运动

（一）手部肌肉的神经支配

桡神经、正中神经和尺神经向下走行到腕和手部支配相关肌肉并负责相关感觉区。

（二）手部的肌肉功能

操控手指的肌肉为外部肌和内在肌（表 1-4）。外部肌近端附着在前臂，远端附着在手内部。内在肌近端和远端均附着在手内部。

1. 外部指屈肌　外部指屈肌为指浅屈肌、指深屈肌和拇长屈肌。这些肌肉基本上源自肱骨内上髁、桡骨及尺骨的掌面，肌腹位于前臂中央，难以与手腕屈肌肌腹区分。

指浅屈肌和指深屈肌四条肌腱附着到手部，跨过手掌掌侧的腕管，每条肌腱都附着至特定指骨的掌面。指浅屈肌的肌腱会接到中节指骨的基部，指深屈肌肌腱附着到远节指骨的基部。以远端附着点为基础，指浅屈肌可单独让近节指间关节屈曲，指深屈肌可单独让远节指间关节屈曲。

拇长屈肌的单一肌腱经过拇指远端指骨的掌侧，因此拇指的指间关节可单独屈曲。三条指屈肌（指浅屈肌、指深屈肌和拇长屈肌）的同步收缩可以屈曲所有手部的关节，让手做出抓或握住提包的提抓动作。

2. 外部指伸肌　外部指伸肌有指总伸肌、示指伸肌和小指伸肌。这些肌肉基本

表 1-4　手部肌肉的列表

分类		名称	起点	止点	作用	神经支配/节段
外部肌	指屈肌	指浅屈肌	肱骨内上髁和尺骨、桡骨的前面	第二至五指中节指骨体两侧	屈第二至五指近侧指骨间关节和掌指关节；屈腕和屈肘	正中神经第六节颈神经至第一节胸神经
		指深屈肌	尺骨上端前面、附近骨间膜	第二至五指远节指骨底掌面	屈第二至五指近侧指骨间关节和掌指关节；屈腕	正中神经第一节颈神经至第七节颈神经；尺神经第七节颈神经至第一节胸神经
		拇长屈肌	桡骨上端前面、附近骨间膜	拇指远节指骨底掌面	屈拇指指骨间关节和掌指关节	正中神经第六节颈神经至第一节胸神经
	指伸肌	指总伸肌	肱骨外上髁及邻近深筋膜	第二至五指中节和远节指骨底	伸第二至五指	桡神经第五节颈神经至第一节胸神经
		示指伸肌	桡骨、尺骨和骨间膜的背面	示指指背腱膜	伸示指	
		小指伸肌	肱骨外上髁及邻近深筋膜	小指中节和远节指骨底	伸小指	
	拇伸肌	拇长伸肌	桡骨、尺骨和骨间膜的背面	拇指远节指骨底	伸拇指	
		拇短伸肌		拇指近节指骨底		
		拇长展肌		第一掌骨底	外展拇指	

（续表）

分类		名称	起点	止点	作用	神经支配/节段
内在肌	鱼际肌肌群	拇短展肌	腕横韧带远端的桡侧、大多角骨嵴和舟骨结节	拇指近节指骨底	外展拇指	正中神经第六节颈神经至第一节胸神经
		拇短屈肌	屈肌支持带		屈拇指	
		拇对掌肌	屈肌支持带	第一掌骨	使拇指对掌	
	小鱼际肌肌群	小指展肌	屈肌支持带、豌豆骨	小指近节指骨底	外展小指	尺神经第七节颈神经至第一节胸神经
		小指对掌肌	屈肌支持带、钩骨	第五掌骨内侧	使小指对掌	
		小指屈肌	屈肌支持带、钩骨	小指近节指骨底的肌肉	屈小指	
	其他	拇收肌	屈肌支持带、头状骨、第三掌骨	拇指近节指骨	内收拇指和屈拇指近节指骨	正中神经第六节颈神经至第一节胸神经
		蚓状肌	指深屈肌腱	第二至五指指背腱膜	屈第二至五掌指关节和伸其指骨间关节	尺神经第七节颈神经至第一节胸神经
		掌短肌	屈肌支持带尺侧和掌腱膜尺侧	手掌尺侧皮肤	使小指对掌	
		骨侧背间肌	所有掌骨相邻侧	近节指骨的基部和侧边，第二至四指的指背腱膜	外展第二至四掌指关节	正中神经第六节颈神经至第一节胸神经，尺神经第七节颈神经至第一节胸神经
		掌侧骨间肌	示指、环指和小指的掌骨	第二、四和五指的近节指骨基部和侧边指背腱膜	内收第二、四和五掌指关节	尺神经第七节颈神经至第一节胸神经

上起始于肱骨的外上髁或桡骨和尺骨的背面，肌腹均在腕关节伸肌肌腹附近。

指总伸肌、示指伸肌和小指伸肌的肌腱，在伸肌支撑持带的滑囊内，跨过腕关节，经伸肌支持带远端，走行在手指背侧（每根手指各有一条）。顾名思义，示指伸肌的肌腱会走到示指。

3. 外部拇伸肌　外部拇伸肌有拇长伸肌、拇短伸肌和拇长展肌。这三条肌肉近端附着在前臂的背侧。在桡侧腕关节处，三条肌肉的肌腱构成解剖学中的鼻烟窝。

三条肌腱附着在拇指背侧的不同区域。以其附着点为基础，拇长展肌可外展和伸直腕掌关节，拇短伸肌使掌指关节伸直，拇长伸肌使指间关节伸直。这三条肌肉都跨过腕关节，不仅可以伸直腕关节，还可以使腕桡侧偏移。

4. 手内在肌　手部包含 20 条较小的内在肌，对手指的精细动作极为重要。可以将内在肌分为以下三组。

(1) 鱼际肌肌群：鱼际肌肌群由拇短展肌、拇短屈肌和拇对掌肌组成。三条肌肉近端附着在横掌韧带和邻近的掌骨上，较短的外展肌和屈肌远端附着在拇指近端指骨的基部，而较深层的对掌肌远端附着在掌指关节近端的第一掌骨的桡侧缘，构成了大部分的鱼际肌隆起。

鱼际肌肌群的主要作用是使拇指进行不同程度的对掌动作，通常也会协助完成抓握动作。对掌包含了腕掌关节外展、屈曲和内转三个动作，鱼际肌内的每条肌肉都能参与对掌动作中的任何一个细节。

(2) 小鱼际肌肌群：小鱼际肌肌群由小指屈肌、小指展肌和小指对掌肌组成。小鱼际肌的整体解剖构造类似于鱼际肌，三条肌肉近端皆附着在横掌韧带和邻近的掌骨。外展肌和屈肌远端附着在小指近端指骨上，小指对掌肌远端附着在掌指关节近端的第五掌骨尺侧缘。

小鱼际肌常见的功能是提起和弯曲手部的尺侧缘，例如将手弯成碗状做接水的动作。此动作加深了远端横向的掌弓，增加手和物体的接触面。小指展肌作用可以使小指做出更好的抓握控制。

(3) 其他内在肌：其他内在肌有拇收肌、蚓状肌、掌短肌和骨间肌。

拇收肌位于拇指虎口深处，是双头的肌肉。此肌肉的近端附着点位于头状骨和第二、三掌骨处。横向头和斜向头合并后，远端共同附着在拇指的近节指骨基部。拇收肌是拇指基部（腕掌关节）最有力的内收肌及屈肌。此肌肉对拇指和示指捏住物品或者剪东西时合上剪刀的动作很重要。

蚓状肌（形似蚯蚓）是四条细长的肌肉，近端附着于指深屈肌的肌腱上，远端附着在伸肌的指背腱膜。蚓状肌屈曲掌指关节及伸直近端和远端指间关节。执行掌指关节的屈曲，合并近端与远端指间关节伸直的动作时，需要蚓状肌的主动收缩，如手持扑克牌，当手指都伸直时这些肌肉也会伴随指伸肌一起收缩。

骨间肌根据其位于掌骨间的位置而命名，分为掌侧和背侧骨间肌两组。两组骨间肌分别包含四条肌肉，起点位于掌骨骨柄的内侧或是外侧上。背侧骨间肌较大且落在较后方，造成了手部背侧丰厚的外形。骨间肌的主要功能是将手指外展或内收。背侧骨间肌在掌指关节处将手指外展，远离中线并穿过中指。请注意中指有两条背侧骨间肌，其中一条让手指往桡侧偏移，另一条让手指往尺侧偏移。掌侧骨间肌在掌指关节处让手指朝中指内收。

掌侧和背侧骨间肌有一条通过掌指关节掌侧的拉力线。由于骨间肌部分附着到伸肌机制（似蚓状肌）上，此群肌肉让掌指关节屈曲，使得近端和远端指间关节伸直。

（三）手指外部肌和内在肌的交互作用

手指的关节可以执行许多不同的合并动作，最有用的两种合并动作为张开手和握紧手。

1. 张开手的动作　掌指关节、近端和远端指间关节同步伸直。手指的主要伸肌为指伸肌和手指的内在肌肉，特别是蚓状肌和骨间肌。内在肌在指间关节伸直时产生直接和间接的影响，直接的效应由伸肌机制的近端拉力所产生，协助指总伸肌近端和远端指间关节；间接的效应则由掌指关节屈曲的力矩产生，从而阻止指伸肌过伸掌指关节。

2. 握紧手的动作　掌指关节、近端和远端指间关节同步屈曲。抵抗阻力或快速地将手指屈曲，需要指深屈肌和指浅屈肌的作用，还有少许的骨间肌收缩。当小肌肉被反方向延展时，蚓状肌会在掌指关节产生一个被动的屈曲力矩。

第2章 手功能康复评估

第一节 上肢与手外观形态评估

一、水肿评估

手部水肿会限制关节的主被动活动，导致手部及上肢的感觉功能和运动功能异常，进而影响日常生活活动能力，水肿的评估通常是用软尺测量手指关节肢体的围度或是计算手部的体积，计算手部体积可以通过把肿胀的手部伸进装满水的量杯里，溢出的水通过计算可以间接代表肿胀手部的体积，通常手部有外伤时不适用该体积计算法，应改用软尺测量围度法。

（一）围度测量操作原则

用软尺测量时，软尺放置位置应与四肢长轴垂直，不可倾斜。测量点的选取以肌肉最粗壮处为宜，并且软尺围绕手部肢体的松紧程度以软尺在皮肤上可稍移动为宜，测量单位为厘米（cm），通常需要在双侧手部的同一水平位置进行测量对比。

（二）围度测量具体操作

1. 上臂围度

(1) 肘伸直位

测量体位：被测量者上肢在身体两侧自然下垂，肘关节伸展。

测量点：在上臂中部、肱二头肌最大膨隆处，即肌腹处。

(2) 肘屈曲位

测量体位：被测试者上肢在身体两侧自然下垂，肘关节用力屈曲并呈现最大收缩状态。

测量点：在上臂中部、肱二头肌最大膨隆处，即肌腹处。

2. 前臂围度

(1) 前臂最大围度

测量体位：被测试者前臂在体侧自然下垂。

测量点：前臂近端最大膨隆处。

(2) 前臂最小围度

测量体位：被测试者前臂在体侧自然下垂。

测量点：前臂远端最大膨隆处。

二、瘢痕评估

在日常生活中由于不小心的作业活动出现手部外伤，严重的手部外伤导致的手功能障碍可能伴有皮肤瘢痕形成，其过程包括数天的炎症期、数周的纤维组织增生期和数周到数年的重塑期（成熟期），因此需要对瘢痕的成熟程度进行评估，制订不同的瘢痕干预方法。成熟的瘢痕颜色淡、质软、平坦且弹性好。瘢痕的评估内容包括位置、面积、弹性、硬度、颜色、厚度、血液灌注水平和瘙痒程度，如果瘢痕跨关节，还需要评估主被动关节活动度。较客观的测试方法可以通过仪器实现，如皮肤弹性测试仪、硬度测试仪、色度测试仪、超声波厚度测量、激光多普勒血流灌注成像和测试体积的三维轮廓光学分析。较主观的评估量表有温哥华瘢痕量表（Vancouver Scar Scale）、患者和观察者瘢痕评估量表（Patient and Observer Scar assessment Scale）、曼彻斯特瘢痕量表（Manchester Scar Scale）、石溪瘢痕评估量表（Stony Brook Scar Evaluation Scale）。

三、肢体长度测量

测量工具可选用普通软尺和钢卷尺，在测量前应将两侧肢体放置在对称的位置上，利用体表的骨性标志来测量肢体或者残肢的长度，将两侧肢体测量的结果进行比较。

1. 上肢长

(1) 测量体位：坐位或站位，上肢在体侧自然下垂，肘关节伸展，前臂旋后，腕关节中立位。

(2) 测量点：从肩峰外侧端到桡骨茎突或中指尖的距离。

2. 上臂长

(1) 测量体位：坐位或站位，上肢在体侧自然下垂，肘关节伸展，前臂旋后，腕关节中立位。

(2) 测量点：从肩峰外侧端到肱骨外上髁的距离。

3. 前臂长

(1) 测量体位：坐位或站位，上肢在体侧自然下垂，肘关节伸展，前臂旋后，腕关节中立位。

(2) 测量点：从肱骨外上髁到桡骨茎突。

4. 手长

(1) 测量体位：手指伸展位。

(2) 测量点：从桡骨茎突与尺骨茎突连线的中点到中指尖的距离。

第二节　上肢与手的感觉功能评估

手部及上肢的感觉功能精密且复杂，涉及丰富的神经肌肉、骨骼关节和器官组织，其中皮肤及黏膜等表皮是浅感觉的感受器，无论哪一部分受损都会影响感觉功能；骨骼、肌肉及关节是深感觉的感受器。在我们日常生活活动中，造成手部及上肢感觉功能障碍的因素有多种，有因骨折、烧伤和截肢等器质性因素导致感觉功能障碍；还有因肿胀、萎缩、关节炎等肌骨退行性因素导致感受器异常；甚至有因脑卒中、脊髓损伤、帕金森等大脑中枢神经损伤导致的感觉功能障碍。感觉障碍是指机体对各种形式的刺激（如痛、温、触、压、位置、振动）无感知，感知减退或异常的一组综合征。

感觉功能评估是临床上进行手部及上肢功能诊疗的第一步，用来判断患者是否可以配合进行后面的运动功能评估部分。因为感觉功能障碍会阻碍运动功能积极性，进而影响患者的运动功能，因此实施正确的、精准的感觉功能评估是诊疗感觉功能障碍至关重要的一步。

手感觉分为浅感觉（痛觉、触觉、温度觉）、深感觉（运动觉、位置觉、振动觉）和复合觉（也称皮质觉，包括皮肤定位觉、两点辨别觉和实体觉）。

手的各部位感觉丧失对人体功能影响不同。一般手背的感觉丧失不算残疾，手掌各部位的感觉丧失重要性如下：拇指桡侧8%，尺侧12%；示指与中指桡侧各6%，尺侧各4%；环指与小指桡侧各3%，尺侧各2%；以上合计50%，手掌50%。

由于手部及上肢有着丰富的神经纤维和感受器，特别是手部末梢有高密度的神经分布，在人们完成功能性活动和生产性活动等有意义的活动时，手部及上肢不仅扮演着参与者和执行者，同时也是个人与他人、事物等外界环境中的重要媒介，因此正常且完整的感觉功能可以使个体在各项活动中输入实时、正确的感觉反馈以保障安全。

一、感觉评估的基础

检查时，要求患者意识清醒、配合检查。检查前先向患者说明检查的目的、方法和要求。具体方法是让患者闭眼，先检查健侧，后检查患侧，嘱其受到感觉刺激后立即回答。如有感觉障碍，应注意障碍的类型和范围。意识欠佳者，注意其对刺激的反应。

（一）浅感觉评估

1.触觉　嘱患者闭目，检查者用棉签或软毛笔轻触患者的皮肤，让患者回答有无轻痒的感觉或让患者数所触次数。每次给予的刺激强度应一致，但刺激的速度不能有一定规律，以免患者未受刺激而顺口回答。

2.痛觉　嘱患者闭目，检查者先用圆头针针尖在患者正常皮肤区域用针尖刺激数下，让患者感受正常刺激的感觉。然后再进行异常皮肤区域的检查，以均匀的力量用针尖轻刺患者需要检查部位的皮肤，嘱患者回答"痛"或"不痛"，同时与健侧比较，并让患者指出受刺激部位。对痛觉麻木的患者检查要从障碍部位向正常部位逐渐移行，而对痛觉过敏的患者要从正常部位向障碍部位逐渐移行。为避免患者主观的不正确回答，间或可用圆头针针冒钝端触之，或将针尖提起而用手指尖触之，以判断患者回答是否正确。痛觉障碍有痛觉缺失、痛觉减退和痛觉过敏等。

3.温度觉　包括温觉及冷觉。嘱患者闭目，用分别盛有冷水或热水的试管两支，交替、随意地接触皮肤，试管与皮肤的接触时间为2～3秒，嘱患者说出是"冷"还是"热"的感觉。需要注意地是选用的试管直径要小，管底面积与皮肤接触面不要过大，测定温觉的试管温度在40～45℃，如低于5℃或高于50℃，则会在刺激时引起痛觉反应。

（二）深感觉评估

1.运动觉　嘱患者闭目，检查者轻轻握住患者手指两侧，上下移动5°左右，让患者辨别移动的方向，如感觉不明确可加大运动幅度或测试较大关节，以了解其减退的程度。

2.位置觉　嘱患者闭目，将其肢体放在一定的位置，然后让患者说出所放的位置，或让患者将其正常肢体放在与患侧肢体相同的位置上，正常人能说出或做出正确位置。

3. 振动觉　嘱患者闭目，检查者将每秒震动 256 次的音叉放置在患者身体的骨骼突出部位，如手指、尺骨茎突、鹰嘴、桡骨小头等，询问患者有无振动感和持续时间。也可利用音叉的开和关，来测试患者感觉到震动与否，检查时应注意上、下、左、右对比。

（三）复合觉评估

复合觉是大脑皮质（顶叶）对各种感觉刺激整合的结果，必须在深、浅感觉均正常的前提下检查才有意义。以查实体觉为主，嘱患者指出置于其手中物品的形状、质地、材料、轻重，并说出其名称，先测试患侧，再测试健侧。

1. 定位觉　嘱患者闭目，一般用棉签、手指等轻触患者皮肤后，由患者用手指指出刺激的部位。

2. 两点辨别觉　区别一点还是两点刺激的感觉称为两点辨别觉。嘱患者闭目，检查时用两脚规、叩诊锤的两尖端或针尖同时轻触皮肤，距离由大到小，测定能区别两点的最小距离。两点须同时刺激，用力相等。

3. 实体觉　实体觉为手对物品的大小、形状、性质的识别能力。检查时嘱患者闭目，将一熟悉的物件（如笔、钥匙、火柴盒、硬币）放于患者手中，嘱其抚摸以后，说出物件的属性与名称。先测试患侧，再测试健侧。

二、关节活动度测量

（一）注意事项

(1) 检查关节时需充分暴露患者的肢体。

(2) 测量时检查者与被检查者需保持正确体位。

(3) 测量前要对患者说明方法，得到患者的配合，防止出现错误的运动姿势或代偿运动。

(4) 检查者应熟练掌握关节测量尺的操作，关节测量尺的轴心、固定臂和移动臂要严格按规定方法实施。关节测量尺与身体的接触要适度，不得影响关节的运动。原则上角度尺应放在患者被测关节的外侧。

(5) 为了提高测量的可靠性，首次和再次测量的时间、地点、测量者及所用测量工具应保持一致。

(6) 实施被动运动关节时手法要柔和，速度要缓慢、均匀，尤其对伴有疼痛和痉挛的患者不能做快速运动。

(7) 对活动受限的关节，主动与被动关节活动范围均应测量并在记录表中注明，以便分析受限的原因。

(8) 测定时观察到的内容要记录在备注中，如关节变形、浮肿、疼痛、痉挛、挛缩及测定时患者的反映。

(9) 肢体关节活动范围的检查结果应对健、患侧进行比较。

(10) 避免在按摩、运动及其他康复治疗后立即检查关节活动范围情况。

（二）上肢主要关节活动度的测量方法（表 2-1）

表 2-1　上肢主要关节活动度的测量方法

关节	运动	受检者体位	关节测量尺放置位置			正常活动范围
			轴心	固定臂	移动臂	
肩	屈、伸	坐或立位，臂置于体侧，肘伸直	肩峰	与腹中线平行	与肱骨纵轴平行	屈：0°～180° 伸：0°～50°
	外展、内收	坐或立位，臂置于体侧，肘伸直	肩峰	与身体中线（脊柱）平行	与肱骨纵轴平行	外展：0°～180° 内收：0°～45°
肘	内、外旋	仰卧，肩外展90°，肘屈90°	鹰嘴	与腋中线平行	与前臂纵轴平行	外旋：0°～90° 内旋：0°～70°
	屈、伸	仰卧或坐或立位，臂取解剖零位	肱骨外上髁	与肱骨纵轴平行	与桡骨纵轴平行	屈：0°～150° 伸：0°
桡尺	旋前、旋后	坐位，上臂置于体侧，肘屈90°	尺骨茎突	与地面垂直	腕关节背面（测旋前）或掌面（测旋后）	各0°～90°
腕	屈、伸	坐或立位，前臂完全旋前	尺骨茎突	与前臂纵轴平行	与第二掌骨纵轴平行	掌屈：0°～90° 背伸：0°～70°
	尺、桡侧偏移（尺、桡侧外展）	坐位，屈肘，前臂旋腕中立位	腕背侧中点	前臂背侧中线	第三掌骨纵轴线	桡偏：0°～25° 尺偏：0°～55°

（三）手指关节活动度的测量方法（表2-2）

表 2-2　手指关节活动度的测量方法

关　节	运　动	受检者体位	关节测量尺放置位置			正常活动范围
			轴　心	固定臂	移动臂	
掌指关节	屈、伸	坐位，腕中立位	掌指关节背侧	掌骨背侧中线	指骨背侧中线	屈：0°～90° 伸：0°～45°
	外展、内收	坐位，腕中立位，前臂旋前	掌指关节背侧	掌骨背侧中线	指骨背侧中线	各0°～20°
近端指间关节	屈、伸	坐位，腕中立位	近端指间关节背侧	近节指骨背侧中线	中节指骨背侧中线	屈：0°～20° 伸：0°
远端指间关节	屈、伸	坐位，前臂和手背置于桌面	远端指间关节背侧	中节指骨背侧中线	远节指骨背侧中线	屈：0°～90° 伸：0°～10°
拇指腕掌关节	屈、伸	坐位，前臂和手置于桌面，前臂旋后	拇指腕掌关节背侧	桡骨掌侧中线	第一掌骨掌侧中线	屈：0°～15° 伸：0°～20°
	外展	坐位，前臂和手置于桌面，前臂、腕中立位	腕关节	第二掌骨桡侧中线	第一掌骨桡侧中线	0°～70°
	对掌	坐位，前臂和手置于桌面，前臂旋后	用直尺测量拇指指尖与小指指尖（或小指掌指关节）的距离			拇指末端与小指末端接触
拇指掌指关节	屈、伸	同上	第一掌骨背侧中线	近节指骨背侧中线		屈：0°～60° 伸：0°～10°

（四）肌力的评定

肌力评定是肢体运动功能检查的基本内容之一。肌力评定的方法很多，常见的有徒手肌力评定和简单仪器肌力评定。

1. **徒手肌力评定**　评定者在借助重力或徒手施加外在阻力的前提下，评定受试者所测肌肉（或肌群）产生最大自主收缩能力的一种肌力评定方法。在此过程中，受试者被测肌肉（或肌群）处于适当的准备姿势，评定者予以良好固定，并引导受试者被测肌肉（或肌群）产生最大自主收缩（或产生正确运动）的同时，通过触摸所测肌肉肌腹、肌腱收缩的感觉，观察所测肌肉主动运动的幅度和对抗自身肢体重力或评定者施加阻力后完成运动的能力，根据 MMT 分级法（表 2-3）评定标准来判断肌力的大小或等级。

表 2-3　MMT 分级法评定标准

级　别	名　称	标　准
0	零（zero, O）	无可见或可感觉到的肌肉收缩
1	微缩（truce, T）	可叩及肌肉轻微收缩，但无关节活动
2	差（poor, P）	在消除重力姿势下能做全关节活动范围的运动
3	可（fair, F）	能抗重力做全关节活动范围的运动，但不能抗阻力
4	良好（good, G）	能做抗重力和一定的阻力运动
5	正常（normal, N）	能做抗重力和充分阻力的运动

2.简单仪器的肌力评定　简单仪器的肌力评定是用简单仪器（便携式测力计）主要通过等长肌肉收缩形式或等张肌肉收缩形式对局部肌肉（或肌群）进行肌力或局部肌肉耐力评定。当患者局部肌肉（或肌群）作用于测力计时，其肌力大小可通过线性关系的装置或量器（如固定弹簧、弹性绳等）转变为力学单位的读数。在这一过程中肌肉发生的收缩主要为等长收缩，因此也称为等长肌力评定方法。握力、捏力、背拉力及四肢各种肌群的肌力评定均可采用这类方法，其中手部肌力评定（握力和捏力）是康复临床评定中的一项重要内容。

(1) 握力测定：用握力计测定，测试时上肢在体侧下垂，握力计表面向外，将把手握至适当宽度，测 2～3 次，取最大的数值，正常值一般为体重的 50%。

(2) 捏力测定：用拇指与其他手指相对，捏压捏力器的指板，其值约为握力的 30%。

（五）上肢与手痉挛评估

临床操作简便、最常用的痉挛评估方法是改良 Ashworth 痉挛评定量表（表 2-4），主要是在被动活动关节的情况下，通过阻力出现的角度大小和性质判断痉挛程度的高低，阻力出现的角度越小，范围越广，则肌肉痉挛越严重。

表 2-4　改良 Ashworth 痉挛评定量表

级　别	评定标准
0 级	无肌张力的增加
1 级	肌张力略微增加：受累部分被动屈伸时，在关节活动范围之末时呈现最小的阻力或出现突然卡住和释放
1$^+$ 级	肌张力轻度增加：被动活动患侧肢体时在 1/2 的关节活动范围出现突然卡住，在后 1/2 的关节活动范围呈现最小的阻力
2 级	肌张力较明显地增加：通过关节活动范围的大部分时，肌张力均较明显地增加，但受累部分仍能较易地被移动
3 级	肌张力严重增高：被动运动困难
4 级	僵直：受累部分被动屈伸时呈现僵直状态，不能活动

（六）脑病患者运动功能评估

1. Brunnstrom 运动功能评定法　脑损伤后偏瘫患者的运动功能恢复按照时间的先后顺序，一般会经过以下阶段，包括软瘫、痉挛、共同运动、分离运动和协调运动。Brunnstrom（表 2-5）偏瘫运动功能恢复的理论框架将运动功能表现从低级至高级分成六个阶段，是脑卒中康复中经常采用的评价方法。该分期方法虽临床操作简便，但由于评估内容的局限，故对细微功能变化的灵敏度不高。此外，临床应用过程中亦常见部分患者并不完全按照此理论框架恢复，可能在某一阶段停滞不前或者部分完成几个阶段的内容。对指定动作完成程度的评价受较大的主观因素干扰，进而影响评估者判断患者恢复的阶段。

2. 上田敏评定法　上田敏认为 Brunnstrom 评价法正确地把握了脑卒中偏瘫的恢复过程，判定标准基本明确，但是分级太粗，应将其细分以便增加敏感性。为此，上田敏以 Brunnstrom 评价法为基础设计了十二级评价法（表 2-6）。Brunnstrom Ⅰ、Ⅱ、Ⅲ、Ⅳ、Ⅴ、Ⅵ级分别相当于上田敏十二级评价法的 0，（1、2），（3、4、5、6），（7、8），（9、10、11），12 级，因此上田敏二级评价法和 Brunnstrom 评价法并没有本质上的差别。

3. Fugl-Meyer 评估表　Fugl-Meyer 评估表（表 2-7）是 Fugl-Meyer AR 等基于 Brunnstrom 理论框架，专门为脑卒中患者设计的运动功能评估方法。它涵盖了运动、感觉、平衡、关节活动度和疼痛五个领域的内容，包含 113 个评估项目，满分为 226 分。其中，运动功能领域的评估是脑卒中临床和科研疗效评判中应用最为广泛且被

表 2-5　Brunnstrom 运动功能评定法

阶　段	上　肢	手
Ⅰ	无任何运动	无任何运动
Ⅱ	仅出现联合反应的模式	仅有极细微的屈曲
Ⅲ	可随意发起共同运动	可做钩状抓握，但不能伸指
Ⅳ	出现脱离共同运动的活动：①肩 0°，肘屈 90°，前臂可旋前旋后；②在肘伸直的情况下肩可前屈 90°；③手背可触及腰骶部	能侧捏及伸开拇指，手指有半随意小范围的伸展
Ⅴ	出现相对独立于共同运动的活动：①肘伸直的肩可外展 90°；②在肘伸直，肩前屈 30°～90° 的情况下，前臂可旋前旋后；③肘伸直、前臂中立位，臂可上举过头	可做球状和圆柱状抓握，手指可集团伸展，但不能单独伸展
Ⅵ	运动协调近于正常，手指指鼻无明显辨距不良，但速度比健侧慢（≤5 秒）	所有抓握均能完成，但速度和准确性比健侧差

最多业内人士认同的评估方法。Fugl-Meyer 评估表运动部分包含上肢运动和下肢运动，其中上肢运动部分包含 33 个评估项目，满分为 66 分。有些学者将上肢运动部分进一步分为近端部分（包括上肢反射活动、屈肌共同运动、伸肌共同运动、伴有共同运动的运动、分离运动、正常反射活动和协调能力与速度，共 21 项）和远端部分（腕和手的运动，共 12 项）。

（七）肩手综合征评估及分期

肩手综合征是指在原发病恢复期间，患侧上肢的手突然浮肿、疼痛及患侧肩疼痛，从而使手的运动功能受到限制。严重的可引起手及手指变形，手功能完全丧失。因此，应对肩手综合征给予足够的重视，并及早治疗。

肩手综合征的临床表现可分为以下三期。

第一期：患者的患侧手突然出现浮肿并很快使运动范围明显受限。水肿主要出现在患侧手的背部，包括掌指关节、拇指及其他四指。皮肤失去皱褶，特别是指节、近端及远端的指间关节。水肿触及有柔软感和膨胀感。常终止于腕关节及其近端。手肌腱被掩盖而看不出。手的颜色发生改变，呈橘红色或紫色，特别是手处于下垂状态时。水肿表面有微热及潮湿感。指甲逐步发生变化，与健手相比表现为苍白、不透明。同时伴患侧上肢肩及腕关节疼痛，关节活动范围受限制，特别是前臂被动外旋、腕关节背屈更为显著。如做超过腕关节可活动范围的被动屈曲时，患者

表 2-6　偏瘫上肢功能评价记录表（上田敏式）

序号	体位	项目	开始肢位及检查动作		判定			月日	月日	月日
1	仰卧位	联合反应（胸大肌）	开始肢位：患肢的指尖放于近耳处（屈肌联带运动型）。检查动作：使健肢从屈肘位伸展以对抗徒手阻力，此时，触知患侧胸大肌是否收缩		不充分（无）					
					充分（有）					
2		随意收缩（胸大肌）	开始肢位：同 1。检查动作：口令"将患肢伸到对侧腰部"，触知胸大肌收缩		不充分（无）					
					充分（有）					
3		伸肌联带运动	开始肢位：同 1。检查动作：用与 2 相同的动作，观察手指尖移动到的部位（伸肌联带运动）		不可能					
					可能	不充分	耳-乳头			
							乳头-脐			
							脐以下			
						充分	完全伸展			

051

（续表）

序号	体位	项目	开始肢位及检查动作	判定			月日	月日	月日
4	坐位	屈肌联带运动	开始肢位：将手放于健侧腰部（使肘尽量伸展，前臂旋前，伸肌联带运动）。口令动作：口令"将患侧手拿到耳边"，观察指尖到达的部位	不可能					
				可能	不充分	0-脐			
						脐-乳头			
					充分	乳头以上			
						与耳同高			
5	坐位	取坐位手放于背后	将手转于背后，观察背部脊柱是否达到背部脊柱正中线附近5cm以内，注意躯干不要有大的移动	不可能					
				可能	不充分	达到体侧			
						过体侧但不充分			
					充分	距脊柱5cm以内			
6	坐位	上肢上提到前方水平位	上肢向前方水平上举（注意屈肘不超过20°，肩关节的水平内收，外展保持在±10°以内）	不可能					
				可能	不充分	5~25°			
						30~55°			
					充分	60~90°			

（续表）

序号	体位	项目	开始肢位及检查动作	判定		月日	月日	月日	月日
7	坐位	屈肘位前臂旋转	屈肘，前臂旋前（手掌向下）。将肘紧靠体侧不要离开（掌不上者不合格），肘屈曲保持在90°±10°的范围内	不充分	肘不靠体侧 掌体侧但前臂旋前 前臂可保持前臂中立位 可旋前 5°~45°				
				充分	旋前 50°~85° 旋前 90°				
8	坐位	伸肘位上肢水平展开	伸肘位，将上肢向侧方水平外展。注意上肢不得超出20°，屈肘屈曲不超出20°	不可能					
				不充分	5°~25° 30°~55°				
				充分	60°~85° 90°				
9	坐位	上肢从前方上举	上肢上举，肘弯曲不超过20°，尽量从前方上举，上肢向侧方外展不超过30°	不充分	0°~85° 90°~125°				
				充分	130°~155° 160°~175° 180°				

（续表）

序号	体位	项目	开始肢位及检查动作	判定		月日	月日	月日	月日
10	坐位	伸肘位旋后	肘伸展位，肩屈曲，前臂旋后（手掌向上），肘弯曲不超过20°，肘关节屈曲超过60°	不充分	不能向前方上提				
					能上提但前臂旋前				
					能保持中立位				
				充分	旋后5°~45°				
					旋后50°~85°				
					旋后90°				
11	坐位	速度检查	指尖触肩做快速上举动作，反复测量10次所需时间。上举时，屈肘不超过20°，肩关节屈曲130°以上（先测量健侧）。判定：患侧所需时间为健侧的1.5倍以下为充分。	需时间	健侧	秒	秒	秒	秒
					患侧	秒	秒	秒	秒
				不充分	健侧2倍以上				
					健侧1.5~2倍				
				充分	健侧1.5倍以下				

表 2-7　简化 Fugl-Meyer 运动功能评分法

评估内容 / 评分	0 分	1 分	2 分		
I 上肢（共 33 项，各项最高分为 2 分，共 66 分）					
坐位与仰卧位					
1　有无反射活动					
(1) 肱二头肌	不能引起反射活动		能引起反射活动		
(2) 肱三头肌	同上		同上		
2　屈肌协同运动					
(3) 肩上提	完全不能进行	部分完成	无停顿地充分完成		
(4) 肩后缩	同上	同上	同上		
(5) 肩外展 ≥ 90°	同上	同上	同上		
(6) 肩外旋	同上	同上	同上		
(7) 肘屈曲	同上	同上	同上		
(8) 前臂旋后	同上	同上	同上		
3　伸肌协同运动					
(9) 肩内收、内旋	同上	同上	同上		
(10) 肘伸展	同上	同上	同上		
(11) 前臂旋前	同上	同上	同上		
4　伴有协同运动的活动					
(12) 手触腰椎	没有明显活动	手仅可向后越过髂前上棘	能顺利进行		
(13) 肩关节屈曲 90°，肘关节伸直	开始时手臂立即外展或肘关节屈曲	在接近规定位置时肩关节外展或肘关节屈曲	能顺利充分完成		
(14) 肩 0°，肘屈 90°，前臂旋前、旋后	不能屈肘或前臂不能旋前	肩、肘位正确，基本上能旋前、旋后	顺利完成		
5　脱离协同运动的活动					
(15) 肩关节外展 90°，肘伸直，前臂旋前	开始时肘就屈曲，前臂偏离方向，不能旋前	可部分完成此动作或在活动时肘关节屈曲或前臂不能旋前	顺利完成		
(16) 肩关节前屈举臂过头，肘伸直，前臂中立位	开始时肘关节屈曲或肩关节发生外展	肩屈曲中途、肘关节屈曲、肩关节外展	顺利完成		

(续表)

评估内容/评分	0分	1分	2分		
(17) 肩屈曲30°～90°，肘伸直，前臂旋前、旋后	前臂旋前旋后完全不能进行或肩肘位不正确	肩、肘位置正确，基本上能完成旋前旋后	顺利完成		

6 反射亢进

(18) 检查肱二头肌、肱三头肌和指屈肌三种反射	至少2～3个反射明显亢进	1个反射明显亢进或至少2个反射活跃	活跃反射≤1个，且无反射亢进		

7 腕稳定性

(19) 肩0°，肘屈90°时，腕背屈	不能背屈腕关节达15°	可完成腕背屈，但不能抗拒阻力	施加轻微阻力仍可保持腕背屈		
(20) 肩0°，肘屈90°，腕屈伸	不能随意屈伸	不能在全关节范围内主动活动腕关节	能平滑地不停顿地进行		

8 肘伸直，肩前屈30°时

(21) 腕背屈	不能背屈腕关节达15°	可完成腕背屈，但不能抗拒阻力	施加轻微阻力仍可保持腕背屈		
(22) 腕屈伸	不能随意屈伸	不能在全关节范围内主动活动腕关节	能平滑地不停顿地进行		
(23) 腕环形运动	不能进行	活动费力或不完全	正常完成		

9 手指

(24) 集团屈曲	不能屈曲	能屈曲但不充分	能完全主动屈曲		
(25) 集团伸展	不能伸展	能放松主动屈曲的手指	能完全主动伸展		
(26) 钩状抓握	不能保持要求位置	握力微弱	能够抵抗相当大的阻力		
(27) 侧捏	不能进行	能用拇指捏住一张纸，但不能抵抗拉力	可牢牢捏住纸		
(28) 对捏（拇示指可夹住一根铅笔）	完全不能	捏力微弱	能抵抗相当的阻力		
(29) 圆柱状抓握	同（26）	同（26）	同（26）		
(30) 球形抓握	同上	同上	同上		

10 协调能力与速度（手指指鼻试验连续5次）

(31) 震颤	明显震颤	轻度震颤	无震颤		

（续表）

评估内容 / 评分	0 分	1 分	2 分		
(32) 辨距障碍	明显的或不规则的辨距障碍	轻度的或规则的辨距障碍	无辨距障碍		
(33) 速度	较健侧长 6s	较健侧长 2～5s	两侧差别＜2s		

II　下肢（共 17 项，各项最高分为 2 分，共 34 分）

仰卧位

1　有无反射活动

(1) 跟腱反射	无反射活动		有反射活动		
(2) 膝腱反射	同上		同上		

2　屈肌协同运动

(3) 髋关节屈曲	不能进行	部分进行	充分进行		
(4) 膝关节屈曲	同上	同上	同上		
(5) 踝关节背屈	同上	同上	同上		

3　伸肌协同运动

(6) 髋关节伸展	没有运动	微弱运动	几乎与对侧相同		
(7) 髋关节内收	同上	同上	同上		
(8) 膝关节伸展	同上	同上	同上		
(9) 踝关节跖屈	同上	同上	同上		

坐位

4　伴有协同运动的活动

(10) 膝关节屈曲	无主动运动	膝关节能从微伸位屈曲，但屈曲＜90°	屈曲＞90°		
(11) 踝关节背屈	不能主动背屈	主动背屈不完全	正常背屈		

站位

5　脱离协同运动的活动

(12) 膝关节屈曲	在髋关节伸展位时不能屈膝	髋关节 0° 时膝关节能屈曲，但＜90° 或进行时髋关节屈曲	能自如运动		
(13) 踝关节背屈	不能主动活动	能部分背屈	能充分背屈		

（续表）

评估内容/评分	0分	1分	2分		
仰卧					
6 反射亢进					
(14) 查跟腱、膝和膝屈肌三种反射	2～3个明显亢进	1个反射亢进或至少2个反射活跃	活跃的反射≤1个且无反射亢进		
7 协调能力和速度（跟－膝－胫试验，快速连续做5次）					
(15) 震颤	明显震颤	轻度震颤	无震颤		
(16) 辨距障碍	明显不规则的辨距障碍	轻度规则的辨距障碍	无辨距障碍		
(17) 速度	比健侧长6s	比健侧长2～5s	比健侧长2s		

总结：上肢运动评分：_____分；下肢运动评分：_____分

有明显疼痛感，甚至在做患侧上肢负荷体重的治疗时也可引起。指间关节明显受限，突出的指骨因水肿而完全看不出。手指外展严重受限，使健侧手指难以插入患侧手指间，两手相互交叉抓握非常困难，近端的指间关节发硬，因此仅能做稍屈曲动作，不能完全伸展。若被动屈曲该关节，患者有疼痛感，而远端指间关节可伸展，但不能屈曲手，如果该关节轻度屈曲，有些发硬，那么有任何被动屈曲，都会产生疼痛及运动受限。

第二期：手的症状更为明显，手及手指有明显的难以忍受的压痛加重，肩痛及运动障碍，手的水肿减轻，但血管通透性发生变化，如皮肤湿度增高、发红，可见于绝大多数患者。患侧手皮肤、肌肉明显萎缩，手掌呈爪形，手指挛缩。X线可见患侧手骨质疏松样变化。肉眼可看到在腕骨间区域的背侧中央和掌骨与腕骨结合部出现坚硬隆起。

第三期：水肿完全消失，疼痛也完全消失，但未经治疗的手活动能力永久丧失，形成固定的有特征性的畸形手。腕屈曲偏向尺侧，背屈受限制，掌骨背侧隆起、固定、无水肿，前臂外旋受限，拇指和示指间部分萎缩、无弹性，远端及近端的指间关节固定于轻度屈曲位，即使能屈曲也是在很小范围程度内，手掌呈扁平，拇指和小指显著萎缩，压痛及血管运动性变化也会消失。

三、现代仪器设备在手功能评估中的应用

（一）影像学评估

影像学评估包含 MRI、CT、X 线、超声和 PET 等不同技术，因此利用影像学检查方法，可对手与上肢的结构、功能状态做多维度的评估，以协助我们客观评定手与上肢的结构病损及功能状态，达到针对性精准康复的目的。

一般来说，根据疾病的不同，手与上肢康复相关的影像学检查方法可分为中枢神经系统、外周神经和骨骼肌肉等器官的评估方法；根据评估方式不同，可分为结构评定和功能评定；而从影像学技术本身，又包含了 MRI、CT、X 线、超声和 PET 等不同技术。因此，应根据患者手功能的具体情况来选择不同的影像学检查。

根据中枢 – 外周 – 中枢闭环理论，针对中枢神经系统，影像学技术可评估与手功能相关的神经结构损伤的程度或功能活动，而评估神经组织结构最常用的方法是 MRI 检查（T_1 加权、T_2 加权、DWI、DTI 等），该技术对神经系统组织分辨率好，有助于鉴别脑梗死、脑萎缩等多种病变情况。由于脑 CT 操作简单易行，并且对脑出血等出血病变敏感性较好，因此临床上应用也十分广泛。评估中枢神经系统功能的影像学检查包括各种功能 MRI（ BOLD 功能磁共振、磁共振灌注成像等）、PET、脑电图、经颅多普勒超声等，可用于评估与手功能相关脑结构的功能活动状态、功能连接和血流信息等情况。例如，对于脑卒中患者，可利用 T_1、T_2 等结构磁共振成像技术方法，评估其病变位置、范围，利用 DTI 评估其运动相关白质束（如皮质脊髓束）损伤状态，同时利用功能磁共振评估其双侧大脑半球 M_1 区功能活动及其和其他运动相关区域的功能连接关系，以此较全面地反映手与上肢功能相关的中枢神经系统改变，为制订针对性的康复干预策略提供依据。

针对周围神经、肌肉、骨骼等外周组织器官，也可利用不同的影像检查方法客观评估其结构和功能变化情况。例如，利用 MRI 检查可较清晰地观察臂丛神经损伤情况；利用 X 线可检查是否存在骨折等病变；利用肌骨超声技术，可以检查肌腱、韧带和关节等实时运动形态。

（二）超声评估

超声在肌肉、肌腱、韧带、神经、血管等及其周围脂肪或结缔组织的分辨率较高，能够清晰地区分和显示它们的解剖层次和内部结构，对于这些组织所发生的病变，如炎症、损伤、畸形，超声能够获得准确的诊断信息，其敏感性和特异性都很

高。彩色多普勒超声还可以清晰显示病灶的血流情况。超声已经成为唯一可以显示肌腱、神经内部结构的检查手段，是软组织疾病诊断的首选方法。此外，超声检查过程中还可以动态观察肌腱、关节等实时运动，有着 CT、MRI 等检查不可代替的优势。因此，超声检查技术在临床手功能康复评估过程中逐渐演化成为重要的一部分。

超声作为一项康复评估技术，在患者治疗前和治疗过程中均可进行评估。手和上肢的结构精细复杂，而超声不仅可以清晰地显示手和上肢的肌肉、骨骼、韧带、神经、血管等解剖结构影像，还可对损伤部位进行重点观察，有助于康复医生全面了解患者病情，选择更具有针对性的康复治疗方法，体现精准康复。例如，在腕管综合征中，超声不仅在灵敏度和特异性上与传统金标准的电生理检查相当，也能够提供正中神经及其周围组织的影像信息，明确组织损伤变化，还可以评估病情严重程度。

相比于其他影像和评估技术，超声评估的突出优势是它能够实时反馈患者的肌肉、骨骼情况，可以直接进行治疗前后的疗效对比。通过对运动中手和上肢肌肉、骨骼、韧带、关节等的动态观察，医生和治疗师能够对患者的手和上肢的功能状态有进一步的了解；治疗中，也可以对患者的康复训练进行同步反馈，不仅治疗师和医生能够通过超声监测治疗过程、调整治疗方案，患者也可以通过超声对自己的训练效果有直观的认识，进而增加参与感和依从性。手和上肢的康复过程缓慢且复杂，超声提供的实时反馈对临床康复过程非常重要。

（三）表面肌电评估

表面肌电图是一种安全、无创、客观的运动功能评定方法。同时也是一种较好的生物反馈治疗技术。其反映了大脑运动皮层控制之下的脊髓运动神经元的生物电活动形成于众多外周运动单位电位在时间和空间上的总和。原始肌电信号经过不同的分析转换方法得出的指标可以在一定程度上反映运动单位活动同步化、肌纤维募集、肌肉疲劳程度、肌肉激活顺序和激活时间等情况。表面肌电图在康复医学中的应用十分广泛，可以用来观察不同肌肉收缩的生理变化，间接评定肌力，量化评定肌肉的疲劳程度，协助完成其他康复评估，指导进行康复训练或进行康复疗效比对。

表面肌电图在临床康复评估应用有以下几点：①肌纤维的评估肌肉在抗阻负荷过程中，平均功率频率值的变化特征与Ⅰ型纤维比例呈负相关，而与Ⅱ型纤维比例呈正相关，所以快肌纤维成分高的肌肉平均功率频率值较高，疲劳时下降明显，而慢肌纤维成分高者刚好相反，由此我们可以根据肌电值的大小及变化情况来预测无损肌纤维的类型及比例大小。脑卒中后患侧手部肌肉较之健侧Ⅱ型肌纤维萎缩明显，Ⅰ型肌纤维相对比例增大，故可以利用表面肌电图中平均功率频率值的特征来评估患侧手部的肌纤维相对于健侧的萎缩程度和肌纤维比例情况。②肌肉激活与协调性评估，肩关节及肘关节损伤后关节僵硬的患者臂外展时三角肌和冈上肌的启动顺序与正常人有着一定的区别，但最近一个关于肩峰下撞击综合征的研究发现患者在做肩上举的动作时除了患者的斜方肌和前锯肌激活程度较正常人大，激活的时间、肌肉激活比例和正常人并无明显的差别。早期有学者对脑卒中患者屈伸肘时肱二头肌和肱三头肌的肌电进行分析得出，伸肘时拮抗肌激活程度较大，主动肌激活程度较小，而屈肘时拮抗肌激活程度相对较小，主动肌激活程度较大，从而提示脑卒中患者屈伸肘活动存在一定的协调障碍，且治疗中应以强化伸肌的训练为主。③视觉反馈表面肌电图可实时地记录肌肉静止或活动状态下的肌电信号，并且通过电脑屏幕提供视觉反馈。我们在做一些放松训练的时候，很多患者并不能完全真正地放松自身的肌肉，而采用表面肌电实时采集肌肉肌电进行电脑屏幕上的反馈时，患者很容易就能知道自己哪块肌肉没有放松，哪块肌肉已经放松，从而有效地做出调整。此外，也可以据此对患者或运动员进行自我指导和训练，在做某一训练动作时避免其他无关肌肉的激活，提高训练动作的协调性和准确性。④痉挛的评估，在脑卒中后手痉挛的评估研究中有报道发现，患者在 CPM 机上做等速运动时记录到的积分肌电值相对于健侧高，而治疗后痉挛程度下降时，积分肌电值相应地下降。目前痉挛的评估多采用改良 Ashworth 分级进行评定，而量表评估作为一个半定量的评估手段存在一定的主观性，表面肌电的积分肌电值可以很好地量化痉挛的程度，也可以作为治疗前后改善程度的有效评估手段。

综上所述，表面肌电图在运动医学及康复医学的领域有着较为广泛的应用，作为一种客观量化的评估手段及多样化的分析方法，表面肌电图可以很好地评估患者的肌肉功能、激活时间和肌肉协调性，同时也可以有目的地指导康复目标的制订和康复效果的评价，直观量化地表现出肌肉功能的变化情况。

第三节　康复心理评估

一、康复心理评定的定义和目的

康复心理评定是指运用心理学的理论和方法，对因疾病或外伤造成身体功能障碍的患者的心理状况（即认知功能、情绪、行为和人格等方面）进行量化、描述和诊断。

二、康复心理评定的原则

康复心理评定的主要原则：①直接评定与间接评定相结合；②心理量表的选择与治疗计划、目标要一致；③评定要尽可能减少对患者的负面影响；④评定的内容要尽可能全面。

三、康复心理的主要评定方法

（一）观察法

观察法主要是指在自然条件下，对患者表现出来的心理现象外活动进行有系统、有目的和有计划的观察，以了解患者的心理状况、情绪和行为等方面的现状和问题。

观察的主要内容：仪表（穿戴、举止、表情）；人际沟通风格（主动或被动，可接触或不可接触）；言语（表达能力、流畅性、中肯、简洁、赘述）和动作（过少、适度、过度、怪异动作、刻板动作）；在交往中的表现（兴趣、爱好、对人对己的态度）；对困难情境的应付方式（主动或被动，冲动或冷静）等。

（二）访谈法

访谈法是指心理医生或医护人员运用词语或非词语语言与患者进行的一种有目的的沟通和交流，以更深入地了解患者心理状况的评定方法。访谈法是临床心理评定的一种基本技术，不仅可以根据一定的目的直接收集评定的信息，对所评定的内容做出精确的描述，而且面谈者与受谈者之间可以进行感情思想方面的沟通，为建立治疗性的医患关系打下基础。在临床康复工作中，可利用访谈法收集患者需要帮助的问题，了解这些问题产生的原因，感受患者对这些问题的态度以及与这些问题相关的家庭和社会情况等。另外，在进行词语性沟通时，还应该配合非词语的沟通，例如，会谈中有意地手势、运动、姿势、面部表情，说话的音调和语速变化，都传送了与词语相同或词语以外的信息。

（三）心理测验法

心理测验法是运用一套预先经过标准化的问题（量表）来测量患者的某些心理品质的方法。它包括心理测验和评定量表，是心理评定主要标准化手段之一。心理测验按测验的内容可分为智力测验、成就测验、态度测验和人格测验等。标准化的心理测验一定包括样本、常模、信度和效度等方面的技术指标。

1. **韦氏智力测验**　韦氏智力测验包括三个年龄版，即《韦氏成人智力量表 -WAIS》（16 岁以上）《韦氏儿童智力量表 WISC》（6—16 岁）《韦氏幼儿智力量表 WPPSI》（4—6 岁）。每套韦氏智力测验包括言语智力和操作智力两个部分。除分量表所包括的分测验数目不同外，其余均相同。在此只以韦氏成人智力量表作为介绍。韦氏成人智力量表含 11 个分测验，其中知识、领悟、算术、相似性、背数和词汇 6 个分测验组成言语量表；数字符号、填图、积木图案、图片排列和拼物 5 个分测验组成操作量表。该量表智商分为总智商、言语智商和操作智商。智商等级划分为：IQ > 130 为极超常，IQ 120～129 为超常，IQ 110～119 为高于平常，IQ 90～109 为平常，IQ 80～89 为低于平常，IQ 70～79 为边界，IQ < 69 为智力缺损。

2. **韦氏记忆测验**　韦氏记忆测验是应用较广的成套记忆测验，也是神经心理测验之一。量表已由湖南医科大学龚耀先教授等进行了修订和中国的标准化，可用于 7 岁以上儿童和成人，有甲、乙两式。

韦氏记忆量表共有 10 项分测验，分测验 A～C 测长时记忆，D～I 测短时记忆，J 测瞬时记忆。测试结果记忆商数（MQ）在 85 分以上者为正常，85 分以下者为异常，按偏离正常的标准差（15）数再分等。

3. **艾森克人格测验（EPQ）**　艾森克个性问卷有成人版和儿童版，由 N 量表（调查神经质）、E 量表（内向、外向）、P 量表（调查精神质）、L 量表（掩饰量表）所组成。通过 88 个题目的回答，根据得分的多少查出被试者的个性特点。测试时要求受试者看到问题后按照最初的想法回答"是"或"否"。评分方法是计算出各量表的粗分，查表将粗分换算量表分，最后根据量表分和手册中的剖面图诊断出受试者的人格特征。EPQ 量表简短 P、E、N 维度的界定清楚，在临床上容易使用和解释，因此在心理康复评定中经常使用。

4. **简易精神状态检查（MMSE）**　简易精神状况检查（Mini-Mental State Examination, MMSE）是由美国 Folstein 等人于 1975 年制订的。该方法简单易行，国外已广泛应用。此检查名为精神状态检查，实作老年认知评定，是一种常用于老年智力功能有无衰退的筛查工具。全量表分为五个认知方面的内容：定向（第 1 和 2 题）、记忆力（第 3 题）、注意力和计算力（第 4 题）、回忆（第 5 题）、语言（第 6～11 题）。结果评定总分为 30 分。张明园等发现，测验成绩与文化水平密切相关，因此提出根据文化水平来划分：文盲 < 17，小学文化程度 < 20，初中及以上文化程度 < 24 分。

5. **自评抑郁量表（SDS）** 自评抑郁量表（self-rating depression scale，SDS）由 Zung 于 1965 年编制。SDS 含有 20 个项目，每个项目按症状出现的频度评定，分 4 个等级，即没有或很少时间（偶尔）、少部分时间（有时）、相当多的时间（经常）、绝大部分或全部时间（持续）。SDS 主要由患者自行操作评定，如果自评者的文化程度太低，不能理解或看不懂 SDS 问题的内容，可由工作人员念给他听，逐条念，让自评者独自做出评定。在进行 SDS 结果评估时，先将 20 项的得分相加计算出总粗分，然后用总粗分除以 80，得出抑郁系数。Zung 氏等评定抑郁划界结果：0.50 分以下者为无抑郁；0.50～0.59 分为轻微至轻度抑郁；0.60～0.69 分为中度抑郁；0.70 分以上为重度抑郁。

6. **自评焦虑量表（SAS）** 自评焦虑量表（self-rating anxiety scale，SAS）由 Zung 于 1971 年编制。从量表构造的形式到具体评定方法，都与自评抑郁量表（SDS）十分相似，用于评定患者的主观感受。

SAS 的主要评定依据为项目所定义的症状出现的频度，分四级：没有或很少时间（A）、少部分时间（B）、相对多的时间（C）、绝大部分或全部时间（D）。在自评者评定结束后，将 20 个项目的各个得分相加即得出总粗分，然后将总粗分乘以 1.25 换算成标准分。具体标准分参与评划界结果：小于 30 分为无明显焦虑，30～44 分为轻度焦虑，45～59 分为中度焦虑，60～74 分为重度焦虑，75 分以上为极重度焦虑。

第3章 康复治疗技术

第一节 传统康复治疗技术

一、上肢经络、穴位在手功能障碍康复中的应用

经络是经脉和络脉的总称，是人体内运行气血、联络脏腑、沟通内外、贯穿上下的通路。经脉贯通上下、沟通内外，是经络系统中的主干，深而在里。络脉是经脉别出的分支，较经脉细小，纵横交错，遍布全身。络脉又包括浮络、孙络，浮而在表，难以计数。如《灵枢·脉度》记载："经脉为里，支而横者为络，络之别者为孙。"《灵枢·经脉》记载："经脉者，常不可见也。""诸脉之浮而常见者，皆络脉也。"

经络学说是阐述人体经络系统的循行分布、生理功能、病理变化及其与脏腑相互关系的一门学说。是中医理论体系的重要组成部分，贯穿于中医学的生理、病理、诊断、治疗等方面，几千年来一直指导着针灸临床治病，同时也指导着中医各科的临床实践，在针灸学中的地位尤为突出，更在现代临床手功能障碍康复应用中发挥着不可替代的作用。

（一）经络的作用

《灵枢·经脉》："经脉者，所以能决死生，处百病，调虚实，不可不通。"即说明了经络在生理、病理和疾病防治等方面的作用。其所以能决死生，是因为经络具有联系人体内外、运行气血的作用；处百病，是因为经络具有抗御病邪、反映证候的作用；调虚实，是因为刺激经络，有传导感应的作用。

1.联系脏腑、沟通内外 《灵枢·海论》载："夫十二经脉者，内属于腑脏，外络于肢节。"人体的五脏六腑、四肢百骸、五官九窍、皮肉筋骨等组织器官通过经络的联系而构成一个有机的整体，完成正常的生理活动。

2.运行气血、营养全身 《灵枢·本脏》载："经脉者，所以行血气而营阴阳，濡筋骨，利关节者也。"气血必须通过经络的传注，才能输布全身，以濡润全身各脏

腑组织器官，达到运行气血的目的。

3. 抗御病邪、反映病候 《素问·缪刺论》载："夫邪之客于形也，必先舍于皮毛，留而不去，入舍于孙脉，留而不去，入舍于络脉，留而不去，入舍于经脉，内连五脏，散于肠胃。"经络又是传注病邪的途径，当体表受到病邪侵犯时，可通过经络由表及里、由浅入深。这说明经络是外邪内传的渠道，外邪从皮毛腠理内传于脏腑。

《灵枢·邪客》载："肺心有邪，其气留于两肘；肝有邪，其气留于两腋；脾有邪，其气留于两髀；肾有邪，其气留于两腘。"可见，内脏病变可通过经络反映于体表组织器官。

4. 传导感应、调和阴阳 《灵枢·九针十二原》载："节之交，三百六十五会……所言节者，神气之所游行出入也。"故针刺操作的关键在于调气，所谓"刺之要，气至而有效"。通过针灸等刺激体表的一定穴位，经络可以将其治疗性刺激传导到有关的部位和脏腑，从而发挥其调节人体脏腑气血的功能，使阴阳平复，达到治疗疾病的目的。

（二）经络系统的组成

经络系统由经脉、络脉和连属于体表的十二经筋、十二皮部组成（图3-1），其中经脉包括十二经脉、奇经八脉、十二经别，络脉包括十五络脉和难以计数的浮络、孙络等。在此，着重介绍与手功能康复相关的十二经脉及奇经八脉。

（三）十二经脉

十二经脉是经络系统的主体，是手三阴经（肺、心包、心）、手三阳经（大肠、三焦、小肠）、足三阳经（胃、胆、膀胱）、足三阴经（脾、肝、肾）的总称，又称为"正经"。

1. 十二经脉的名称 十二经脉的名称是根据手足、阴阳、脏腑来命名的。首先用手、足将十二经脉分为手六经和足六经。根据中医学理论，内属阴，外属阳，脏属阴，腑属阳，因此属于五脏和心包、分布于四肢内侧的经脉为阴经，属于六腑、分布于四肢外侧的经脉为阳经。根据阴阳消长的规律，阴阳又分为三阴（太阴、厥阴、少阴）和三阳（阳明、少阳、太阳）。

十二经脉与脏腑有联属的关系，根据经脉联属的脏腑进一步命名，如联属于肺脏的为肺经，联属于大肠腑的为大肠经。根据上述命名规律，十二经脉的名称即为手太阴肺经、手阳明大肠经、足阳明胃经、足太阴脾经、手少阴心经、手太阳小肠经、足太阳膀胱经、足少阴肾经、手厥阴心包经、手少阳三焦经、足少阳胆经、足厥阴肝经。

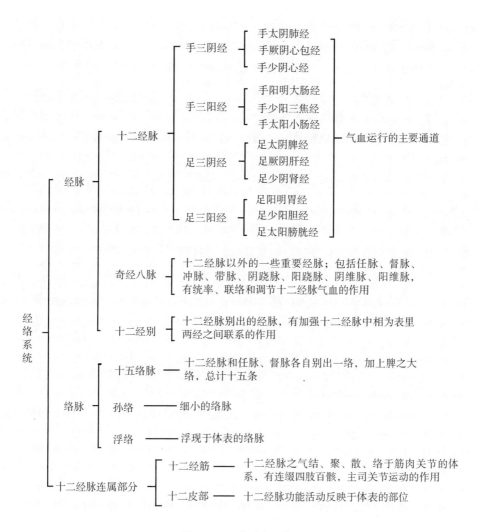

图 3-1 经络系统组成

2.**十二经脉在体表的分布规律** 十二经脉左右对称地分布于人体体表的头面、躯干和四肢。正立姿势、两臂自然下垂、掌心向内、拇指向前为标准体位。十二经脉中六条阳经分布于四肢外侧和头面、躯干，其中上肢外侧的是手三阳经，下肢外侧的是足三阳经，其分布规律是阳明在前、少阳在中（侧）、太阳在后。六条阴经分布于四肢内侧和胸腹，其中上肢内侧是手三阴经，下肢内侧是足三阴经。手三阴经的分布规律是太阴在前、厥阴在中、少阴在后。足三阴经在内踝上8寸以下分布规律是厥阴在前、太阴在中、少阴在后，在内踝上8寸以上，太阴交出厥阴之前，分布规律为太阴在前、厥阴在中、少阴在后。

3. **十二经脉表里属络关系** 十二经脉在体内与脏腑相联属，脏腑有表里相合的关系，十二经脉之阴经和阳经亦有明确的脏腑属络和表里关系。其中阴经属脏络腑主里，阳经属腑络脏主表。如手太阴肺经属肺络大肠，手阳明大肠经属大肠络肺，足阳明胃经属胃络脾，足太阴脾经属脾络胃，手少阴心经属心络小肠，手太阳小肠经属小肠络心，足太阳膀胱经属膀胱络肾，足少阴肾经属肾络膀胱，手厥阴心包经属心包络三焦，手少阳三焦经属三焦络心包，足少阳胆经属胆络肝，足厥阴肝经属肝络胆。

十二经脉之间存在着表里配对关系。如《素问·血气形志》所载："足太阳与少阴为表里，少阳与厥阴为表里，阳明与太阴为表里，是为足阴阳也。手太阳与少阴为表里，少阳与心主为表里，阳明与太阴为表里，是为手之阴阳也。"互为表里的经脉在生理上有密切联系，病变时会相互影响，治疗时可相互为用。

4. **十二经脉循行走向与交接规律** 十二经脉循行走向的规律：手三阴经从胸走手，手三阳经从手走头，足三阳经从头走足，足三阴经从足走腹（胸）。如《灵枢·逆顺肥瘦》所载："手之三阴，从脏走手；手之三阳，从手走头；足之三阳，从头走足；足之三阴，从足走腹。"

十二经脉相互交接的规律：①相表里的阴经与阳经在四肢末端交接，如手太阴肺经与手阳明大肠经交接于示指端。②同名的阳经与阳经在头面部交接，如手阳明大肠经与足阳明胃经交接于鼻旁。③相互衔接的阴经与阴经在胸中交接，如足太阴脾经与手少阴心经交接于心中（图3-2）。

（四）奇经八脉

奇经八脉指督脉、任脉、冲脉、带脉、阴维脉、阳维脉、阴跷脉、阳跷脉八条，因与十二经脉不同而别道奇行，故称为奇经八脉。奇经八脉中的任脉和督脉，各有其所属的腧穴，故与十二经相提并论合称"十四经"，其他六条奇经则没有专门的腧穴。

奇经之"奇"含义有二：一指"异"，它们与十二正经不同，既不直属脏腑，除任、督外又无专属穴位和表里配合关系，且"别道奇行"。二指单数，偶之对，因奇经没有表里配合关系。

奇经八脉交错地循行分布于十二经之间，具有以下作用：统率、主导作用；沟通、联络作用；蓄积、渗灌作用。

奇经八脉理论是经络理论的重要内容之一。在临床实践中，不论是对诊断辨证，还是针灸治疗选穴配方，或是中医辨证治疗，都有重要指导意义。八脉交会穴、灵龟八法和飞腾八法，都是这一理论的具体运用。

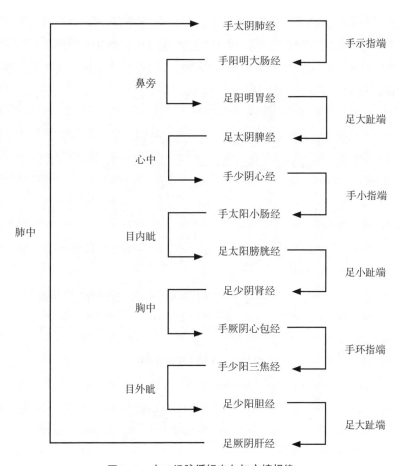

图 3-2　十二经脉循行走向与交接规律

二、上肢经脉的组成、循行路线及主要穴位

（一）与上肢有关的经脉

与上肢有关的经脉共有六条，分别为手三阴经和手三阳经，其中手三阴经从胸走手，循行于上肢掌内侧面，前中后依次为手太阴肺经、手厥阴心包经、手少阴心经；手三阳经从手走头，循行于上肢背侧面，前中后依次为手阳明大肠经、手少阳三焦经、手太阳小肠经（图 3-3）。

（二）手太阴肺经及其腧穴

1.经脉循行　手太阴肺经，起于中焦，向下联络大肠，再返回沿胃上口，穿过横膈，入属于肺。从肺系（气管喉咙部）向外横行至腋窝下，沿上臂内侧下行，循行于手少阴与手厥阴经之前，下至肘中，沿着前臂内侧桡骨尺侧缘下行，经寸口动脉搏动处，行至大鱼际，再沿大鱼际桡侧缘循行直达拇指末端。其支脉，从手腕后分出，沿着示指桡侧直达示指末端（图3-4）。

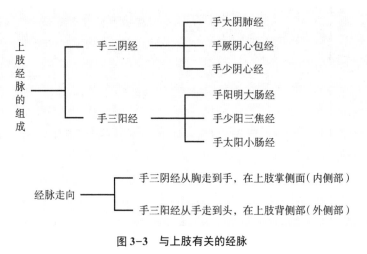

图3-3　与上肢有关的经脉

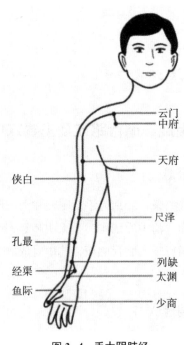

图3-4　手太阴肺经

《灵枢·经脉》：肺手太阴之脉，起于中焦，下络大肠，还循胃口[①]，上膈属肺。从肺系[②]，横出腋下，下循臑内，行少阴、心主之前，下肘中，循臂内上骨[③]下廉，入寸口，上鱼，循鱼际，出大指之端。其支者，从腕后，直出次指内廉，出其端。

注释：①胃口，指胃之上口，贲门部。②肺系，肺及其相联系的组织器官。③上骨，指桡骨。

2. 主治概要

(1) 肺系病证：咳嗽，气喘，咽喉肿痛，咯血，胸痛等。

(2) 经脉循行部位的其他病证：肩背痛，肘臂挛痛，手腕痛等。

3. 上肢手功能障碍常用肺经穴位

❖ 尺泽（Chǐzé，LU 5）合穴

【定位】在肘区，肘横纹上，肱二头肌腱桡侧缘凹陷中（图 3-5）。

【解剖】在肘关节，当肱二头肌腱桡侧，肱桡肌起始部；有桡侧返动、静脉分支及头静脉；布有前臂外侧皮神经，直下为桡神经。

【主治】①咳嗽、气喘、咯血、咽喉肿痛等肺系实热病证；②肘臂挛痛；③急性吐泻、中暑、小儿惊风等急症。

【操作】直刺 0.8～1.2 寸，或点刺出血。

❖ 列缺（Lièquē，LU 7）络穴；八脉交会穴（通于任脉）

【定位】在前臂，腕掌侧远端横纹上 1.5 寸，拇短伸肌腱和拇长展肌腱之间，拇长展肌腱沟的凹陷中（图 3-5）。简便取穴法：两手虎口自然平直交叉，一手示指按在另一手桡骨茎突上，指尖下凹陷即是本穴。

【解剖】在肱桡肌腱、拇长展肌腱与拇短伸肌腱之间，桡侧腕长伸肌腱内侧；有头静脉，桡动、静脉分支；分布有前臂外侧皮神经和桡神经浅支的混合支。

【主治】①咳嗽、气喘、咽喉肿痛等肺系病证；②偏正头痛、齿痛、项强痛、口眼歪斜等头面部病证；③手腕痛。

【操作】向上斜刺 0.5～0.8 寸。

❖ 经渠（Jīngqú，LU 8）经穴

【定位】在前臂前区，腕掌侧远端横纹上 1 寸，桡骨茎突与桡动脉之间（图 3-5）。

【解剖】桡侧腕屈肌腱的外侧，有旋前方肌；当桡动、静脉外侧处；分布有前臂外侧皮神经和桡神经浅支混合支。

【主治】①咳嗽、气喘、胸痛、咽喉肿痛等肺系病证；②手腕痛。

【操作】避开桡动脉，直刺 0.3～0.5 寸。

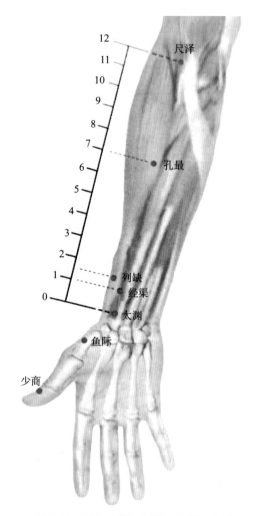

图 3-5　少商、尺泽、列缺、经渠、太渊

❖ 太渊（Tàiyuān, LU 9）输穴；原穴；八会穴之脉会

【定位】在腕前区，桡骨茎突与舟状骨之间，拇长展肌腱尺侧凹陷中（图 3-5）。

【解剖】桡侧腕屈肌腱的外侧，拇长展肌腱内侧；有桡动、静脉；分布有前臂外侧皮神经和桡神经浅支混合支。

【主治】①咳嗽、气喘等肺系病证；②无脉症；③腕臂痛。

【操作】避开桡动脉，直刺 0.3～0.5 寸。

❖ 少商（Shàoshāng, LU 11）井穴

【定位】在手指，拇指末节桡侧，指甲根角侧上方 0.1 寸（指寸）（图 3-5）。

【解剖】有指掌侧固有动、静脉所形成的动、静脉网；布有前臂外侧皮神经和桡神经浅支混合支，及正中神经的掌侧固有神经的末梢神经网。

【主治】①咽喉肿痛、鼻衄、高热等肺系实热病证；②昏迷、癫狂等急症。

【操作】浅刺 0.1 寸，或点刺出血。

（三）手阳明大肠经及其腧穴

1. 经脉循行　手阳明大肠经，起于示指之尖端（桡侧），沿示指桡侧，经过第一、二掌骨之间，上行至腕后两筋之间，沿前臂外侧前缘，至肘部外侧，再沿上臂外侧前缘上行到肩部，经肩峰前，向上循行至背部，与诸阳经交会于大椎穴，再向前行进入缺盆，络于肺，下行穿过横膈，属于大肠。其支脉，从缺盆部上行至颈部，经面颊进入下齿之中，又返回经口角到上口唇，交会于人中（水沟穴），左脉右行，右脉左行，止于对侧鼻孔旁（图 3-6）。

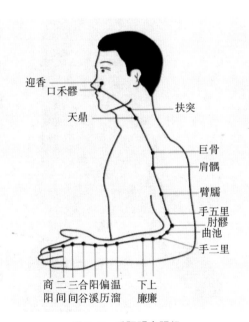

图 3-6　手阳明大肠经

《灵枢·经脉》：大肠手阳明之脉，起于大指次指之端，循指上廉，出合谷两骨[①]之间，上入两筋[②]之中，循臂上廉，入肘外廉，上臑外前廉，上肩，出髃骨之前廉，上出于柱骨之会上，下入缺盆，络肺，下膈，属大肠。其支者，从缺盆上颈，贯颊，入下齿中；还出夹口，交人中，左之右、右之左，上夹鼻孔。

注释：①合谷两骨，指第一、二掌骨。②两筋，指拇长伸肌腱、拇短伸肌腱。

2. 主治概要

(1) 头面五官病：目病，齿痛，咽喉肿痛，鼻衄，口眼歪斜，耳聋等。

(2) 热病，神志病：昏迷，眩晕，癫狂等。

(3) 肠腑病证：腹胀，腹痛，肠鸣，泄泻等。

(4) 经脉循行部位的其他病证：手臂酸痛，半身不遂，手臂麻木等。

3. 上肢手功能障碍常用大肠经穴位

❖ 商阳（Shāngyáng，LI 1）井穴

【定位】在手指，示指末节桡侧，指甲根角侧上方 0.1 寸（指寸）（图 3-7）。

【解剖】有指及掌背动、静脉网；分布有来自正中神经的指掌侧固有神经，桡神经的指背侧神经。

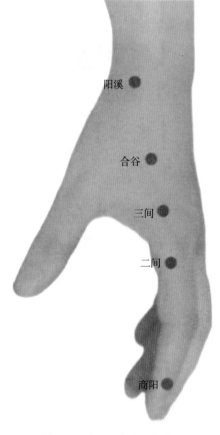

图 3-7　商阳、合谷、阳溪

【主治】①齿痛、咽喉肿痛等五官病；②热病、昏迷等热证、急症。

【操作】浅刺 0.1 寸，或点刺出血。

❖ 合谷（Hégǔ，LI 4）原穴

【定位】在手背，第二掌骨桡侧的中点处（图 3-7）。简便取穴法：以一手的拇指指间关节横纹，放在另一手拇、示指之间的指蹼缘上，当拇指尖下是穴。

【解剖】在第一、二掌骨之间，第一骨间背侧肌中，深层有拇收肌横头；有手背静脉网，为头静脉的起始部，腧穴近侧正当桡动脉从手背穿向手掌之处；分布有桡神经浅支的掌背侧神经，深部有正中神经的指掌侧固有神经。

【主治】①头痛、目赤肿痛、齿痛、鼻衄、口眼歪斜、耳聋等头面五官病证；②发热恶寒等外感病证；③热病无汗或多汗；④痛经、经闭、滞产等妇产科病证；⑤各种痛证，为牙拔除术、甲状腺手术等五官及颈部手术针麻常用穴。

【操作】直刺 0.5～1 寸，针刺时手呈半握拳状。孕妇不宜针刺。

❖ 阳溪（Yángxī，LI 5）经穴

【定位】在腕区，腕背侧远端横纹桡侧，桡骨茎突远端，解剖学"鼻烟窝"凹陷中（图 3-7）。

【解剖】当拇短伸肌腱、拇长伸肌腱之间；有头静脉，桡动脉本干及其腕背支；分布有桡神经浅支。

【主治】①头痛、目赤肿痛、耳聋等头面五官病证；②手腕痛。

【操作】直刺、斜刺或透刺 0.5～0.8 寸。

❖ 手三里（Shǒusānlǐ，LI 10）

【定位】在前臂，肘横纹下 2 寸，阳溪与曲池连线上（图 3-8）。

【解剖】在桡侧腕短伸肌肌腹与拇长展肌之间；有桡动脉分支及头静脉；分布有前臂背侧皮神经与桡神经深支。

【主治】①手臂无力，上肢不遂；②腹痛，腹泻；③齿痛，颊肿。

【操作】直刺 1～1.5 寸。

❖ 曲池（Qūchí，LI 11）合穴

【定位】在肘区，在尺泽与肱骨外上髁连线中点凹陷处（图 3-8）。

【解剖】桡侧腕长伸肌起始部，肱桡肌的桡侧；有桡返动脉的分支；分布有前臂背侧皮神经，内侧深层为桡神经本干。

【主治】①手臂痹痛，上肢不遂；②热病；③眩晕；④腹痛、吐泻等肠胃病证；⑤咽喉肿痛、齿痛、目赤肿痛等五官热性病证；⑥瘾疹、湿疹、瘰疬等皮外科病证；⑦癫狂。

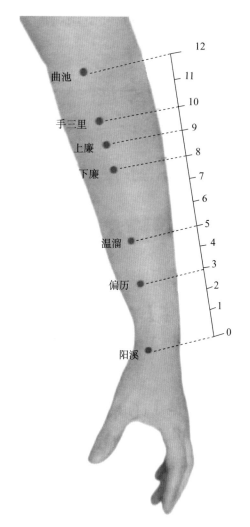

曲池

手三里
上廉
下廉

温溜

偏历

阳溪

12
11
10
9
8
7
6
5
4
3
2
1
0

图 3-8　手三里、曲池

【操作】直刺 1～1.5 寸。

❖ 肘髎（Zhǒuliáo, LI 12）

【定位】在肘区、肱骨外上髁上缘，髁上嵴的前缘（图 3-9）。

【解剖】在肱骨外上髁上缘肱桡肌起始部，肱三头肌外缘；有桡侧副动脉；分布有前臂背侧皮神经及桡神经。

【主治】肘臂部疼痛、麻木、挛急等。

【操作】直刺 0.5～1 寸。

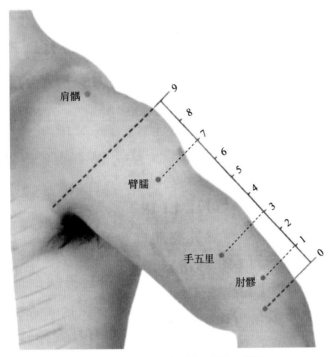

图 3-9　肘髎、手五里、臂臑、肩髃

❖ 手五里（Shǒuwǔlǐ，LI 13）

【定位】在臂部，肘横纹上 3 寸，曲池与肩髃连线上（图 3-9）。

【解剖】在肱骨桡侧，为肱桡肌起点，外侧为肱三头肌前缘；稍深为桡侧副动脉；分布有前臂背侧皮神经，深层内侧为桡神经。

【主治】①肘臂挛痛；②瘰疬。

【操作】避开动脉，直刺 0.5～1 寸。

❖ 臂臑（Bì'nào，LI 14）

【定位】在臂部，曲池上 7 寸，三角肌前缘处（图 3-9）。

【解剖】在肱骨桡侧，三角肌下端，肱三头肌外侧头的前缘；有旋肱后动脉的分支及肱深动脉；分布有前臂背侧皮神经，深层有桡神经本干。

【主治】①肩臂疼痛不遂、颈项拘挛等痹证；②瘰疬；③目疾。

【操作】直刺或向上斜刺 0.8～1.5 寸。

❖ 肩髃（Jiānyú，LI 15）

【定位】在三角肌区，肩峰外侧缘前端与肱骨大结节两骨间凹陷中（图 3-9）。简便取穴法：屈臂外展，肩峰外侧缘呈现前后两个凹陷，前下方的凹陷即是本穴。

【解剖】有旋肱后动、静脉；分布有锁骨上神经、腋神经。

【主治】①肩臂挛痛，上肢不遂；②瘾疹。

【操作】直刺或向下斜刺0.8～1.5寸。肩周炎宜向肩关节方向直刺，上肢不遂宜向三角肌方向斜刺。

（四）手少阴心经及其腧穴

1. 经脉循行　手少阴心经，起于心中，出属心系（心与其他脏器相连的组织）；下行经过横膈，联络小肠。其支脉，从心系向上，夹着食道上行，连于目系（眼球连接于脑的组织）。其直行经脉，从心系上行到肺部，再向外下到达腋窝部，沿着上臂内侧后缘，行于手太阴经和手厥阴经的后面，到达肘窝；再沿前臂内侧后缘，至掌后豌豆骨部，进入掌内，止于小指桡侧末端（图3-10）。

《灵枢·经脉》：心手少阴之脉，起于心中，出属心系，下膈，络小肠。其支者：从心系，上夹咽，系目系。其直者，复从心系，却上肺，下出腋下，下循臑内后廉，行太阴、心主之后，下肘内，循臂内后廉，抵掌后锐骨①之端，入掌内后廉，循小指之内，出其端。

注释：①掌后锐骨，指豌豆骨。

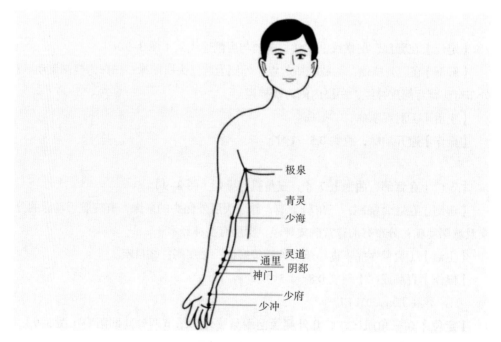

图3-10　手少阴心经

2. 主治概要

(1) 心、胸、神志病：心痛，心悸，癫狂痫等。

(2) 经脉循行部位的其他病证：肩臂疼痛，胁肋疼痛，腕臂痛等。

3. 上肢手功能障碍常用心经穴位

❖ 极泉（Jíquán，HT 1）

【定位】在腋区，腋窝中央，腋动脉搏动处（图 3-11）。

【解剖】在胸大肌的外下缘，深层为喙肱肌；外侧为腋动脉；分布有尺神经、正中神经、前臂内侧皮神经及臂内侧皮神经。

【主治】①心痛、心悸等心系病证；②肩臂疼痛、胁肋疼痛、臂丛神经损伤等病证；③瘰疬；④腋臭；⑤上肢痿痹；⑥上肢针刺麻醉用穴。

【操作】避开腋动脉，直刺或斜刺 0.3～0.5 寸。

❖ 少海（Shàohǎi，HT 3）合穴

【定位】在肘前区，横平肘横纹，肱骨内上髁前缘（图 3-12）。

【解剖】有旋前圆肌、肱肌；有贵要静脉，尺侧上、下副动脉，尺侧返动脉；分布有前臂内侧皮神经，外前方有正中神经。

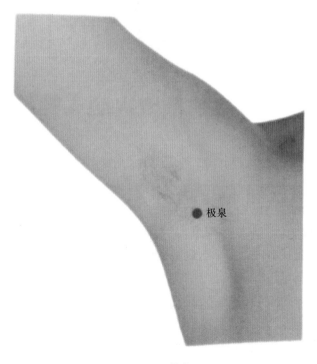

图 3-11　极泉

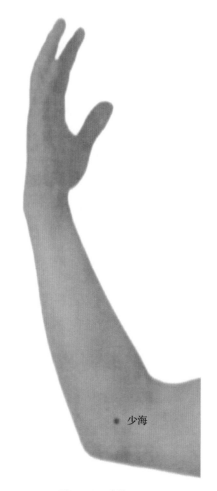

少海

图 3-12　少海

【主治】①心痛、癫症等心病、神志病；②肘臂挛痛，臂麻手颤；③头项痛，腋胁部痛；④瘰疬。

【操作】直刺 0.5～1 寸。

❖ 灵道（Língdào，HT 4）经穴

【定位】在前臂前区，腕掌侧远端横纹上 1.5 寸，尺侧腕屈肌腱的桡侧缘（图 3-13）。

【解剖】在尺侧腕屈肌腱与指浅屈肌之间，深层为指深屈肌；有尺动脉通过；分布有前臂内侧皮神经，尺侧为尺神经。

【主治】①心痛，悲恐善笑；②暴暗；③肘臂挛痛。

【操作】直刺 0.3～0.5 寸。不宜深刺，以免伤及血管和神经。

❖ 通里（Tōnglǐ, HT 5）络穴

【定位】在前臂前区，腕掌侧远端横纹上1寸，尺侧腕屈肌腱的桡侧缘（图3-13）。

【解剖】在尺侧腕屈肌腱与指浅屈肌之间，深层为指深屈肌；有尺动脉通过；分布有前臂内侧皮神经，尺侧为尺神经。

【主治】①心悸、怔忡等心系病证；②舌强不语，暴喑；③腕臂痛。

【操作】直刺0.3～0.5寸。不宜深刺，以免伤及血管和神经。

❖ 少府（Shàofǔ, HT 8）荥穴

【定位】在手掌，横平第五掌指关节近端，第四、五掌骨之间（图3-13）。

【解剖】在四、五掌骨之间，有第四蚓状肌，指浅、深屈肌腱，深部为骨间肌；有指掌侧总动、静脉；分布有第四指掌侧固有神经。

【主治】①心悸、胸痛等心胸病；②阴痒，阴痛；③痈疡；④小指挛痛。

【操作】直刺0.3～0.5寸。

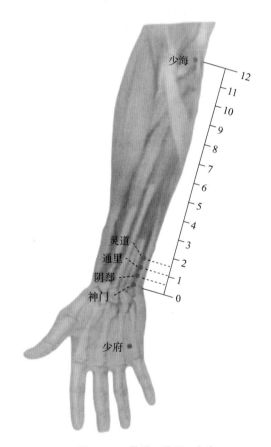

图 3-13　灵道、通里、少府

❖ 少冲（Shàochōng，HT 9）井穴

【定位】在手指，小指末节桡侧，指甲根角侧上方 0.1 寸（指寸）（图 3-14）。

【解剖】有指掌固有动、静脉所形成的动、静脉网；分布有指掌侧固有神经。

【主治】①心悸、心痛、癫狂、昏迷等心与神志病证；②热病；③胸胁痛。

【操作】浅刺 0.1 寸，或点刺出血。

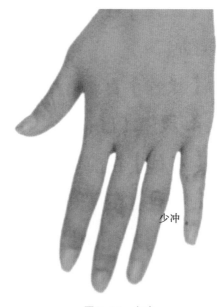

少冲

图 3-14　少冲

（五）手太阳小肠经及其腧穴

1. 经脉循行　手太阳小肠经，起于手小指尺侧端，沿着手尺侧至腕部，出于尺骨头，直上沿着前臂外侧后缘，经尺骨鹰嘴与肱骨内上髁之间，沿上臂外侧后缘，到达肩关节，绕行肩胛部，交会于大椎，向下进入缺盆部，联络心，沿着食管，经过横膈，到达胃部，属于小肠。其支脉，从缺盆分出，沿着颈部，上达面颊，到目外眦，向后进入耳中。另一支脉，从颊部分出，上行目眶下，抵于鼻旁，至目内眦，斜行络于颧骨部（图 3-15）。

《灵枢·经脉》：小肠手太阳之脉，起于小指之端，循手外侧上腕，出踝①中，直上循臂骨②下廉，出肘内侧两骨③之间，上循臑外后廉，出肩解④，绕肩胛，交肩上，入缺盆，络心，循咽下膈，抵胃，属小肠。其支者，从缺盆循颈，上颊，至目锐

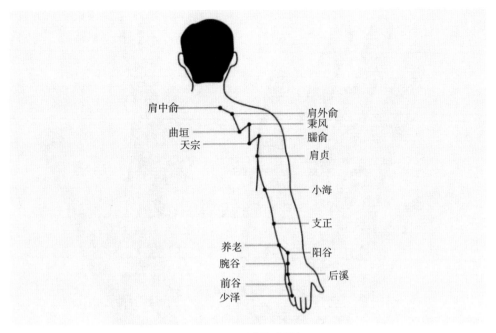

图 3-15　手太阳小肠经

眦⑤，却入耳中。其支者，别颊上颐⑥，抵鼻，至目内眦（斜络于颧）。

注释：①踝，此指手腕后方的尺骨头隆起处。②臂骨，指尺骨。③两骨，指尺骨鹰嘴和肱骨内上髁。④肩解，指肩端之骨节解处，即肩关节。⑤目锐眦，指目外眦。⑥颐，音拙，指眼眶下缘的骨。

2. 主治概要

(1) 头面五官病：头痛，目翳，咽喉肿痛等。

(2) 热病、神志病：昏迷，发热，疟疾等。

(3) 经脉循行部位的其他病证：项背强痛，腰背痛，手指及肘臂挛痛等。

3. 上肢手功能障碍常用小肠经穴位

❖ 少泽（Shàozé，SI1）井穴

【定位】在手指，小指末节尺侧，指甲根角侧上方 0.1 寸（指寸）（图 3-16）。

【解剖】有指掌侧固有动、静脉及指背动脉形成的动、静脉网；分布有尺神经手背支。

【主治】①乳痈、乳少等乳疾；②昏迷、热病等急症、热证；③头痛、目翳、咽喉肿痛等头面五官病证。

【操作】浅刺 0.1 寸或点刺出血。孕妇慎用。

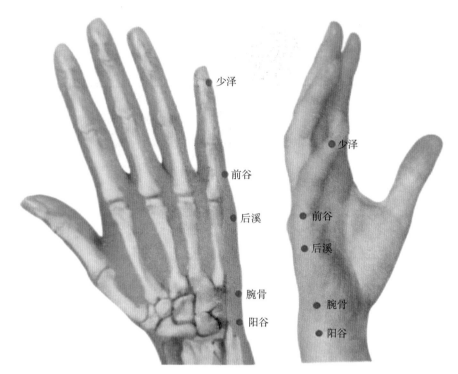

图 3-16　少泽、前谷、后溪、腕骨、阳谷

❖ 前谷（Qiángǔ，SI2）荥穴

【定位】在手指，第五掌指关节尺侧远端赤白肉际凹陷中（图 3-16）。

【解剖】有指背动、静脉；分布有尺神经手背支。

【主治】①热病；②乳痈，乳少；③头痛、目痛、耳鸣、咽喉肿痛等头面五官病证。

【操作】直刺 0.3～0.5 寸。

❖ 后溪（Hòuxī，SI3）输穴；八脉交会穴（通于督脉）

【定位】在手内侧，第五掌指关节尺侧近端赤白肉际凹陷中（图 3-16）。

【解剖】在小指尺侧，第五掌骨小头近端，当小指展肌起点外缘；有指背动、静脉，手背静脉网；分布有尺神经手背支。

【主治】①头项强痛、腰背痛、手指及肘臂挛痛等痛证；②耳聋，目赤；③癫狂痫；④疟疾。

【操作】直刺 0.5～1 寸。治疗手指挛痛可透刺合谷穴。

❖ 腕骨（Wàngǔ，SI4）原穴

【定位】在腕区，第五掌骨底与三角骨之间的赤白肉际凹陷中（图 3-16）。

【解剖】在手背尺侧，小指展肌起点外缘；有腕背侧动脉（尺动脉分支），手背静脉网；分布有尺神经手背支。

【主治】①指挛腕痛，头项强痛；②目翳；③黄疸；④热病，疟疾。

【操作】直刺 0.3～0.5 寸。

❖ 阳谷（Yánggǔ，SI5）经穴

【定位】在腕后区，尺骨茎突与三角骨之间的凹陷中（图 3-16）。

【解剖】当尺侧腕伸肌的尺侧缘；有腕背侧动脉；分布有尺神经手背支。

【主治】①颈颔肿痛、臂外侧痛、腕痛等痛证；②头痛、目眩、耳鸣、耳聋等头面五官病证；③热病；④癫狂痫。

【操作】直刺 0.3～0.5 寸。

❖ 养老（Yǎnglǎo，SI6）郄穴

【定位】在前臂后区，腕背横纹上 1 寸，尺骨头桡侧凹陷中（图 3-17）。

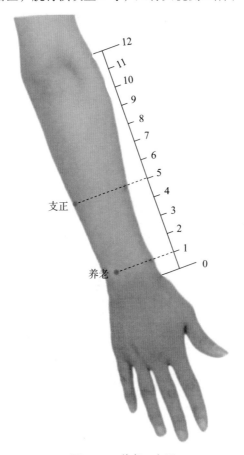

图 3-17　养老、支正

【解剖】在尺骨背面，尺骨茎突上方，尺侧腕伸肌腱和小指固有伸肌腱之间；有前臂骨间背侧动、静脉的末支，腕静脉网；有前臂背侧皮神经和尺神经。

【主治】①目视不明；②肩、背、肘、臂酸痛。

【操作】直刺或斜刺0.5～0.8寸。强身保健可用温和灸。

❖ 支正（Zhīzhèng，SI7）络穴

【定位】在前臂后区，腕背侧远端横纹上5寸，尺骨尺侧与尺侧腕屈肌之间（图3-17）。

【解剖】在尺骨尺侧，尺侧腕伸肌的尺侧缘；有骨间背侧动、静脉；分布有前臂内侧皮神经分支。

【主治】①头痛，项强，肘臂酸痛；②热病；③癫狂；④疣症。

【操作】直刺或斜刺0.5～0.8寸。

❖ 小海（Xiǎohǎi，SI8）合穴

【定位】在肘后区，尺骨鹰嘴与肱骨内上髁之间凹陷中（图3-18）。

【解剖】尺神经沟中，为尺侧腕屈肌的起始部；有尺侧上、下副动脉和副静脉以及尺返动、静脉；分布有前臂内侧皮神经、尺神经本干。

【主治】①肘臂疼痛，麻木；②癫痫。

【操作】直刺0.3～0.5寸。

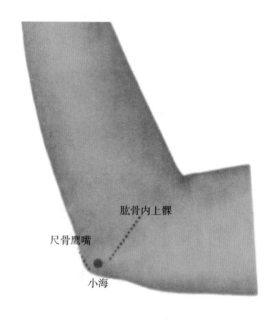

图3-18　小海

❖ 肩贞（Jiānzhēn, SI 9）

【定位】在肩胛区，肩关节后下方，腋后纹头直上1寸（图3–19）。

【解剖】在肩关节后下方，肩胛骨外侧缘，三角肌后缘，下层是大圆肌；有旋肩胛动、静脉；分布有腋神经分支，深部上方为桡神经。

【主治】①肩臂疼痛，上肢不遂；②瘰疬。

【操作】直刺1～1.5寸。不宜向胸侧深刺。

❖ 臑俞（Nàoshū, SI 10）

【定位】在肩胛区，腋后纹头直上，肩胛冈下缘凹陷中（图3–19）。

【解剖】在肩胛骨关节窝后方三角肌中，深层为冈下肌；有旋肱后动、静脉；分

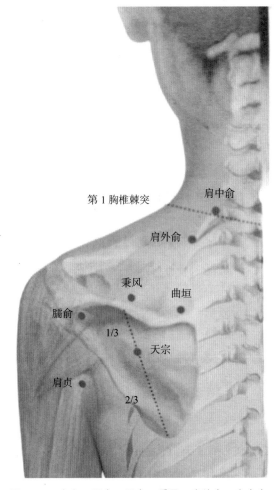

图 3-19　肩贞、臑俞、天宗、秉风、肩外俞、肩中俞

布有腋神经，深层为肩胛上神经。

【主治】①肩臂疼痛，肩不举；②瘰疬。

【操作】直刺或斜刺 0.5～1.5 寸。不宜向胸侧深刺。

❖ 天宗（Tiānzōng, SI 11）

【定位】在肩胛区，肩胛冈中点与肩胛骨下角连线上 1/3 与下 2/3 交点凹陷中（图 3-19）。

【解剖】冈下窝中央冈下肌中；有旋肩胛动、静脉肌支；分布有肩胛上神经。

【主治】①肩胛疼痛、肩背部损伤等局部病证；②气喘。

【操作】直刺或斜刺 0.5～1 寸。遇到阻力不可强行进针。

❖ 秉风（Bǐngfēng, SI 12）

【定位】在肩胛区，肩胛冈中点上方冈上窝中（图 3-19）。

【解剖】在肩胛骨冈上窝中央，表层为斜方肌，再下为冈上肌；有肩胛动、静脉；分布有锁骨上神经和副神经，深层为肩胛上神经。

【主治】肩胛疼痛、上肢酸麻等肩胛、上肢病证。

【操作】直刺或斜刺 0.5～1 寸。

❖ 肩外俞（Jiānwàishū, SI 14）

【定位】在脊柱区，第一胸椎棘突下，后正中线旁开 3 寸（图 3-19）。

【解剖】在肩胛骨内侧角边缘，表层为斜方肌，深层为肩胛提肌和菱形肌；有颈横动、静脉；分布有第一胸神经后支内侧皮支、肩胛背神经和副神经。

【主治】肩背疼痛、颈项强急等肩背、颈项痹证。

【操作】向外斜刺 0.5～0.8 寸，不宜直刺、深刺。

❖ 肩中俞（Jiānzhōngshū, SI 15）

【定位】在脊柱区，第七颈椎棘突下，后正中线旁开 2 寸（图 3-19）。

【解剖】在第一胸椎横突端，肩胛骨内侧角边缘，表层为斜方肌，深层为肩胛提肌和菱形肌；有颈横动、静脉；分布有第一胸神经后支内侧皮支、肩胛神经和副神经。

【主治】①咳嗽，气喘；②肩背疼痛。

【操作】直刺或向外斜刺 0.5～0.8 寸，不宜深刺。

（六）手厥阴心包经及其腧穴

1. 经脉循行　手厥阴心包经，起于胸中，浅出属心包络，向下经过横膈自胸至腹依次联络上、中、下三焦。其支脉，从胸部向外侧循行，至腋下 3 寸处，再向上抵达腋部，沿上臂内侧下行于手太阴、手少阴经之间，进入肘中，再向下到前臂，沿两筋之间，进入掌中，循行至中指的末端。一支脉从掌中分出，沿环指到指端（图3-20）。

《灵枢·经脉》：心主手厥阴心包络[1]之脉，起于胸中，出属心包络，下膈，历络三焦[2]。其支者，循胸出胁，下腋三寸，上抵腋下，循臑内，行太阴、少阴之间，入肘中，下臂，行两筋[3]之间，入掌中，循中指，出其端。其支者，别掌中，循小指次指[4]出其端。

注释：[1]心包络，《甲乙经》无"心包络"三字。[2]历络三焦，指自胸至腹依次联络上、中、下三焦。[3]两筋，指掌长肌腱和桡侧腕屈肌腱。[4]小指次指，即环指。

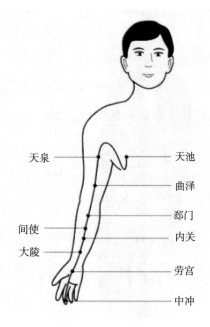

图 3-20　手厥阴心包经

2. 主治概要

(1) 心胸、神志病：心痛，心悸，心烦，胸闷，癫狂痫等。

(2) 胃腑病证：胃痛，呕吐等。

(3) 经脉循行部位的其他病证：上臂内侧痛，肘、臂、腕挛痛，掌中热等。

3. 上肢手功能障碍常用心包经穴位

❖ 曲泽（Qūzé，PC 3）合穴

【定位】在肘前区，肘横纹上，肱二头肌腱的尺侧缘凹陷中（图 3-21）。

【解剖】在肱二头肌腱的尺侧；当肱动、静脉处；分布有正中神经的主干。

【主治】①心痛、心悸、善惊等心系病证；②胃痛、呕血、呕吐等胃热病证；③暑热病；④肘臂挛痛，上肢颤动。

【操作】直刺1～1.5寸；或点刺出血。

❖ 内关（Nèiguān，PC 6）络穴；八脉交会穴（通于阴维脉）

【定位】在前臂前区，腕掌侧远端横纹上2寸，掌长肌腱与桡侧腕屈肌腱之间(图3-21)。

【解剖】在桡侧腕屈肌腱与掌长肌腱之间，浅部有指浅屈肌，深部为指深屈肌；有前臂正中动、静脉，深部为前臂掌侧骨间动、静脉；分布有前臂内侧皮神经，其下为正中神经，深层有前臂掌侧骨间神经。

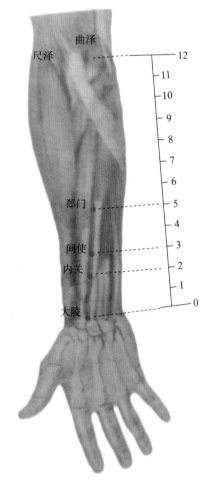

图3-21　曲泽、内关、大陵

【主治】①心痛、胸闷、心动过速或过缓等心系病证；②胃痛、呕吐、呃逆等胃腑病证；③中风，偏瘫，眩晕，偏头痛；④失眠、郁证、癫狂痫等神志病证；⑤肘、臂、腕挛痛。

【操作】直刺 0.5～1 寸。

❖ 大陵（Dàlíng，PC 7）输穴；原穴

【定位】在腕前区，腕掌侧远端横纹中，掌长肌腱与桡侧腕屈肌腱之间（图3-21）。

【解剖】在掌长肌腱与桡侧腕屈肌腱之间，有拇长屈肌和指深屈肌腱；有腕掌侧动、静脉网；分布有前臂内侧皮神经、正中神经掌皮支，深层为正中神经本干。

【主治】①心痛，心悸，胸胁满痛；②胃痛、呕吐、口臭等胃腑病证；③喜笑悲恐、癫狂痫等神志疾患；④臂、手挛痛。

【操作】直刺 0.3～0.5 寸。

❖ 劳宫（Láogōng，PC 8）荥穴

【定位】在掌区，横平第三掌指关节近端，第二、三掌骨之间偏于第三掌骨。简便取穴法：握拳，中指尖下即是本穴（图3-22）。

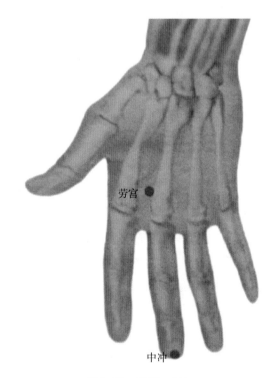

图 3-22　劳宫、中冲

091

【解剖】在第二、三掌骨间，下为掌腱膜，第二蚓状肌及指浅、深屈肌腱，深层为拇指内收肌横头的起点，有骨间肌；有指掌侧总动脉；分布有正中神经的第二指掌侧总神经。

【主治】①中风昏迷、中暑等急症；②心痛、烦闷、癫狂痫等心与神志病证；③口疮，口臭；④鹅掌风。

【操作】直刺 0.3～0.5 寸。

❖ 中冲（Zhōngchōng，PC 9）井穴

【定位】在手指，中指末端最高点（图 3-22）。

【解剖】有指掌侧固有动、静脉所形成的动、静脉网；为正中神经的指掌侧固有神经分布处。

【主治】①中风昏迷、舌强不语、中暑、昏厥、小儿惊风等急症；②热病，舌下肿痛；③小儿夜啼。

【操作】浅刺 0.1 寸；或点刺出血。

（七）手少阳三焦经及其腧穴

1. 经脉循行　手少阳三焦经，起于环指尺侧末端，向上经小指与环指之间、手腕背侧，上达前臂外侧，沿桡骨和尺骨之间，过肘尖，沿上臂外侧上行至肩部，交出足少阳经之后，进入缺盆部，分布于胸中，散络于心包，向下通过横膈，从胸至腹，依次属上、中、下三焦。其支脉，从胸中分出，进入缺盆部，上行经颈项旁，经耳后直上出于耳上方，再下行至面颊部，到达眼眶下部。另一支脉，从耳后分出，进入耳中，再浅出到耳前，经上关、面颊到目外眦（图 3-23）。

《灵枢·经脉》：三焦手少阳之脉，起于小指次指之端，上出两指之间，循手表腕①，出臂外两骨之间②，上贯肘，循臑外上肩，而交出足少阳之后，入缺盆，布膻中③，散络心包，下膈，遍④属三焦。其支者，从膻中，上出缺盆，上项，系耳后，直上出耳上角，以屈下颊至𩑋。

其支者，从耳后入耳中，出走耳前，过客主人前，交颊，至目锐眦。

注释：①手表腕，手背腕关节。②臂外两骨之间，前臂背侧，尺骨与桡骨之间。③膻中，此指胸中，不指穴名。④遍，《脉经》作"偏"，指自上而下依次联属三焦。

2. 主治概要

(1) 头面五官病：头、目、耳、颊、咽喉病等。

(2) 热病：热病汗出。

(3) 经脉循行部位的其他病证：胸胁痛，肩臂外侧痛，上肢挛急、麻木、不遂等。

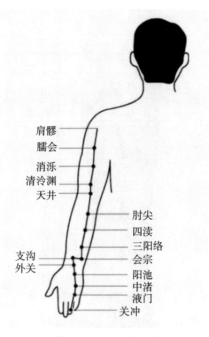

肩髎
臑会

消泺
清冷渊
天井

肘尖
四渎
三阳络
支沟 —— 会宗
外关 —— 阳池
中渚
液门
关冲

图 3-23　手少阳三焦经

3. 上肢手功能障碍常用三焦经穴位

❖ 关冲（Guānchōng，TE 1）井穴

【定位】在手指，第四指末节尺侧，指甲根角侧上方 0.1 寸（指寸）（图 3-24）。

【解剖】有指掌侧固有动、静脉所形成的动、静脉网；分布有尺神经的指掌侧固有神经。

【主治】①头痛、目赤、耳鸣、耳聋、喉痹、舌强等头面五官病证；②热病，中暑。

【操作】浅刺 0.1 寸；或点刺出血。

❖ 液门（Yèmén，TE 2）荥穴

【定位】在手背部，当第四、五指间，指蹼缘上方赤白肉际凹陷中（图 3-24）。

【解剖】有尺动脉的指背动脉；分布有尺神经的手背支。

【主治】①头痛、目赤、耳鸣、耳聋、喉痹等头面五官热性病证；②疟疾；③手臂痛。

【操作】直刺 0.3～0.5 寸。

❖ 中渚（Zhōngzhǔ，TE 3）输穴

【定位】在手背，第四、五掌骨间，第四掌指关节近端凹陷中（图 3-24）。

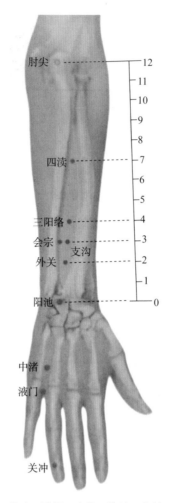

图 3-24　关冲、液门、中渚、阳池、外关、支沟

【解剖】有第四骨间肌；皮下有手背静脉网及第四掌背动脉；分布有尺神经的手背支。

【主治】①头痛、目赤、耳鸣、耳聋、喉痹等头面五官病证；②热病，疟疾；③肩背肘臂酸痛，手指不能屈伸。

【操作】直刺 0.3～0.5 寸。

❖ 阳池（Yángchí，TE 4）原穴

【定位】在腕后区，腕背侧远端横纹上，指伸肌腱的尺侧缘凹陷中（图 3-24）。

【解剖】有皮下手背静脉网，第四掌背动脉；分布有尺神经手背支及前臂背侧皮神经末支。

【主治】①目赤肿痛、耳聋、喉痹等五官病证；②消渴，口干；③腕痛，肩臂痛。

【操作】直刺 0.3～0.5 寸。

❖ 外关（Wàiguān, TE 5）络穴；八脉交会穴（通于阳维脉）

【定位】在前臂后区，腕背侧远端横纹上 2 寸，尺骨与桡骨间隙中点（图 3-24）。

【解剖】在桡骨与尺骨之间，指总伸肌与拇长伸肌之间；深层有前臂骨间背侧动脉和掌侧动、静脉；分布有臂背侧皮神经，深层有前臂骨间背侧神经及掌侧神经。

【主治】①热病；②头痛、目赤肿痛、耳鸣、耳聋等头面五官病证；③瘰疬；④胁肋痛；⑤上肢痿痹不遂。

【操作】直刺 0.5～1 寸。

❖ 支沟（Zhīgōu, TE 6）经穴

【定位】在前臂后区，腕背侧远端横纹上 3 寸，尺骨与桡骨间隙中点（图 3-24）。

【解剖】在桡骨与尺骨之间，指总伸肌与拇长伸肌之间；深层有前臂骨间背侧动脉和掌侧动、静脉；分布有前臂背侧皮神经，深层有前臂骨间背侧神经及掌侧神经。

【主治】①耳聋，耳鸣，暴喑；②胁肋痛；③便秘；④瘰疬；⑤热病。

【操作】直刺 0.5～1 寸。

❖ 臑会（Nàohuì, TE 13）

【定位】在臂后区，肩峰角下 3 寸，三角肌的后下缘（图 3-25）。

【解剖】在肱三头肌长头与外侧头之间；有中副动、静脉末支；分布有前臂背侧皮神经和桡神经肌支，深层为桡神经。

【主治】①瘰疬，瘿气；②上肢痹痛。

【操作】直刺 1～1.5 寸。

❖ 肩髎（Jiānliáo, TE 14）

【定位】在三角肌区，肩峰角与肱骨大结节两骨间凹陷中（图 3-25）。

【解剖】在肩峰后下方，三角肌中；有旋肱后动脉；分布有腋神经的肌支。

【主治】臂痛，肩重不能举。

【操作】向肩关节直刺 1～1.5 寸。

（八）足少阳胆经穴位

❖ 肩井（Jiānjǐng, GB 21）

【定位】在肩胛区，第七颈椎棘突与肩峰最外侧点连线的中点（图 3-26）。

【解剖】有斜方肌，深部为肩胛提肌与冈上肌；有颈横动、静脉分支；分布有腋神经及锁骨上神经分支。

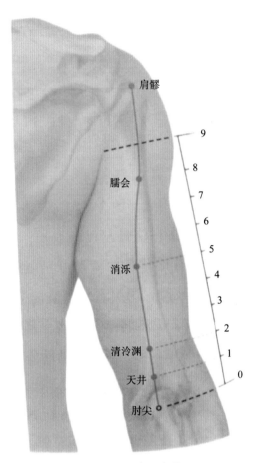

图 3-25　臑会、肩髎

【主治】①颈项强痛，肩背疼痛，上肢不遂；②滞产、乳痈、乳汁不下、乳癖等妇产科及乳房疾患；③瘰疬。

【操作】直刺 0.3～0.5 寸。内有肺尖，不可深刺；孕妇禁针。

（九）经外奇穴

❖ 夹脊（Jiájǐ，EX-B2）

【定位】在脊柱区，第一胸椎至第五腰椎棘突下两侧，后正中线旁开 0.5 寸，一侧 17 穴（图 3-27）。

【解剖】在背肌浅层（斜方肌、菱形肌、胸腰筋膜、后锯肌）及背肌深层（竖脊肌）中。穴区浅层有胸或腰神经后支的皮支分布；深层有胸或腰神经后支和肋间后动脉、腰动脉分布。

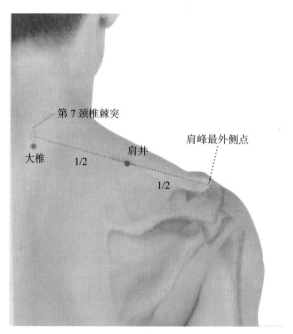

图 3-26　肩井穴

【主治】适应范围较广，其中上胸部的穴位治疗心肺、上肢疾病；下胸部的穴位治疗脾、胃、肝、胆疾病；腰部的穴位治疗肾病、腰腹及下肢疾病。

【操作】根据部位的不同直刺 0.3～0.5 寸，或用梅花针叩刺。

❖ 肩前（Jiānqián）

【定位】在肩前区，正坐垂肩，腋前皱襞顶端与肩髃连线的中点（图 3-28）。

【解剖】在三角肌中。穴区浅层有锁骨上神经外侧支分布；深层有腋神经、肌皮神经和胸肩峰动脉分布。

【主治】肩臂痛，臂不能举。

【操作】直刺 1～1.5 寸。

❖ 外劳宫（Wàiláogōng，EX-UE8）

【定位】在手背，第二、三掌骨间，掌指关节后 0.5 寸（指寸）凹陷中（图 3-29）。

【解剖】在第二骨间背侧肌中，穴区有桡神经浅支的指背神经、手背静脉网和掌背动脉。

【主治】①落枕；②手臂肿痛；③脐风。

【操作】直刺 0.5～0.8 寸。

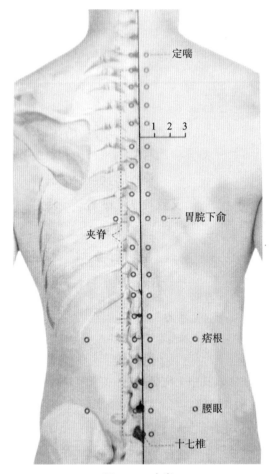

图 3-27　夹脊

❖ 八邪（Bāxié, EX-UE9）

【定位】在手背，第一至五指间，指蹼缘后方赤白肉际处，左右共 8 穴（图 3-29）。

【解剖】在拇收肌（八邪 1）和骨间肌（八邪 2、3、4）中。穴区浅层有桡神经浅支的手背支、尺神经手背支和手背静脉网分布；深层有尺神经肌支和掌背动脉分布。

【主治】①手背肿痛，手指麻木；②烦热；③目痛；④毒蛇咬伤。

【操作】斜刺 0.5～0.8 寸；或点刺出血。

❖ 四缝（Sìfèng, EX-UE10）

【定位】在手指，第二至五指掌面的近侧指间关节横纹的中央，一手 4 穴（图 3-30）。

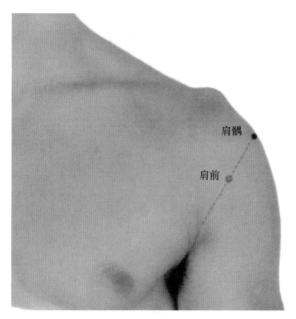

图 3-28　肩前

【解剖】在指深屈肌腱中。穴区浅层有掌侧固有神经和指掌侧固有动脉分布；深层有正中神经肌支（桡侧两个半手指）和尺神经肌支（尺侧一个半手指）分布。

【主治】①小儿疳积；②百日咳。

【操作】点刺出血或挤出少许黄色透明黏液。

❖ 十宣（Shíxuān, EX-UE11）

【定位】在手指，十指尖端，距指甲游离缘 0.1 寸（指寸），左右共 10 穴（图 3-30）。

【解剖】有指掌侧固有神经（桡侧 3 个半手指由正中神经发出，尺侧 1 个半手指由尺神经发出）和掌侧固有动脉分布。

【主治】①昏迷；②癫痫；③高热，咽喉肿痛；④手指麻木。

【操作】浅刺 0.1～0.2 寸；或点刺出血。

三、头皮针疗法在上肢手功能康复中的应用

头皮针疗法是指利用针刺方法刺激大脑皮质在头皮相应投射区的腧穴或治疗区以治疗和预防疾病的一种方法，简称头针。

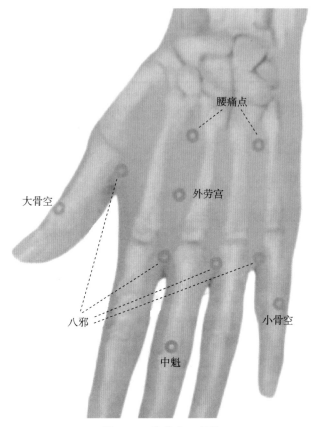

图 3-29　外劳宫、八邪

（一）头皮针疗法的理论依据

头皮针疗法是传统针灸学脏腑经络腧穴理论、现代神经解剖学大脑皮质功能定位理论及生物全息论相结合的产物，在治疗中风、头痛、痴呆、癫痫、失眠、抑郁等脑源性疾病方面疗效显著。

头针疗法源于古人针灸头部腧穴治疗疾病。早在两千多年前《素问·骨空论》记载："汗出头痛，身重恶寒，治在风府。"《灵枢·五乱》曰："乱于头，则为厥逆，头重眩仆……取之天柱大杼。"汉代《太平经》曰："灸刺者，所以调安三百六十脉，通阴阳之气而除害者也。三百六十脉……出外周旋身上，总于头顶，内系于脏。"晋代皇甫谧的《针灸甲乙经》中有很多头部腧穴治疗疾病的记载，如"咽肿难言，天柱主之。癫疾，大瘦，脑空主之。小便赤黄，完骨主之"。此后，各代医籍中有关头部腧穴治疗疾病的记载亦十分丰富。

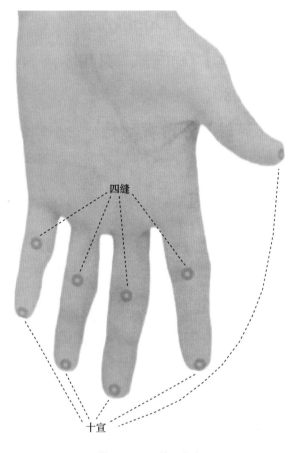

图 3-30　四缝、十宣

　　虽然古代医家已经在经络理论上认识到头部的重要性，但在临床选取头部腧穴治病时，仍主要治疗神志病、寒热病及头面五官疾病，还未达到用头部腧穴治疗全身各部疾病的程度。

　　20 世纪 50 年代末，针灸工作者受到耳针疗法的启发，开始留意观察头发覆盖区与全身各部分的对应关系。经过几十年的不断发展，现已形成诸多头皮针流派，主要有焦氏头针、方氏头针、朱氏头针、于氏头针等，这些头皮针理论和实践经验的长期积累促进了头皮针体系的建立，为现代针灸学的发展奠定了基础。

　　头皮针疗法用于临床后效果显著，得到了迅速的发展。为了满足国际学术交流的需要，向全世界推广和普及头皮针技术，1983 年，全国头皮针研究协作组组长陈克彦起草了《中国头皮针施术部位方法标准化方案》，此方案在昆明会议上通过，名称定为《头皮针穴名标准化国际方案》。该方案于 1984 年日本东京国际会议上通过，

1989 年日内瓦国际会议上正式通过，1991 年，WHO 出版的《世界卫生组织标准针灸经穴定位（修订版）》一书将该方案在全世界范围公开发布。该方案将头皮部位按解剖名称分为 4 个区，14 条标准线，其中额区 4 条，顶区 5 条，颞区 2 条，枕区 3 条，其适应证主要为脑源性疾病。

（二）头皮针疗法在中风后上肢手功能康复中的临床应用

1. 取穴　依据高等中医药院校规划教材《刺法灸法学》所示方法：选取病灶同侧（即肢体偏瘫对侧）顶颞前斜线上 1/5、中 2/5 及顶颞后斜线上 1/5、中 2/5（图 3-31）。

2. 穴位定位　顶颞前斜线：在头部侧面，自前神聪穴至悬厘穴的连线，此线斜穿足太阳膀胱经、足少阳胆经。

主治：对侧肢体中枢性运动功能障碍。将全线分成 5 等份，上 1/5 治疗对侧下肢中枢性瘫痪；中 2/5 治疗对侧上肢中枢性瘫痪；下 2/5 治疗对侧中枢性面瘫、运动性失语、流涎、脑动脉硬化等。

顶颞后斜线：在头部侧面，自百会穴至曲鬓穴的连线。此线斜穿督脉、足太阳膀胱经和足少阳胆经。

主治：对侧肢体中枢性感觉障碍。将全线分成 5 等份，上 1/5 治疗对侧下肢感觉异常；中 2/5 治疗对侧上肢感觉异常；下 2/5 治疗对侧头面部感觉异常。

3. 操作方法　患者取坐位，常规消毒后，采用 0.25mm×40mm 一次性针灸针，针身与头皮成 15° 角快速刺入，当针尖抵达帽状腱膜下层、医者指下感到阻力减少时，平刺进针 25～35mm，然后快速连续行捻转平补平泻手法，捻转速度取决于患者

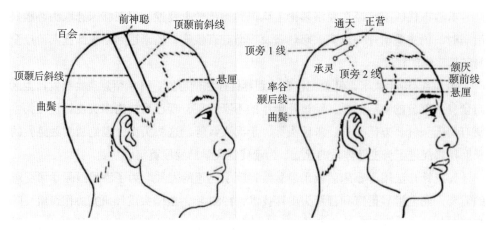

图 3-31　头侧面头针穴线

引自：世界针灸学会联合会，头针技术操作规范 [M]. 北京：中国中医药出版社，2016.

的病情和耐受程度。

留针 40 分钟，期间每隔 20 分钟行捻转手法 1 次，每次 2～3 分钟，每日 1 次，每周 5 日，连续治疗 8 周。

（三）典型案例分析

张某，男，59 岁，"左侧肢体乏力 1 年半"入院。因右侧大脑半球大面积脑梗死，致左侧肢体偏瘫。左上肢活动不利，MMT 评定：左上肢近端及远端肌力均为 0 级；Brunnstrom 分期：左上肢 I 期，左手 I 期；改良 Ashworth 肌张力分级：左上肢 3 级，左手 3⁺ 级；肩手综合征：肩痛（＋）、手肿（＋）、手痛（＋）；肩关节半脱位；七级手功能评估：1 级；感觉功能：浅感觉正常、深感觉正常、复合感觉正常。舌脉：舌淡红，苔薄，脉细。

中医诊断：中风 – 中经络（气虚血瘀）。

西医诊断：脑梗死后遗症期。

中医治法：益气活血，疏通经络，缓筋解痉。

取穴：右侧顶颞前斜线上 1/5、中 2/5 及顶颞后斜线上 1/5、中 2/5。

操作方法：留针 40 分钟，期间每隔 20 分钟行捻转手法 1 次，每次 2～3 分钟。

疗程：每日 1 次，每周 5 日，连续治疗 8 周。

经过 1 个疗程的治疗后，患者症状明显好转，MMT 评定：左上肢近端肌力 4 级，远端肌力 3 级，Brunnstrom 分期：左上肢 V 期，左手 IV 期，改良 Ashworth 肌张力分级：左上肢 1 级，左手 0 级；七级手功能评估：4 级。

四、靳三针疗法在手功能康复中的应用

"靳三针"以靳瑞教授之名命名，被誉为"岭南针灸新学派"。"靳三针"之所以成为一种疗法，是因其符合"法于道，和于术，顺于人"的中医诊治疾病原则。其治法并非"每次只取 3 个穴，只扎 3 针，治疗 3 次就有效"，而是需要有扎实的中医针灸辨证基础，理解各三针穴组的组穴原理、配穴方法，并熟练掌握独到的入针、行针和补泻手法，突出"靳三针"在临床治病中"治神"的作用，是一个完整的针灸学术体系。

（一）靳三针疗法的理论依据

1．"靳三针"组穴特色 针灸治病的选穴，不离局部、远部及随证选穴的原则，而选穴的运用又不离主穴及配穴两类。事实上，所有的三针穴组均作为主穴而设，临证还需辨证配穴。

2.根据腧穴局部作用组穴　对于局部症状比较突出的病证，以病灶的周围或其上、中、下三部选穴配方，着重突出局部的治疗作用，加强腧穴的近治作用。此类穴组有眼三针、鼻三针、面三针、面肌针、褐三针、耳三针、突三针、颈三针、腰三针、坐骨针、肩三针、膝三针、踝三针等。

3.根据脏腑经脉相关理论组穴　治疗脏腑病变，主要选用与该脏腑有关的特定穴。中医学理论中所讲的脏腑，指的是我们人体的一个个功能团，肉眼是看不到的。比如"心"，所指的不是心脏，而是"神"。经络系统中的每一条经脉都有相对应的脏腑与之相连属，并随着经脉在人体内的循行，可与多个脏腑发生联系，专治脏腑功能失调类疾病。

4.根据经脉循行结合穴位局部治疗作用组穴　人体经络系统呈树状分布，以十二经脉为主干，以奇经八脉为养分储蓄池，以大小络脉为枝叶，沟通内外，联系上下，网络周身。所有经脉各行其道，有特定的规律可循。

5.根据腧穴所在经脉协同主治作用组穴　十四经穴的主治既有其共同性，又各有其特殊性。根据这一原理，靳老创立了不少行之有效且适应证广泛的三穴处方。

6.根据腧穴的特殊作用组穴　除上述五种组穴方法外，还有一种组穴方法是根据腧穴的特殊作用来组合。

（二）靳三针疗法在手功能康复中的临床应用

对于中风后手功能障碍的患者，软瘫期取穴手三针、颞三针；痉挛期取穴上肢挛三针、颞三针；肩手综合征加刺肩三针（表3-1）。

（三）具体操作方法

嘱患者仰卧位，上肢放松置于身体两侧。用75%乙醇常规消毒皮肤后，使用0.25mm×50mm无菌针灸针。取穴：①手三针：曲池穴向少海穴方向刺入25～35mm，外关穴直刺20～30mm，合谷穴向后溪穴方向刺入30～40mm。②上肢挛三针：极泉穴直刺30～35mm，以患者上肢抽动为度，针刺过程注意避开腋动脉，尺泽、内关两穴则直刺15～20mm，以患者上肢远端出现麻木或抽动为度。③颞三针：以耳尖直上入发际2寸处为第1穴，水平向前向后各旁开1寸为第2、3穴，分别以15°角方向沿皮下快速刺入30mm。④肩三针：从穴位向远端斜刺30～35mm。进针时应将针慢慢地靠近穴位，让患者知道针刺即将开始，针尖要在一瞬间快速通

表 3-1 手功能康复的靳三针取穴

组　别	穴位	定　位	应　用
手三针	合谷	在手背，第一、二掌骨间，当第二掌骨桡侧的中点处	手功能障碍
	曲池	屈肘成直角，在尺泽穴与肱骨外上髁连线中点	
	外关	在腕背横纹上 2 寸，桡骨与尺骨正中间	
上肢挛三针	极泉	腋窝正中，腋动脉搏动处	上肢痉挛
	尺泽	在肘横纹中，肱二头肌腱桡侧凹陷处	
	内关	腕横纹上 2 寸，掌长肌腱与桡侧腕屈肌腱之间	
颞三针	颞一针	耳尖直上入发际 2 寸处	醒脑调神
	颞二针	颞一针水平向前旁开 1 寸	
	颞三针	颞一针水平向后旁开 1 寸	
肩三针	肩一针	肩髃，在三角肌，肩峰外侧缘前端与肱骨大结节两骨间凹陷处	肩周痹痛、活动受限
	肩二针	肩前，在肩一针的前方旁开约 2 寸处，也就是肩关节前凹陷处	
	肩三针	肩后，在肩一针的后方旁开约 2 寸处，也就是肩关节后凹陷处	

过皮肤以减少疼痛，刺过皮肤后，则应慢慢地往下压，医者不仅要留意针下的感觉，还要留意患者的表情、感觉的变化，入针深浅以得气为度。同时在进针后的第 10 分钟、第 20 分钟，以及准备取针前行"飞法"操作。共治疗 30 分钟，每天 1 次，每周 5 天，1 周为 1 个疗程，共进行 4 个疗程的治疗。

（四）靳三针疗法治疗上肢手功能障碍的作用机制

"颞三针"刚好位于颞部，颞一针的下方有手少阳三焦经的角孙穴和足少阳胆经的率谷穴，前者为手足少阳之会，后者为足太阳、少阳之会。《普济方》载："忽中风，言语謇涩，半身不遂……穴百会，耳前发际……神效……"耳尖直上入发际的颞侧，是手足少阳经所分布的区域，也是治疗中风的首选区域。颞二针和颞三针位处颞一针之前后，覆盖整个颞部，增强对颞部的刺激。"颞三针"可疏通肝、胆经络之气血，平肝息风，清肝泻胆，鼓舞少阳升发之机，有利于中风后遗症患者的康复。另外，从解剖上来看，颞骨比其他头骨都薄，其骨缝最密集，经过研究发现，接近骨缝处的穴位，其针感及针刺效应都非常好。头部腧穴针刺效应的产生多与骨缝的传导有关，并且该处的神经血管非常丰富，对针刺刺激也非常敏感，所以通过针刺颞三针，能够激发患肢经络之气，有利于瘫痪的康复。"颞三针"主要治疗肢体的运动和感觉障碍，因为它的位置属于（大脑）中央前、后回之间的范围，所占的面积很广，即肯定了它对肢体的运动和感觉障碍有治疗作用。"颞三针"多用于治疗脑血管意外后遗症。

"手三针"主要是用来治疗上肢运动障碍，譬如瘫痪，或者是感觉障碍，或者上肢一些肌肉、关节的疾病。曲池和合谷是阳明经穴，《黄帝内经》载"腰以上病者，手太阴阳明主之"。靳老偏重选阳明经多一点，因为阳明经多气多血，阳明行气于三阳，上肢的活动应该与阳明经有关。外关是手少阳三焦经的络穴，内通手厥阴经，与阳维脉相交会，"阳维维诸阳"，所以"手三针"专门用来治疗上肢活动障碍。

"上肢挛三针"，庄礼兴教授认为其有缓解痉挛、疏通气血、解痉止痛的作用。从现代解剖学理论来说，极泉穴深层是臂丛神经，内关穴深层是正中神经，而尺泽穴恰好位于上肢肌痉挛最严重的肘关节正中。故庄礼兴教授认为从现代理论解释，针刺上肢挛三针可兴奋臂丛神经和刺激正中神经，缓解肘关节屈曲状态，明显改善上肢的肌痉挛。

"肩三针"能有效刺激肩部局部神经，激发经气，调畅经络，从而达到活血通络、止痛祛风的作用。根据肩关节解剖结构分析，肩周附近有 16 块大小不同、深浅分布不一的肌肉，而这些肌肉参与了肩关节的一系列活动，不同肌肉的局部炎症或损伤可引起肩关节不同位置的疼痛及不同方位、不同程度的活动受限。目前有研究表明，在静脉血中炎症致痛物质含量可能比较低，而疼痛局部则可能存在高浓度的炎症致痛物质。肩三针能刺激炎性致病物质分布较多的局部，还能有效松解局部滑囊、肌腱、关节囊和韧带的纤维化粘连。

（五）典型案例分析

李某，女，54 岁，"右侧肢体乏力 4 个月"入院。因左侧大脑基底节大面积缺血性脑梗死，致右侧肢体偏瘫。右上肢活动不利，MMT：上肢近端 2$^-$ 级，上肢远端 1$^+$ 级；Brunnstrom 分期：右上肢Ⅲ期，右手Ⅱ期；改良 Ashworth 肌张力分级：右上肢 1 级；右手 1$^+$ 级；七级手功能评估：2 级；肩手综合征：肩痛（－）、手肿（＋）、手痛（＋）；肩关节半脱位（－）。舌脉：舌暗红，苔薄，脉沉细。

中医诊断：中风—中经络（肝肾亏虚）。

西医诊断：脑梗死恢复期。

治法：滋补肝肾。

穴位：颞三针、手三针、上肢挛三针。

操作方法：嘱患者仰卧位，上肢放松，置于身体两侧。用 75% 乙醇常规消毒皮肤后，使用 0.25mm × 50mm 无菌针灸针。取手三针、上肢挛三针、颞三针，具体取穴方法、进针、行针操作同上文，共治疗 30 分钟，每日 1 次，每周 5 日，1 周为 1 个疗程，共进行 4 个疗程的治疗。

疗效：1 个疗程后，症状明显好转，MMT：上肢近端 3⁻ 级，上肢远端 3⁻ 级；Brunnstrom 分期：右上肢 V 期，右手 VI 期；改良 Ashworth 肌张力分级：右上肢 1 级，右手 1 级，七级手功能评估：4 级；肩手综合征：肩痛（－）、手肿（－）、手痛（±）。

五、石氏醒脑开窍针刺法在上肢手功能康复中的应用

"醒脑开窍"针刺法是石学敏院士于 1972 年创立的治疗中风病大法，该法以传统中医学理论为基础，结合现代医学有关理论，加之临床实践三者综合而成。其历经 40 余年的临床与基础研究，已经形成以"醒脑开窍"针刺法为主的规范中风病综合诊疗体系，并且得到业内专家的肯定，被国家中医药管理局列为重点科研成果推广项目之一。

（一）石氏醒脑开窍针刺法的理论基础

石氏醒脑开窍针刺法的理论依据来源于《黄帝内经》。《素问·五常政大论》云："根于中者，命曰神机，神去则机息。"《素问·六微旨大论》云："出入废，则神机化灭；升降息，则气立孤危。"《灵枢·本神》云："凡刺之法，必先本于神。"《素问·宝命全形论》中则强调"凡刺之真，必先治神"等，均明确强调了"神"对人体的一切生命活动及"治神"对针刺治疗疾病的重要性。五脏六腑的气血正常活动依赖于"神"，而"调神"是一切针灸治病法则的基础。脑司控一切精神意识思维活动及脏腑功能和肢体活动，人体精神意识藏于脑，脑是机体全部精神意识思维活动的物质基础，是精神作用的控制系统，是精神意识活动的枢纽，脑主神明，脑藏神。石学敏院士认为，中风患者存在下焦肝、肾诸脏阴阳失调，又受到外界各种诱因的影响，以致积损正衰，气血运行不畅，夹痰浊上阻清窍；或精血不足，阴虚阳亢，阳化风动，血随气逆，夹痰夹火，横窜精随，上蒙清窍；或外伤跌仆，气血逆乱，上冲巅顶，闭阻清窍，窍闭神匿，则神志惛乱，突然昏仆，不省人事；神不导气，则筋肉、肢体活动不利，故㖞僻不遂，日久气血涣散，筋肉失濡，故肢体痿软废用，经脉偏盛偏衰，故挛急僵硬。因此他根据自己多年来的临床实践，提出中风病的总病机为"窍闭神匿"，脑窍闭匿，元神之府失用，导致神无所附，甚或潜藏，从而不

能导气，肢体废用。针对这一病机特点，进而提出了以"醒脑开窍、滋补肝肾"为主，"疏通经络"为辅的中风病治疗大法。

（二）石氏醒脑开窍针刺法的处方特点

1. 开创了中风病因、病机及治则的第三阶段　第一阶段以唐宋以前的"外风"学说为主；第二阶段以唐宋以后的"内风"学说为主；而石氏醒脑开窍针刺法则认为中风病的主要病理病机是窍闭神匿、神不导气，针刺立足于"醒神""调神"。

2. 选穴配方上的创新　因《素问·痿论》有"治痿独取阳明"之说，故针灸治疗中风偏瘫历来都是以阳经穴为主；而石氏醒脑开窍针刺法则以阴经穴为主，选用了内关、人中、三阴交、极泉、尺泽、委中等穴。

3. 针刺操作上手法量学的特殊要求　石氏醒脑开窍针刺法提出关于手法量学的概念，对针刺操作上的手法量学提出了特殊的要求和规定，从而提高了石氏醒脑开窍针刺法的可操作性、可重复性及其科学性。

4. 主方的规范化加减运用　石氏醒脑开窍针刺法组方包括：①针法组方；②特定的手法量学操作要求；③主方的规范化加减运用。

针对中风病出现的不同伴随症，石氏醒脑开窍针刺法均有其严格的规范化的配方加减。

（三）石氏醒脑开窍针刺法组方及操作

1. 石氏醒脑开窍针刺法主穴之方Ⅰ

组成：双侧内关穴、人中穴，患侧三阴交穴。

规范操作：先刺双侧内关穴，直刺 0.5～1 寸，采用提插捻转结合的泻法 1 分钟，双侧同时操作；继刺人中穴，向鼻中隔方向斜刺 0.3～0.5 寸，施雀啄手法，以眼球湿润为度；再刺患侧三阴交穴，沿胫骨内侧缘与皮肤成 45° 斜刺 0.5～1 寸，采用提插补法，以患肢抽动 3 次为度。

2. 石氏醒脑开窍针刺法主穴之方Ⅱ

组成：印堂穴、上星穴、百会穴，双侧内关穴，患侧三阴交穴。

规范操作：先刺印堂穴，平刺进针，轻雀啄手法，眼球湿润为度；继刺上星穴，以 3 寸毫针平刺透向百会穴，以小幅度高频率捻转补法行针 1 分钟；内关穴、三阴交穴同主穴之方Ⅰ。

3. 石氏醒脑开窍针刺法辅穴

组成：患侧极泉穴、尺泽穴、委中穴。

规范操作：极泉穴，沿经下移 1～2 寸，避开腋毛，在肌肉丰厚位置，直刺 1～1.5 寸，以提插泻法使上肢抽动 3 次为度；尺泽穴，屈肘为内角 120°，直刺 0.5～0.8 寸，以提插泻法使针感从肘关节传到手指或手动外旋，以手外旋抽动 3 次为度；委中穴，仰卧位提起患肢取穴，刺入穴位后，针尖向外 15°，进针 1～1.5 寸，以提插泻法使下肢抽动 3 次为度。

脑卒中发生后任何时期，只要没有正规系统地接受石氏醒脑开窍针刺治疗的患者，开始治疗前 3 天必须使用石氏醒脑开窍针刺法主穴之方 I。主穴之方 I 的醒神开窍、通调元神的作用比主穴之方 II 强，3 天后若患者意识障碍尚未解除，主穴之方 I 应继续应用；若意识障碍解除，但主动运动尚未出现，则主穴之方 I 和主穴之方 II 可以交替使用；如果意识障碍解除，主动运动出现，仅力量不足或精细动作差，可用主穴之方 II 代替主穴之方 I。

石氏醒脑开窍针刺法穴位组成精华在于主穴和辅穴的配伍。主穴之方 I、方 II 侧重于醒脑开窍、滋补肝肾，通过调元神、利脑窍、补肝肾、充脑髓，达到以神导气、以气通经的功效。辅穴则侧重于疏通经脉，调和气血，通过经络通畅、气血顺调，达到气行血和、神安窍利，以利于痿废功能的康复。因此，石氏醒脑开窍针刺法的主穴之方 I、方 II 和辅穴适用于脑卒中的各个阶段，也适用于脑卒中的各种证型。

（四）石氏醒脑开窍针刺法在治疗中风后上肢手功能障碍的临床应用

对于中风后存在上肢手功能障碍的患者，则采用醒脑开窍针刺法主穴加辅穴加配穴来治疗。所谓配穴，即根据脑卒中的不同临床表现或合并症、并发症针对性地选穴，体现了中医学辨证施治的传统原则，是个性化治疗的具体应用。本章节仅论述中风后上肢手功能障碍的配穴。

中风后的患者多由于上肢屈肌张力增高出现手指握固，亦有患者表现为肢体瘫软无力，严重影响患者的生活自理。手功能在日常生活中非常重要，中风后肢体功能康复，特别是手功能的康复则显得尤为重要，因此改善中风后患者的手功能是康复疗法中非常重要的环节之一。

配穴组成：患侧合谷穴，患侧上八邪等。

规范操作：合谷穴，首先取 1 针向后溪穴方向透刺，以提插泻法使得患侧四指由拘挛状态转为松弛状态后，向三间穴方向透刺，进针 1～1.5 寸，施用提插泻法，使握固的手指自然伸展或示指不自主抽动 3 次为度；再取 1 针，仍在合谷穴处进针，向第一掌指关节基底部透刺 1～1.5 寸，施用提插泻法使拇指不自主抽动

3 次为度。留针 30 分钟。上八邪穴，八邪穴上 1 寸即为上八邪穴，向掌指关节基底部斜刺，进针 0.5～1 寸，施用提插泻法使各手指分别不自主抽动 3 次为度，留针30 分钟。

（五）石氏醒脑开窍针刺法治疗中风后上肢手功能障碍的临床研究

1. 临床资料

(1) 一般资料：32 例均为天津中医药大学第一附属医院特需针灸科 2011 年 10 月至 2012 年 12 月的住院患者，均经头颅 CT 或颅脑 MRI 确诊为脑血管病，其中脑出血 11 例、脑梗死 21 例。其中男 22 例、女 10 例，年龄最小者 44 岁、最大者 73 岁，平均年龄（56.21±12.64）岁，病程为（27.54±11.21）天。

(2) 入选标准：①符合 1995 年中华医学会制定的脑血管病诊断标准，均经头颅CT 或颅脑 MRI 确诊为脑血管病并伴有偏瘫；②临床表现为手拘挛、指关节僵直，呈痉挛性，肌张力增高，屈曲受限，被动屈曲时疼痛剧烈；③手部肌肉萎缩不明显者；④排除有严重并发症、有精神障碍而不能配合康复治疗的患者；⑤排除其他肌张力异常的锥体外系疾病。

2. 方法

(1) 针刺治疗：选石氏醒脑开窍方配患侧合谷穴、上八邪穴。用 0.25mm×40mm毫针先直刺双侧内关穴，进针 0.5～1 寸，施捻转提插泻法，施术 1 分钟；人中穴，向鼻中隔方向斜刺 0.3～0.5 寸，施雀啄泻法，以眼球湿润或流泪为度；合谷穴先向后溪针刺，以提插泻法待患者四指由拘挛转为松弛状态后，向三间穴方向透刺，进针 1～1.5 寸，施用提插泻法，使握固的手指自然伸展或示指不自主抽动 3 次为度；再取 1 针，仍在合谷穴处进针，向第一掌指关节基底部透刺 1～1.5 寸，留针。八邪穴上 1 寸为上八邪，向指缝方向进针 0.5～1 寸，余穴按醒脑开窍针刺法的规范化要求操作。每日 1 次，每次留针 20 分钟，治疗 40 天。

(2) 统计学处理：数据应用 SPSS13.0 软件进行统计分析，计量资料以均数 ± 标准差表示，治疗前后均数比较采用配对 t 检验。

3. 疗效观察

(1) 疗效评定及标准：治疗前后均采用改良 Ashworth 量表分级评测手部肌张力的改善情况，疗效判定标准为显效：治疗后肌张力恢复正常或降低 2 级以上；有效：治疗后肌张力降低 1 级；无效：治疗前后肌张力无改善。采用改良 Fugl-Meyer（FMA）手功能评分评测治疗前后手功能，总分为 14 分。积分＜5 分为严重运动障碍；6～9 分为中度运动障碍；10～13 分为轻度运动障碍。

（2）结果：①治疗后手部肌张力疗效：该组 32 例，显效 11 例占 34.4%，有效 18 例占 56.2%，无效 3 例占 9.4%，有效率 90.6%，结果表明石氏醒脑开窍针刺法可改善患者手部肌张力。②治疗前后手功能 FMA 评分比较：FMA 量表评分，评分越高，手的功能越好。治疗前 FMA 评分（5.62±2.31）分，治疗后 FMA 评分（12.35±3.79）分，治疗后 FMA 评分明显增高，结果说明醒脑开窍针刺法可改善患者手部功能。

4. 讨论　手挛瘘是中风后患者的主要症状之一，严重影响患者肢体功能的恢复和生活质量。现代医学认为中风后手痉挛患者，因手动作精细，在皮层投射区较大，支配手肌 α 运动神经元与皮质脊髓束之间具有较多的单突触联系，所以其功能恢复较困难，针灸已经成为治疗中风后肢体功能障碍最主要的方法之一。石学敏院士认为手挛瘘的主要病机是窍闭神匿，神不导气，经络痹阻，气血不能濡养经脉所导致。总属阳缓而阴急，阳虚阴盛之证。因而取穴时以督脉为主，配患侧阴经、阳经之穴，以醒脑开窍、泻阴补阳、疏通经络。石氏醒脑开窍针刺法中，取内关穴、人中穴，其意在调神治本。针刺合谷透后溪、三间、第一掌指关节基底部、上八邪穴，其意在疏通经络、行气血，以通利腕指关节而治标。诸穴配合，治疗中风后手挛瘘可获良效。（出自：醒脑开窍法治疗中风后手挛萎 32 例疗效观察）

六、腹针疗法在上肢手功能康复中的应用

（一）腹针疗法

腹针疗法是薄智云教授在长期针灸实践过程中发明并创建的以神阙系统为核心的一种新的针灸疗法。腹针理论认为，人之先天，从无形的精气到胚胎的形成，完全依赖于神阙系统。腹针在总结前人针灸学经验的基础上提出了"用针之道，立法为先，操术次之，尔后机变"的针灸大法。"处方标准化，操作规范化，辨证条理化"是腹针疗法的基本特点。在临证时要求"先从诊断入手，再看辨证妥否，尔后操术勿躁，依情再做加减"。此法强调把腹针构架在中医基础理论上发展，突出"辨证施治"与"治病必求于本"的学术思想。腹针疗法具有痛苦小、见效快、疗效稳定、适应证广等优点，适宜于广泛推广。

（二）腹针疗法的理论依据

腹部是人体的一个重要部位，腹腔内集中了人体许多重要的内脏器官，生命活

动的许多功能均在这些重要器官的正常生理活动下得以运转。

从中医学的角度来看,腹部不仅包括了许多重要的内脏器官,还分布着大量的经脉,为气血向全身输布、内联外达提供了较广的途径。脏腑的募穴是脏腑之气结聚的地方,也是审察证候、诊断及治疗疾病的重要部位,因其大多集中在腹部,故又称腹募穴。因此,腹针治疗内脏疾病或慢性全身性疾病具有脏腑最集中、经脉最多、途径最短等优点。

徐振华教授等认为腹部通过脏腑、经络系统、气街、根结、四海与全身脏腑、四肢、五官九窍相连接,针刺腹部相关的穴位可以调节相应的脏腑功能、经络、气街、四海的气血,进而治疗相关脏腑、经络及经别、经筋、五官九窍的疾病。其中脏腑、四海分布部位最深,经脉次之,经别、络脉、经筋依次渐浅,因此腹针操作分成 3 个层面针刺,由深到浅依次为调脏腑,调经脉,调经别、经筋、皮部。

脐带是胎儿从母体摄入氧气、营养物质的通道。脐带的一端和胎儿腹壁的脐轮相连,另一端附着于胎盘的表面,母体的气血则由脐带向胎儿全身供应。随着胎儿在母体内的发育,以脐为中心向全身输布气血的功能不断得到完善,最终形成了一个完善的给养系统。经络系统形成于脐环(神阙系统)之后,可能是脐环系生成的子系统。但母系统的功能在胚胎后期及新生儿期随着子系统的壮大而渐次收缩,逐渐地降到了一个从属的地位。而子系统则可能是母系统促成脏路之后,由脏腑之气输布产生的。由此,神阙向四周及全身输布气血的功能先天即已形成。

腹针与全息生物学之间的密切联系,薄智云教授考虑腹针是腹气街的二级全息元。周达君等发现以"生物全息学"的原则处理问题,取得了较好的疗效。他发现张颖清教授生物全息律第一定律中"生物体上一个全息元各部位在全息元上的分布规律与各对应部位在整体上或其他全息元上的分布规律相同"的理论与"神龟图"(图3-32)躯干四肢、头胸腹及人体的整体分布规律是相同的。此外,他认为腹针的形象不似一个胎儿而是"龟形",更准确地讲是一个大躯干的巨腹人形。对生物全息律的熟练掌握,可以大大深入对腹针的理解并用以指导临床实践。

传统经络系统是一种反馈系统,针刺传统经络时,刺激通过传入神经系统传到大脑,大脑做出反应,分泌神经递质,经过一系列环节后作用于靶器官而产生效应。现代研究提出人类的腹部存在着"第二大脑"即"肠脑"。它位于食管、胃、小肠、结肠内层组织的鞘中,是含神经细胞、神经传导递质、蛋白质的复杂环形线路。"肠脑"中几乎能找到"颅脑赖以运转和控制的所有物质,如血清素、多巴胺、谷氨酸、去甲肾上腺素、一氧化氮等"。此外,"肠脑中还存在多种被称为神经肽的脑蛋白、脑

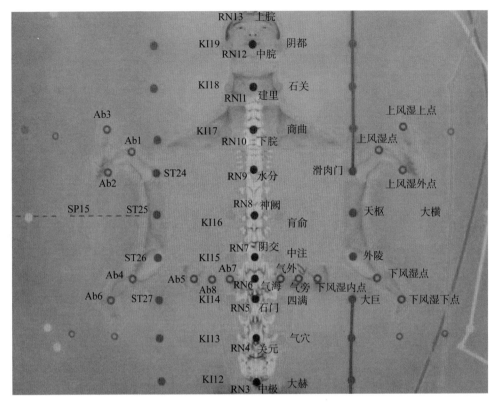

图 3-32　腹部神龟穴位

啡肽以及对神经起显著作用的化学物质"。"肠脑"起源于胚胎时期的神经脊,在胃肠道上皮及腺上皮中散布着许多内分泌细胞,能产生和分泌消化道管激素,调节控制消化管和消化腺的功能及增殖状态。这些细胞包括肾上腺嗜铬细胞瘤、甲状腺滤泡旁细胞、垂体前叶促肾上腺皮质细胞、促黑色素细胞系、胃肠胰内分泌系等。目前有证据表明,P 物质、脑啡肽、胃泌素、生长抑制素等,均可能是这种神经的递质,因此,称之为脑 - 肠肽。

　　谢长才教授认为中医学在对"脑"的功能认识上,明确指出脑具有精神、意识、思维、记忆等活动,视觉、听觉等与脑关系密切,反映出中医学从脑论治的统一思想。腹针中,脏腑的分布合于后天八卦,《内经》《难经》及《易经》对脐及脐周部位同五脏六腑的对应关系有详尽的论述,结合谢教授的临床经验,从脑论治大致符合人体内脏器官的解剖结构,且在辨证施治中具有更重要的意义。这说明了腹针疗法治疗人体疾病的内在实质含义与从脑论治得到了高度的统一。

　　王居易教授的经络缝隙理论有助于理解腹针疗法,王教授认为"经络存在于人体肌肉、筋骨等缝隙中"。正如《灵枢·经脉》所云："经脉十二者，伏行分肉之间，深而不见。"根据王教授的理论观点，腹针疗法的正中线即腹白线上属于皮与筋的节中，其他部位也存在于肌节与皮节中。据此可以理解该疗法产生疗效的原因，如治疗腰背痛，通过针刺腹部穴位影响腹部肌肉的缝隙，而腹部扁平的肌肉缝隙的传递作用可以影响背部肌肉的气血变化从而达到治疗目的。

王亚南关于腹针疗法改善中风后遗症的相关研究，发现薄氏腹针疗法对中风后痉挛性瘫痪有较为明显的效果。黎致宏、高凡观察腹针与普通针刺法对中风后偏瘫痉挛状态均有疗效，且腹针疗法对中风后偏瘫痉挛状态的缓解优于普通针刺法，可以更好地改善患者痉挛程度，提高患肢运动功能和患者的日常生活能力。钟一萍通过腹针疗法治疗初发脑卒中上肢偏瘫患者，从肌电层面对腹针进行疗效分析，发现腹针在改善卒中后患者上肢运动功能障碍方面有效且安全，且肌肉协同的数量和相似性可以定量化反映功能障碍程度和康复疗效。

临床应用：一般而言，腹针的适应证为内因性疾病，即以内伤性疾病或久病及里的疑难病、慢性病为主要的适应证。临床上大致可以分为：①病程较久的内伤脏腑的全身性疾病，如脑血管病后遗症、老年性痴呆、脑动脉硬化、心血管病、高血压、癔症。②脏腑失衡后引起的疾病，如血栓性耳聋、眼底出血、球后视神经炎、视神经萎缩。③虽病程较短，但与脏腑的正气不足相关的疾病，如肩周炎、坐骨神经痛、关节炎、颈椎综合征、腰痛、双腿麻木、酸困。④其他的针灸适应证，经治疗疗效不佳，均可为腹针的适应证。

（三）腹针疗法在中风后手功能障碍中的应用

1.取穴　引气归元：中脘、下脘、气海、关元、滑肉门（患）、上风湿点（患）、外陵（患）、下风湿点（患）。

辨证加减：手功能障碍，上风湿上点（患）、上风湿外点（患）。上半身功能障碍较重，滑肉门（健）。

2.定位及应用（表3-2）

3.腹针治疗手功能障碍穴组操作　针具规格为0.18mm×40mm。

嘱患者取仰卧位，以75%酒精局部常规消毒。引气归元诸穴针刺到地部，气穴、滑肉门、外陵针刺到人部，余穴均针刺到天部。针刺手法采用仅捻转不提插，或轻捻转慢提插。根据针刺之法必先本于神的原则，在取穴精准的基础上，施术轻缓以应守神之大法，使患者情绪舒缓。腹针针刺后，根据患者的肢体功能状态对患肢进行主动或被动活动，同时调整腹针针刺对应部位和针刺深度、方向，当患者肢体肌

表 3–2　腹针疗法在中风后手功能障碍的取穴及应用

穴　名	定　位	应　用
关元	脐下 3 寸	诸虚百损，脐下绞痛，腹痛腹泻，肾炎，月经不调，痛经，盆腔炎，血崩，子宫脱垂，遗精，阳痿，遗尿，经闭，带下，不孕，尿路感染，产后恶露不止，疝气等
气海	脐下 1.5 寸	下焦虚冷，呕吐不止，腹胀，腹痛虚阳不足，惊恐不卧，神经衰弱，奔豚气疝，癥瘕结块，脐下冷气，阳脱欲死，阴证伤寒阴缩，四肢厥冷，肠麻痹，遗尿，尿频，尿潴留，遗精，阳痿，赤白带下，月经不调，痛经
下脘	脐上 2 寸	消化不良，胃痛，胃下垂，腹泻，癖块连脐，反胃等
中脘	脐上 4 寸	胃炎，胃溃疡，胃下垂，胃扩张，急性肠梗阻，胃痛，呕吐，腹胀，腹泻，便秘，消化不良，高血压，神经衰弱，精神病，虚劳，吐血，五膈五噎，痢疾，气喘，黄疸等
滑肉门	水分旁 2 寸	癫痫，呕逆吐血，重舌舌强，胃肠火等
外陵	阴交穴旁开 2 寸	腹痛心下如悬，下引脐痛，疝气，月经痛等
上风湿点	滑肉门旁开 0.5 寸上 0.5 寸	肘关节疼痛、肘臂麻木、屈伸不利、网球肘等
上风湿外点	滑肉门旁开 1 寸	腕关节炎、手关节活动不利、麻木等
下风湿点	气海旁开 2.5 寸	膝关节疼痛、鹤膝风、膝关节活动困难等

张力降低或关节疼痛减轻或自觉肢体轻松后，维持此时的针刺深度和方向，留针 30 分钟。

4. 腹针疗法治疗中风病的机制　中医治疗中风的原则是疏通经络，而病程一久便会及里，损及脏腑的正常生理功能。脏腑与经络的关系是标本关系，经络是标，脏腑是本，脏腑之气日衰，则经气鼓动无力。因此，对病程长的中风患者理当从治疗脏腑入手，才能取得更佳的临床效果。腹腔内脏腑集中，因此，腹针调节脏腑的途径最短，效果最好。

针灸刺激"腹脑"对脑卒中后大脑具有可塑性，主要表现在对迷走神经功能的抑制作用，调节神经细胞内、外钙离子的稳态，从而起到保护脑神经元的作用。因此，比较适宜于脑血管疾病后遗症的治疗。

脑血管病后遗症，腹针以引气归元为主方，以后天养先天，从治疗脾、肾入手，左半身偏瘫，以坤廓和乾廓的穴位为配穴，形成以补肺、脾、肾治疗气虚的处方。因此，只要根据病位的深浅、病程的长短，针刺的深浅适度，补泻的手法得体，便会收到很好的临床效果。

（四）典型案例分析

李某，男，51 岁，职员，2019 年 12 月 16 日就诊。

自诉于 2019 年 11 月中旬，晨起时，左半身麻木不用，当即送某医院急救，诊断为脑梗死，对症治疗 1 个月病情稳定后转我院康复科治疗，入院时左下肢功能有所恢复，平时可屈伸，但控制能力较差，肌力 3⁻ 级。左上肢呈痉挛性瘫痪，肘部及手部屈曲、紧握，被动伸展阻力大且伸不直。

治疗：取穴引气归元、滑肉门（左）、上风湿点（左）、外陵（左）、下风湿点（左），引气归元刺地部，其他刺人部，留针 30 分钟。起针后，左手被动运动下可慢慢伸展至接近伸直，搀扶下可行走数米。后又针 4 次同上，自己可独立在屋内行走 5 余米，左上肢变软，可上举至头，左手可小幅度主动握伸，肌力 3 级，病情显著好转。

七、通督调神针刺法在上肢手功能康复中的应用

"通督调神"针刺法是国家级重点学科一级学科中医学学科带头人、国家重点基础研究发展计划（973 计划）项目首席科学家许能贵教授在多年的临床与科研基础上总结出的一套针对缺血性中风病的针刺方法。以许教授为首的团队从 1996 年开始以缺血性中风为突破口，采用通督调神针刺法治疗缺血性中风的临床与基础研究，以"理论构建—临床实践—基础研究"为总体思路，基于经络、中医神志学说，开展了针刺治疗缺血性中风病的全面系统和深入规范的临床与创新研究，该法根据传统方法的局部取穴、邻近取穴和远道取穴相结合的原则总结经验而成，取穴的重点在督脉，选取督脉经穴为主治疗中风病以期形神同治之效，进而提出"督脉为脑脉，主治脑腑疾病"的学术思想，确立通督调神针刺法为针灸治疗缺血性中风的治疗大法。

（一）通督调神针刺法的理论依据

《难经·二十八难》云："督脉者，起于下极之俞，并于脊里，上至风府，入属于脑。"《针灸甲乙经·奇经八脉》云："上巅，循额，至鼻柱。"《素问·骨空论》云："上额交巅上，入络脑。"《灵枢·经脉》云："督脉之别，名曰长强，挟膂上项，散头上。"《素问·五脏生成》云："诸髓者，皆属于脑。"督脉属奇经八脉之一，是人体诸阳经脉之总汇，总督一身之阳，为"阳脉之海"，其主干行于脊里，向上行至项后风府入脑，上循巅顶，故历代医家素有"病变在脑，首取督脉"之说。手足六阳

经与督脉交汇于大椎，奇经八脉中的阳维脉与督脉交汇于哑门、风府，阳跷脉与足三阳脉交接而间接与督脉关联。头为诸阳之会，因此督脉通过总督一身之阳进而与脑相关联。《冯氏锦囊秘录》有"脑主持五神，以调节脏腑阴阳，四肢百骸之用"的说法，因而在此基础上，突破了"治痿独取阳明"的经典理论，在中医学形与神俱的观念指导下，从调神出发，构建"督脉－脑－神一体"理论，确立了通督调神法为针刺治疗缺血性中风的治疗大法。

许能贵教授的通督调神针刺法是以百会、大椎为主穴，针对缺血性中风病的不同并发症，配合五脏俞加膈俞左右交叉刺法、背俞穴螺旋式刺法及督脉调神刺法，强调"阴阳自和者，必自愈"，达到通督脉之经气、调心脑之神明的功效。

（二）通督调神针刺法的特点

1.创新理论　构建了"督脉－脑－神－体"理论，确立了通督调神法为针刺治疗缺血性中风的治疗大法。

2.创建方案　创建了针刺治疗缺血性中风的临床分期治疗方案，使缺血性中风偏瘫的致残率极大下降，并产生显著的社会经济效益。

3.阐明机制　率先在国内外针灸研究中引入激光共聚焦活体脑片、在体 LTP、影像学等技术和方法，从基础到临床，在神经元保护、脑可塑性等方面系统深入地揭示了针刺治疗缺血性中风急性期、恢复期以及后遗症期的神经生物学机制，明确了针刺治疗中风的有效性和科学性。

4.推广示范　制订了行业标准，所创建的临床治疗方案以及规范化实施方案均得到广泛的推广应用，起到了良好的示范效应，对行业进步具有重要的促进作用。

（三）通督调神针刺法治疗中风后手功能障碍的处方及操作

【主穴】百会、大椎、神庭、印堂、腰阳关。

【辅穴】患侧肩髃、极泉、尺泽、曲池、内关、合谷。

【具体操作】百会、神庭的针刺方向为针尖与穴位成 15°～30°角，沿皮下平刺 1.5 寸左右，使局部产生酸麻胀感，或放射到整个头部为度，捻转速度为每分钟 200 次左右，每次行针 2 分钟，每间隔 5 分钟行针 1 次；极泉、尺泽以患者肢体有抽动感为度，其他穴位进针后行手法得气，留针 30 分钟，每日 1 次。

（四）通督调神针刺法治疗缺血性中风的机制

在临床实践获效的基础上，许能贵教授团队经过大量的实验研究发现通督调神针刺法可以改善缺血区的血供、保护受损神经元、改善神经元微环境、促进神经功能重建，系统深入地揭示了针刺治疗缺血性中风的生物学机制，明确了针刺治疗缺血性中风的多靶点、多环节、多效应、多途径以及多机制的特色和优势。

1. 改善缺血区供血　研究发现针刺百会、大椎10分钟可明显提高局灶性脑缺血大鼠局部脑血流至正常水平，可调节脑血管运动平衡，增加局部血流量，改善脑组织含氧量和能量代谢。

2. 保护神经元　电针百会、大椎可迅速调节缺血区脑细胞内 Ca^{2+} 含量，抑制胞内 Ca^{2+} 超载，从而保护脑缺血后继发神经元的损伤。

3. 改善神经元微循环　研究发现局灶性脑缺血大鼠脑组织损伤后星形胶质细胞肿胀、增多，而电针百会、大椎后肿胀程度减轻，说明电针可以减轻缺血性脑损伤引起的星形胶质细胞损伤。

4. 重建神经功能　率先证实针刺百会、大椎可改善脑缺血后突触数密度、体密度和突触后致密物质，从而促进突触的结构可塑性；激活脑源性神经生长因子介导的海马齿状回的长时程增强从而促进突触的功能可塑性，是针刺调节神经元与神经元之间信息传递的主要途径。

（五）典型案例分析

舒某，男，42岁，因"右侧肢体乏力伴言语不利1个月余"于2020年4月23日入院，症见：神清，精神疲倦，右侧肢体活动不利，无法抬离床面，言语欠清，饮水基本无呛咳，伴面色淡白，气短乏力，无头晕头痛，无胸闷心悸，无恶寒发热等，纳眠可，二便调。查体：神志清楚，精神疲倦，对答切题，言语欠清，理解力、计算力、定向力及记忆力稍下降，头颅五官无畸形，嗅觉正常，双瞳孔等大等圆，直径约3mm，对光反射灵敏，眼球活动正常，无复视，无眼震。双侧额纹对称，右侧鼻唇沟变浅，悬雍垂居中，伸舌居中，无舌肌震颤，咽反射存在。右侧耸肩乏力，右上肢近端肌力2级，远端肌力1级，右下肢近端肌力 2^+ 级，远端肌力1级，右侧肢体肌张力稍增高，未见不自主活动。共济运动：右侧指鼻试验、跟膝胫试验难以完成，角膜反射存在，右侧肱二头肌、肱三头肌反射、桡骨膜反射、膝反射、跟腱反射亢进，右侧霍夫曼征（＋），罗索利莫征（＋），巴宾斯基征（＋），戈登征（－），奥本海姆征（－），髌阵挛（－），踝阵挛（－），右侧肢体浅、深感觉基本正常，左侧肢体肌力、肌张力、腱反射及感觉均正常，病理征（－）。Brunnstrom 分期：右上肢Ⅱ期，右手Ⅱ期，右下肢Ⅱ期。

中医诊断：中风－中经络（气虚血瘀）。

西医诊断：脑梗死恢复期。

治法：益气活血通络，通督调神。

主穴：百会、大椎、神庭、印堂、腰阳关。

辅穴：患侧肩髃、极泉、尺泽、曲池、内关、合谷、髀关、血海、委中、阳陵泉、丰隆、三阴交、太冲。

操作：委中、三阴交以患者肢体有抽动感为度，余手法同上。每日 1 次，每周5 次，2 周为 1 疗程。

经 3 个疗程的针灸配合康复治疗后，患者于 2020 年 9 月 13 日入院复查，肢体功能明显改善，右上肢近端肌力 4 级，远端肌力 3 级，右下肢近端肌力 4 级，远端肌力 3 级；Brunnstrom 分期：右上肢Ⅴ期，右手Ⅳ期，右下肢Ⅴ期。

八、大接经法在上肢手功能康复中的应用

（一）大接经法的起源

大接经法相传最早见于元代名医张元素之子张璧的《云岐子学医新说》（现已亡佚），现载于元代罗天益的《卫生宝鉴·中风刺法》中。"大"意为大周天，"接经"即接经通脉，"大接经法"指连接通贯人体大周天（指真气下至涌泉，中通任督，上达顶门，循经运注一周，归元丹田的循环体系），使经气循十二正经顺序首尾相接。大接经法循经脉输注顺序针刺十二经脉的井穴而不留针，以沟通周身十二经脉之气血，使气血阴阳交注、合而顺行，正气兴而邪去病愈。

（二）大接经法的理论依据

大接经法通过针刺十二井穴达到治疗顽疾久病的疗效。十二经脉为人体卫气营血流注之通路。《灵枢·经脉》中记载：十二经始于手太阴肺经，沿上臂内侧前缘，行至拇指尖端，经络穴注入大肠手阳明经，一直循行至足厥阴肝经，最终由肝上注肺完成一个循环。在《灵枢·营卫生会》中又载："营周不休，五十度而复大会，阴阳相贯，如环无端。"井穴是表里阴阳经交接之处，气之大络，十二井穴多是表里阴阳经脉交接之处，具有沟通阴阳的重要作用。《灵枢·动输》又有言："夫四末阴阳之会者，此气之大络也。四街者，气之径路也。故络绝则径通，四末解则气从合，相输如环。"意为四肢末端是气之大络，十二井穴又作为十二经脉环流大周天的重要节点，对通经接气具有重要意义。而这也正是大接经法的理论基础。

《灵枢·顺气一日分为四时》记载："病在脏者取之井。"《灵枢·海论》载："十二经脉者，内属于腑脏，外络于肢节。"作为五输穴之开端，井穴是人体运行气血的主要通道，研究记载，井穴对于快速改善肢体肌力、减轻麻木症状有较好效果，有激发阳气、振奋气血、化瘀通脉、调理脏腑之功。井穴为针灸根结理论中的"根"，在下、在四肢末梢，为经脉之气生发之地，"结"在上、在头面胸腹，为经脉之气归结之地，故针刺井穴可治头之疾患。《难经·六十三难》曰："井者，东方春也，万物之始生……故以井为始也。"针刺井穴，可激发人体经气，犹如四季之春来而万物复苏。《灵枢·动输》有言："夫四末阴阳之会者，此气之大络也。"井为经脉之气、始生之地，亦是阴阳二经之承接点，表里阴阳经脉交于井穴，有沟通阴阳经气血的作用。气血通畅、阴平阳秘，为人体立身之本。依据子午流注顺序，从健侧开始交替刺十二井穴，由此激发经气，接通十二经之气血，加强经脉气血流通，促进气血运行，从而调整经络虚实、平衡阴阳。经脉内属脏腑、外络肢节，十二经脉气血通畅则脑窍、肢体关节实邪可祛，邪渐去而气血渐复，脏腑、脑窍、关节得养，肢体运动功能得以改善。

《灵枢·九针十二原》中载："结虽久，犹可解也；闭虽久，犹可决也。""夫善用针者，取其疾也，犹拔刺也，犹雪污也，犹解结也，犹决闭也。疾虽久，犹可毕也。言不可治者，未得其术也。"许多久治不愈的疾病，并不是不可治，而是缺少有效的治疗方法。通过针刺井穴连通十二经之经气，大接经法可使经脉通畅、气血周流，继而达到补虚泻实、调整阴阳之功，最终治愈顽疾。

（三）大接经法的取穴和操作

取穴：十二正经井穴，少商、商阳、厉兑、隐白、少冲、少泽、至阴、涌泉、中冲、关冲、足窍阴、大敦。

具体操作：定位，常规无菌消毒，选用 0.30mm×25mm 一次性无菌针灸针，直刺 0.1～0.2 寸，行捻转手法约 10 秒后出针。每天 1 次，每次取一侧穴位（新病先针患侧，久病先针健侧），左、右两侧交替进行，每周连续治疗 6 天，共治疗 4 周。注意事项：若患者血压过高（≥180/100mmHg），须调整血压至此水平以下或正常范围后方可运用大接经法针刺。

据记载，大接经法包括"从阳引阴"和"从阴引阳"两种治疗方法。"从阳引阴"法适用于中风阳证者，以病在阴，故从阳引阴，始自足太阳经井穴至阴，终于手太阳经井穴少泽。针刺顺序依次为：至阴（足太阳膀胱经）→涌泉（足少阴肾经）→中冲（手厥阴心包经）→关冲（手少阳三焦经）→足窍阴（足少阳胆经）→大敦（足

厥阴肝经）→少商（手太阴肺经）→商阳（手阳明大肠经）→厉兑（足阳明胃经）
→隐白（足太阴脾经）→少冲（手少阴心经）→少泽（手太阳小肠经）。

"从阴引阳法"适用于中风阴证者，以病在阳，故从阴引阳，始自手太阴经井穴
少商，终于足厥阴经井穴大敦。针刺顺序依次为：少商（手太阴肺经）→商阳（手
阳明大肠经）→厉兑（足阳明胃经）→隐白（足太阴脾经）→少冲（手少阴心经）
→少泽（手太阳小肠经）→至阴（足太阳膀胱经）→涌泉（足少阴肾经）→中冲（手
厥阴心包经）→关冲（手少阳三焦经）→足窍阴（足少阳胆经）→大敦（足厥阴
肝经）。

（四）大接经法在中风后上肢手功能障碍中的临床应用

大接经法初载为专治中风后肢体偏枯的特殊配穴方法，故针对手功能障碍，大
接经法有其独特的优势及疗效。十二井穴位于四肢末端，合乎针灸学近端取穴之意。
依次针刺各经之井穴，在打通周身经脉之前，必先将四肢末端的气血调动充盈，增
强全身经络大循环中气血的运行功能，使筋脉肌肉得以濡养，从而达到接气通经、
调和阴阳、激发患肢残存功能的作用，改善手足的运动功能及日常生活能力，促进
手功能康复进展。这与现代康复医学的神经促通技术中利用感觉输入、联合反应、
协同运动等诱发肢体主动运动的观念不谋而合。

在实际运用中，大接经法也表现出相当不错的效果，秦彦强等对 82 例符合
Brunnstrom Ⅱ～Ⅲ期的脑梗死患者进行大接经从阳引阴针刺法治疗前后的对比研究，
发现有效改善脑梗死患者痉挛期患侧肢体肌张力情况，提高患肢运动功能及日常生
活能力。朱云红等采取大接经法与普通针刺法对照治疗中风后肩痛患者 72 例，王晓
敏等采用疼痛视觉模拟评分评估大接经法治疗 40 例中风后肩痛的患者，均发现大接
经法可以扩大肩关节活动度，减轻疼痛，提高中风后偏瘫肩痛的临床疗效。可见大
接经法对手（上肢）功能障碍有其奇特的疗效。

（五）大接经法的现代研究及拓展

因大接经法未得广泛流传，故后世留存的记载及研究并不多。现有的研究除了
遵循大接经法本法治疗中风偏枯外，还有在此基础上进行的衍生拓展，包括但不限
于针灸方法、穴位、操作及运用。

当代针灸大家彭荣琛的《中医针灸临床实践》中首次记载了运用大接经法治疗
中风病的临床经验，并对大接经法进行了阐释及完善，如提出：新发病者，先针患
侧后针健侧，久发病者，先针健侧再针患侧；手臂部配用通关过节的方法，足腿部

配用解决全身症状的穴位；若有痉挛性瘫痪则打通小周天，选取任督脉上的穴位针刺，若病程长则加背俞穴等。这极大地丰富了大接经法的内容，使其成为一个系统的方法。彭荣琛认为，大接经法与全息理论亦有相似之处，四肢末梢血流变化与大脑血流变化相似，针刺井穴对脑部血流及其变化能产生直接的治疗效应。动物实验同时证实针刺十二井穴可以通过改善脑部供血供氧，修复血脑屏障，保护脑组织，从而促进脑神经功能的修复。故大接经法除了治疗中风偏枯，对其他脑病也有一定的疗效。而《针灸秘验与绝招》中，彭静山结合原络配穴法创新性提出一类新的接经方法，按照十二经脉经气输注顺序，分别针刺原穴和络穴，若为久病则先针原穴后针络穴，若为新病则先针络穴次针原穴，均点刺而不留针。岭南名医符文彬教授受《黄帝内经》启发，认为"阳受气于四末"，在临床上对"大接经法"进行发挥，易针刺为灸法，配合符氏精灸理论，形成"大接经灸法"，用于治疗多种疑难杂症如痴呆、多系统脑萎缩等。

九、岐黄针在上肢手功能康复中的应用

（一）岐黄针介绍

1. **岐黄针的发明** 岐黄针是由陈振虎教授发明的一种新型针具（图3-33）。随着人类文明的发展，工艺水平不断提高，加之医家对于减轻针刺痛感的追求，针具的发展经历了从砭石、骨针、金银针到不锈钢毫针的过程，针身越来越细。自20世纪末以来，一次性无菌针灸针广泛应用于临床，遵从局部选穴、远部选穴、辨证选穴的选穴原则，取穴少则10余穴，多则几十乃至上百，但疗效并未达到古人所记载的如风吹云的效果。陈振虎教授认为这除了与选穴及医者针刺水平相关，还与针具有重要关系。细针可以减轻疼痛感，但对于相同材质相同长度的针具而言，粗针的刚度比细针强，针具的刚度越大，力沿针具传导的就越多，即可以相对有效地将刺激效应更好地向针尖处传导，或向病灶处传导。这也是粗针比细针的针感更强且更容易达到"气至病所"效果的原因。

为了临床疗效的提高，减轻针刺的疼痛感，陈振虎教授反复实践，借鉴古代九针的部分外形特征，结合现代材料和工艺水平发明了岐黄针。

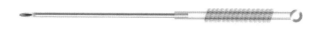

图3-33 岐黄针

2.岐黄针的特点 岐黄针取法于古代九针，糅合了九针中圆针、圆利针、长针的特点。《医宗金鉴·刺灸心法要诀》中对圆针主治法歌的注解为："经之二曰：员针者，取法于絮针，筒其身而卵其锋，长一寸六分。筒身卵锋者，谓身直如竹筒，末锋圆如卵锐也。""员利针者，大如厘，且员且锐，中身微大，以取暴气"（《灵枢·九针十二原》）。岐黄针便是取之针身中空，针尖既圆而利，可治"病在分肉间"及"病痹气暴发者"，而"无伤脉肉"。从现代解剖学而言，岐黄针针尖的设计对于组织结构多是挤压分离作用而不切断肌纤维，类似于手术中的钝性分离，触及血管平滑肌时，平滑肌收缩而避开针头，故不易伤及血管。在陈振虎的实际操作中，极少有出血的情况。其针身直径虽细，但能保持足够的刚度，且其特殊的针尖设计，还可更好地避免刺伤血管引起的血肿，是古代针具和现代工艺的有效结合。针身中空，所以若伤血管时，通过回血可以立刻发现，此时改变针尖方向即可避免更多出血及血肿的形成。针身中空的设计，不仅大大提高了针刺的安全性，因岐黄针较一般毫针粗、刚度高，针身的应力性强，不易出现弯针等特点，还能使针感更好地往远处传导，达到气至病所的疗效。

在岐黄针的使用过程中，注重"轻"和"快"。"轻"有两层含义：一是刺激量小；二是取穴少。"快"则包含三层意思：一是进针快；二是整个操作时间短；三是指每种疾病的治疗疗程仅为 2～3 次。

岐黄针疗法目前以治疗痹证为主，刺法多以合谷刺、关刺、输刺相结合，追求"轻""快"，气至后出针不留针。

(1) 关刺：《灵枢·官针》曰，"关刺者，直刺左右尽筋上，以取筋痹，慎无出血，此肝之应也；或曰渊刺；一曰岂刺。"关刺是一种多向刺法，先直刺然后将针提至皮下朝各个方向斜刺，深度应达到筋的层次，用于治疗筋痹。

(2) 合谷刺：《灵枢·官针》曰，"合谷刺者，左右鸡足，针于分肉之间，以取肌痹，此脾之应也。"合谷刺是指将针刺入分肉间，然后各斜刺一针，状如鸡足，治疗肌痹，因脾主肌肉，因此与脾相应，临床上多用于治疗颈椎病、肩周炎、踝关节扭伤等疾病。

(3) 输刺：《灵枢·官针》曰，"输刺者，直入直出，深内之至骨，以取骨痹，此肾之应也。"输刺是直进针、直出针，深刺到骨面以治疗骨病的方法。肾主骨，故与肾相应，临床上多治疗关节退行性病变。

临床发现岐黄针在治疗肌张力增高时有较好的疗效。下文讲解岐黄针在治疗上肢肌张力增高中的应用。

（二）岐黄针在上肢手功能康复中的应用——上肢痉证（肌张力增高）

1. 定义　《医碥·杂症》云："痉，强直也，谓筋之收引紧急。"凡是经筋强直的疾病或症状均可称为痉证。兼外感者可有恶寒发热汗出、肢体酸重头痛，甚至高热神昏谵语等症状，称为风痉、刚痉、阴痉、三阳痉、阳明痉、热痉、疫痉等；内伤者可有四肢麻木、抽搐或筋惕肉瞤、头目眩晕、神疲气短、低热等症状，称为柔痉、阴痉、三阴痉、风痰痉等。本病相当于现代医学所称的"肌张力增高"。肌张力是维持身体各种姿势以及正常运动的基础。维持正常肌张力的初级中枢在脊髓，同时又受脊髓以上的中枢调节。肌张力增高是中枢神经系统疾病的常见并发症，发病率达80%。肢体肌张力增高会引起相应的异常运动模式和（或）关节的僵硬畸形，阻碍患者运动功能的恢复，严重影响患者的日常生活自理能力。脊髓以上中枢神经系统损伤及受累的常见疾病包括脑瘫脑炎、脑膜炎、脑出血、蛛网膜下腔出血、脑梗死、脑外伤、脑积水、脊髓损伤等。虽然在部分疾病中，肌张力增高是中枢神经系统恢复的必然阶段，但过高的肌张力状态同样不利于患者形成良好的运动模式，因此降低肌张力治疗，有利于患者的康复及生活质量的提高。

2. 临床表现　临床表现为肌肉紧张度增高，肢体强直、活动困难，或出现重复的不自主运动和异常扭转姿势，呈头部前倾，躯干前屈，上肢前臂内收，肘关节屈曲，腕关节强直，掌指关节屈曲的特殊姿势等。

3. 岐黄针治法

【治法】疏通经络，缓筋解痉。

【主穴】肩前、尺泽。

【配穴】肘伸肌肌张力高取天井，腕伸肌肌张力高取阳池。

【方义】①肩前：经外奇穴，肩周疾病特效穴，附近有肱二头肌长头肌腱、腋动脉及臂丛神经。针刺该穴可有效缓解肩前肌群紧张、血管神经性水肿，减轻肩痛。②尺泽：手太阴肺经合穴，《备急千金要方》中别名称"鬼受"，《千金翼方》称"鬼堂"。《针灸大全》载该穴主治"手指拘挛，伸缩疼痛，手足挛急，屈伸艰难，老人虚损，手足转筋，不能举动"。因此，该穴可有效缓解上肢，特别是肘屈肌的肌张力增高。

【操作方法】根据患者情况选用规格为 1.5 寸或 2 寸岐黄针。①肩前：患者仰卧位，局部常规消毒，术者刺手持针，飞针快速刺入皮下，针尖稍向外，以输刺法直刺 0.8～1.2 寸抵肱骨，得气后轻摇针柄，稍向后退针，沿人体纵轴上下 30°行合谷刺，均抵肱骨，最后迅速出针并使用消毒干棉球按压针孔 30 秒，以避免出血。②尺泽：患者仰卧位，肘关节微屈休息位，局部常规消毒，术者刺手持针，飞针快速刺入皮下以关刺法直刺 0.8～1 寸，得气后轻摇针柄，稍退出针，沿人体纵轴上下 30° 行合谷刺，最后迅速出针并使用消毒干棉球按压针孔 30 秒，以避免出血。

【治疗疗程】每次根据患者实际情况选择 1～2 穴。一般不超过 3 个穴位，每周 2 次，2 周共计 4 次为 1 个疗程。

【注意事项】进针操作过程中，应时刻注意针柄端有无出血，如有出血应当及时调整针刺方向，或者即刻出针并用消毒干棉球按压针孔约 3 分钟。输刺及合谷刺操作，押手定位要求精准，合谷刺需配合押手定位，注意掌握合谷刺的角度和方向，切忌针刺角度过大或针刺过深。同时避免过度刺激，加重痉挛。该病症建议早期治疗，可取得良好的效果，发病半年以上者，疗效不佳。

4. **典型案例分析**　陈某，男，64 岁，因"右侧肢体乏力 1 年半"来诊。2020 年 10 月因脑出血致右侧肢体偏瘫。患者右上肢屈肘肌、伸肘肌、屈腕肌的肌张力不同程度增高，Brunnstrom 分期：右上肢 Ⅱ 期，左手 Ⅱ 期，改良 Ashworth 肌张力分级：屈肘肌 1 级、伸肘肌 2 级、屈腕肌 2 级。肩手综合征：肩痛（＋）、手肿（－）、手痛（－）；肩关节半脱位（－）；感觉功能：浅感觉正常、深感觉正常、复合感觉正常。舌脉：舌淡红，苔薄，脉细。

中医诊断：中风恢复期，痉证。

西医诊断：脑出血恢复期，肌张力增高。

治法：疏通经络，缓筋解痉。

穴位：尺泽、大陵、天井、肩前。

选穴依据：①尺泽，手太阴肺经合穴，主治手指拘挛，伸缩疼痛，屈伸艰难。②大陵，既是手厥阴之筋结点，又是手三阴经筋交会，一穴可结手三阴之筋。针刺此穴可治"两手挛不收"。③天井，手少阳三焦经合穴，为三焦经天部之气的会合之处，与三焦经气的输布关系密切，具有调和气血阴阳、开闭散滞、舒筋利节的作用。④肩前，主治上肢瘫痪，肩关节周围炎，臂不能举，肩臂内侧痛。

操作方法：具体操作方法同上。

疗程：岐黄针疗法常规 1 个疗程 4 次，每周 2 次。

第 1 次治疗后，屈肘肌的肌张力明显好转，改良 Ashworth 评分 0 级；屈腕肌的肌张力好转，改良 Ashworth 评分 1 级。

第 2 次治疗后，伸肘肌的肌张力好转，改良 Ashworth 评分 1 级，被动活动时在末端有轻微卡顿感。

1 个疗程后，改良 Ashworth 评分上肢 1 级，被动活动无明显卡顿感，肩痛明显缓解。

总体来说，岐黄针作为一种新型的针具在松解软组织方面相对于普通针具有更好的疗效，适合上肢肌张力较高的患者，值得在临床中应用推广。

十、通元针法在上肢手功能康复中的应用

通元针法是赖新生教授所提出通督养神、引气归元一元二分法的简称，其不局限于一方一穴一术，病变虽多，而法归于一。通元法理论来源之一是《易经》与《黄帝内经》所蕴含的太极圆道思维与阴阳对立、统一、互化的辨证思维。通元针法以五脏背腧穴通督养神和腹部关元、气海、天枢、归来为主穴以引气归元，同时依据病情可配合开四关或配合五输穴，参以传统的针灸补泻手法。本法体现了循经取穴的精华，以脏腑神气为治疗中心，以任督二脉为调节全身阴阳的关键环节，蕴含赖氏针法处方和针药结合的独特学术思想，具有简单易行，适应证广，实用规范，疗效显著的特点。

（一）通元针法的理论依据

1. 通元针法的经络基础　督脉上头入脑，为天为元，脑为元神之府，督任二脉分别总督诸阳与总任诸阴。督脉阳气最盛，入络于脑，脑之神机依靠督脉。脑髓、脊髓神经的疾病治疗与康复均取决于"通督调神"大法；任脉阴气最盛，起源于肾，扶正固本、任养万物，需补虚、润养、充实、化生的虚证及具有衰疲、老化、枯萎、不振、断续等病理特征的症状与疾病，可采用引气归元治疗。

2. 经络治疗效应与循经取穴　从《黄帝内经》开始，医家对疾病的病理认识就已从局部联系到经络，体现出循经取穴的思想。《灵枢·邪气脏腑病形》曰："中于面则下阳明，中于项则下太阳，中于颊则下少阳，中于膺背两胁亦中其经。"说明邪之中人，以穴位为孔道，经络为病邪传入与证候出现的反应线。故凡传注受邪之疾可以循经取穴为准则。针灸辨证施治的特点决定了辨证循经取穴在针灸治疗中的主要地位。循经取穴以经络为依据，所谓"经络所过，主治所及"，腧穴的主治性能大部分和经脉的是动病、是所生病一致。例如足阳明大肠经病为主的鼻塞不通，牙痛而肿，近取迎香，远取商阳，一经之中，起处一针，止处一针，上下相应，远近兼顾，易于激发经气，疏通经络，使气至病所而病速愈。《素问·骨空论》曰："（督脉）别绕臀至少阴（肾经）与巨阳（足太阳）中络者，合少阴上股内后廉，贯脊，属肾。

与太阳起于目内眦，上额，交巅，上入络脑，还出别下项，循肩膊内，夹脊，抵腰中，入循膂，络肾。"

督脉行于人体背部正中，与肾脏、膀胱经紧密联系，上入脑络髓，调节诸脏神气与一身阳气；任脉循行于腹，与阴维脉交会，调节诸阴脉之间的气血平衡，为"阴脉之海"。二者同起胞宫，与脑紧密相连。通元针法采用背俞穴或华佗夹脊穴配合腹部穴位治疗临床各科杂病，正是立足于对脏腑阴阳之气不平衡的状态进行调节，在阴阳、表里、虚实、寒热辨证基础上的循经取穴方法。

3. 经穴治疗效应的优势　凡经穴均为脉气所发，是"神气所游行出入之所"和"气血出入之会"。正如《灵枢·九针十二原》所说："节之交，三百六十五会，知其要者，一言而终；不知其要，流散无穷。"其要即"非皮肉筋骨也"，是"脉气所发也"。经气多少及顺逆流注等机体状态是体现经穴治疗效应的时间和空间要素。如《灵枢·五邪》曰："邪在脾胃，则病肌肉痛，阳气有余，阴气不足，则热中善饥；阳气不足，阴气有余，则寒中肠鸣腹痛；阴阳俱有余，若俱不足，则有寒有热。俱调于三里。"此脾胃相关症，脾胃同主中焦，若升降失司寒热错杂，治之皆调于足三里，以复升降转枢之机。特定穴含有深刻的玄机，是构成经穴最基本主治性能与功效的经络治疗系统，经脉不同部位穴位时空网络的结构差异自然形成了治疗效应和主治功效的差异。特定穴特异有效又难以掌握，自成系统又归于经络。募穴为调节气机类用穴，八会穴为经络肢体类的用穴，背俞穴参与调节五脏功能和气机。

通元针法根据以上原理，阳不足者采用背俞穴通督养神，配合腹部穴位温针灸或隔姜灸，从阴引阳；阴不足者采用腹募穴引气归元，配合肾俞，膀胱俞等，从阳引阴。利用阴阳互根的原理，在四诊合参的基础上，针对不同疾病基础的两个方面调节阴阳，以达到阴平阳秘的目的。

（二）通元针法治疗中风病的机理

1. 中医理论基础　中风病为脑血管意外，病位在脑，发病与元神失养、神机失用相关。《素问·骨空论》曰："督脉……上额交巅上，入络脑。"《难经·二十八难》曰："督脉者，起于下极之俞，并于脊里，上至风府，入属于脑。"《灵枢·海论》曰："脑为髓之海，其输上在于其盖，下在风府。"杨上善注："胃流津液渗入骨空，变而为髓，头中最多，故为海也。是肾所生，其气上输脑盖百会穴，下输风府也。"津液进入骨骼间隙，化生为髓，肾主骨生髓。脑为髓海，盖由肾精的充盈所补充，从百会与风府输注入脑。肾精充盈使脑的功能得以正常发挥，而督脉则起传导作用。督脉与足太阳膀胱经并行，一者为阳脉之海，一者为阳中之阳经，相互渗灌，共济阳气，通脑达络。

基于以上机制，通元针法以阴阳立论，以调整阴阳平衡为重，旨在提升肾气与元神间的转化，认为阴阳之气乃人的立命之本，二气调匀则不受邪侵，重视阳气的温煦之功，并依据阴阳之气运动规律，引动二气而达到平衡。《素问·阴阳应象大论》曰："治病必求于本，本于阴阳。"通过任脉、督脉通调阴阳，以任、督二脉所蕴的阴阳二气，其以养为调，以养为治，注重养护元神，通过气机运化帮助机体进行自我调节修复。通元，既通肾元，又通元神。元为一，一分为二乃划阴阳，整阴合阳则元自通。

2. 现代医学理论基础　督脉与脊髓关联密切，现代解剖学对脊髓及神经部位和功能的划分与督脉均有类似之处。督脉行于脊正中线，经颈项部风府行入脑内，顺头部正中线上至百会，沿前额向下至素髎与水沟，其实质在风府与大脑皮层相连，分布于脊背正中与皮质脊髓束并行。大脑皮质脊髓束发源于大脑中央前回运动区，直接或间接终止于前角细胞，支配骨骼肌。可见两者走行高度重合，功能基本一致，督脉功能是脑部通过皮质脊髓束传达的外在反应。因此，督脉对脑及躯体四肢的调节作用是由神经传导功能辅助完成的。另外，诸多文献表明督脉在改善脑血流量、营养和修复神经元等方面可发挥较好的作用，对脑血管疾病及相应的神经功能损伤有较佳的治疗效果。

根据脊神经节段支配区域，皮节分布情况为 $C_{5\sim7}$ 支配上肢外侧部，$C_8\sim T_1$ 支配上肢内侧部，C_6 支配拇指，$C_{6\sim8}$ 支配手，C_8 支配环、小指；肌节分布情况为 C_4 支配斜方肌，C_5 支配三角肌、肱二头肌，C_6 支配伸腕肌群，C_7 支配肱三头肌、腕屈肌、指伸肌，$C_8\sim T_1$ 支配手内肌（尺神经支配肌）。夹脊穴从属于督脉和足太阳膀胱经，与脏腑密切相关，是体内脏腑与背部体表相连通的点，借助于气街路径与上下、左右、前后经脉之气沟通，从而夹脊穴成为督脉予足太阳经脉气的传输点。因此，针刺刺激华佗夹脊穴及背俞穴从神经解剖学及经络学的角度都可以促进中风后手功能的恢复。

（三）通元针法治疗中风后手功能障碍的处方及操作

通督养神组：百会、前顶、后顶、风府、心俞（双）、膈俞（双）、肝俞（双）、$C_4\sim T_1$ 华佗夹脊双。

引气归元组：印堂、水沟、气海、关元、天枢（双）、归来（双）、患侧肩髃、患侧肩前、患侧肩后、曲池、外关、合谷。

通督养神穴组与引气归元穴组隔日交替进行针刺。

具体操作：75% 乙醇常规消毒皮肤后，使用 0.30mm×25mm 无菌针针刺百会、前顶、后顶、印堂，其中印堂的针刺方向为针尖与穴位呈 15°～30° 角，沿皮下平刺 0.8 寸左右，使局部产生酸麻胀感，捻转速度约每分钟 200 次，每次行针 2 分钟，每间隔 5 分钟行针 1 次；水沟斜刺，针尖向上深 0.2～0.5 寸，针感局部胀痛即可；针刺风府时伏案正坐位，使头微前倾，项肌放松，向下颌方向缓慢刺入 0.5～1 寸；针尖不可向上，以免刺入枕骨大孔，误伤延髓。针刺心俞、膈俞、肝俞时轻轻进针，斜刺 0.3～0.5 寸；针刺 C$_4$～T$_1$ 华佗夹脊需斜刺 0.5～1 寸。使用 0.30mm×40mm 无菌针灸针，气海、关元、天枢、归来直刺 0.5～1.5 寸，肩髃直刺或沿三角肌向内下方斜刺 0.5～1.5 寸，肩前、肩后直刺 0.8～1 寸，曲池向少海方向刺入 1～1.5 寸，内关直刺 0.5～0.8 寸，合谷向后溪方向刺入 1～1.5 寸。

（四）案例分析

林某，女，50 岁，因 "左侧肢体活动不利 1 个月余" 入院。右侧大脑基底节区脑出血致左侧肢体活动不利。肌力试验（MMT）：左上肢近端 3 级，左上肢远端 3$^-$级。Brunnstrom 分期：左上肢Ⅲ期，左手Ⅲ期。改良 Ashworth 肌张力分级：右上肢 1 级，右手 1$^+$级。肩手综合征：肩痛（−），手肿（＋），手痛（−），肩关节半脱位（−）。舌脉：舌暗红，苔薄，脉细缓。

中医诊断：中风病 – 中经络（气虚血瘀）。

西医诊断：脑出血恢复期。

治法：益气活血通络。

穴位：通督养神组取百会、前顶、后顶、风府、心俞（双）、膈俞（双）、肝俞（双）、C$_4$～T$_1$ 华佗夹脊。

引气归元组取印堂、水沟、气海、关元、天枢（双）、归来（双）、患侧肩髃、患侧肩前、患侧肩后、曲池、外关、合谷。

通督养神穴组与引气归元穴组隔日交替进行针刺。

操作方法：嘱患者仰卧位，上肢放松置于身体两侧。75% 乙醇常规消毒皮肤后，使用 0.25mm×40mm 无菌针针刺。隔日交替取通督养神穴组与引气归元穴组，具体取穴方法、进针、行针操作同上文，共治疗 30 分钟，每天 1 次，每周 6 天，1 周为 1 个疗程，共进行 4 个疗程的治疗。

疗效：1 个疗程后，症状明显好转，MMT 示左上肢近端 4$^+$级，左上肢远端 4$^+$级。Brunnstrom 分期示左上肢Ⅴ期，左手Ⅴ期。改良 Ashworth 肌张力分级示右上肢 0 级，右手 0 级。肩手综合征示肩痛（−），手肿（−），手痛（−），肩关节半脱位（−）。

十一、中医特色疗法在上肢手功能康复中的应用及优势

（一）灸法在上肢手功能康复中的应用

灸法源于火，其性以热为用，汉代许慎《说文解字》云："灸，灼也，从火久声。"古人言灸主百病，具有温经通络、行气活血、消瘀散结、祛湿逐寒、回阳救逆、防病保健诸功效，清代吴亦鼎《神灸经纶·说原》云："夫灸取于火，以火性热而至速，体柔而用刚，能消阴翳，走而不守，善入脏腑。取艾之辛香作炷，能通十二经，入三阴，理气血，以治百病，效如反掌，学者不可不知也。"艾灸与针刺、药物、食治等其他中医传统特色疗法一样，都是一术多用，无病养生、有病疗疾以及病后调理，彼此之间并无严格界限，但皆须以中医理论为指导，顺应自然和生命规律。现代灸法，是以中医阴阳、脏腑、气血、经络等理论为指导，用艾卷或艾炷在身体某些特定部位上施灸，借其温热性能，通过经络的作用来调整人体生理功能的平衡，以达到温通气血、颐养脏腑、扶正祛邪、益寿延年目的的一种外治方法。《医学入门·针灸》载："药之不及，针之不到，必须灸之。"这说明灸法有其独特疗效。

施灸原料很多，其中以艾叶作为主要灸料。艾叶气味芳香，辛温味苦，容易燃烧，火力温和。《名医别录·中品》载："艾味味苦，微温，无毒，主灸百病。"干燥的艾叶，捣制后除去杂质，即可制成纯净细软的艾绒，以备应用。

近年来，灸法广泛运用于上肢手功能康复中，主要灸法包括温和灸、井穴麦粒灸、热敏灸、温针灸。下面将针对每种灸法应用进行简要介绍。

1. 温和灸　温和灸为悬起灸的一种，施灸时将艾条的一端点燃，对准应灸的腧穴部位或患处，距皮肤2～3cm，进行熏烤，使患者局部有温热感而无灼痛为宜，一般每处灸10～15分钟，至皮肤出现红晕为度。对于昏厥、局部知觉迟钝的患者，医者可将中、食二指分张，置于施灸部位的两侧，这样可以通过医者手指的感觉来测知患者局部的受热程度，以便随时调节施灸的距离，防止烫伤。

(1) 作用机制：温和灸是由经络腧穴与艾灸物理化学作用的有机结合，产生灸法的"温热""温补"和"温通"效应，可调整脏腑功能，促进人体新陈代谢，提高机体的免疫功能，对人体肌肉关节具有良性的调节作用。

(2) 临床应用：张秀红等通过观察针刺联合温灸督脉对中风后痉挛性偏瘫的治疗效果显示，温灸督脉具有舒筋缓急的作用，可抑制偏瘫侧痉挛状态，促进痉挛肢体运动功能的恢复。督脉主一身之阳气，为"阳脉之海"，可调节人体阴阳气血，通过温灸督脉，可补益气血，缓解中风后痉挛性偏瘫。张芙蓉等采用温和灸治疗乳腺癌

术后上肢淋巴水肿，结果显示温和灸治疗乳腺癌术后上肢淋巴水肿疗效显著，能够明显减轻患者患肢肿胀、自觉肿胀感，改善其生存、生活质量，值得临床推广。艾灸的药性可通过自身的热辐射及光辐射，产生周围的热刺激，从而改善局部血液与淋巴循环，加快炎性物质等消散吸收；同时，艾灸也可以增强改善身体的免疫作用，从而发挥抗感染、抗疼痛等疗效。张甜采用温和灸配合推拿治疗中风后肩手综合征，其治疗效果显示，温和灸配合推拿疗法对于改善患者上肢运动功能、减轻疼痛和改善日常行为活动能力方面优于对照组。

2. 井穴麦粒灸 井穴麦粒灸属于传统中医治疗方法中艾灸疗法的小艾炷灸范畴，是将艾绒制成形似麦粒般大小的梭形艾炷，且直接放在十二井穴所在部位的皮肤上施灸，以达到治疗目的的一种疗法。

(1) 作用机制：井穴，位于四肢末端，中医经络学说认为井穴为十二经脉间接之所，为根理论的"根"之所在，其内连脏腑，为气血流注的始末点，具有沟通阴阳、接气通经、开窍醒神之功。因此，麦粒灸以十二井穴为基础，通过艾叶调血理气的作用，并借助灸火的热力，对十二井穴的体表部位实施艾灸，发挥温通发散、调理气血、疏通经络、扶正祛邪的作用。

(2) 临床应用：郑秋菊等通过在普通针刺基础上加以十二井穴麦粒灸治疗中风后偏瘫，发现十二井穴麦粒灸能更好地缓解患者的肌肉痉挛，提高患者的日常生活能力。现代医学研究表明大脑皮层在手指的末端有投射区域，在皮层之间有相连的神经元，因此通过对井穴予以刺激，可反射性地提高与其相联系的神经元活性，从而改善脑血流量，延缓脑组织低氧状态。李梦娟通过麦粒灸治疗手骨关节炎的临床观察，发现麦粒灸可有效治疗手骨关节炎，其改善晨僵症状优于美洛昔康，对于疼痛的缓解较后者起效慢，随着疗程增加，其止痛效果逐渐增强，且不良反应少，安全性好，依从性高。龙睿等采用麦粒灸联合柔肝通络汤治疗中风后肢体痉挛，结果提示麦粒灸联合柔肝通络汤可降低中风患者肢体痉挛程度与神经缺损程度，提高肢体运动功能与日常生活能力，改善肌肉功能。

3. 热敏灸 热敏灸是选择热敏腧穴悬灸，激发透热、扩热、传热等经气传导，从而达到气至病所，显著提高疗效的一种新灸法。当悬灸某个腧穴时，被灸者会产生一种深透、远传等特殊的灸感。热敏灸感包括透热、扩热、传热、局部不（微）热远部热、表面不（微）热深部热、非热觉 6 类特殊灸感，并伴有舒适喜热感。热敏灸使用的艾条一般规格为直径 16～40mm；艾绒精度 1∶5～1∶8。

(1) 作用机制：热敏灸源于古法，创新于现代，以"腧学敏化""灸之要，气至而有效""辨敏施灸"三大灸疗新理论为基础，艾灸热敏点以激发人体经络反应，产生透热、扩热、传热、局部不（微）热远部热、表面不（微）热深部热、非热觉等6类特殊灸感，使经络疏通、经气传导，"气至病所"，从而大幅度提高灸疗效果。其具有温经散寒、行气通络、扶阳固脱、升阳举陷、泄热拔毒、消瘀散结、防病保健等功效。

(2) 临床应用：姚红通过观察热敏灸结合针刺治疗卒中后上肢痉挛的临床疗效，结果提示热敏灸结合针刺更有助于降低卒中患者上肢的痉挛程度，其中屈肘肌的疗效差异明显，屈腕肌、屈指肌疗效差异不显著；同时，结合热敏灸更有助于提高脑卒中后痉挛患者上肢运动功能。中医学认为中风后痉挛性瘫痪多由机体气血阴阳平衡失调、经脉痹阻不通、清窍失其濡养所致，热敏灸可发挥调和阴阳、疏通经络、醒脑开窍之功。张娟等采用热敏灸结合 PNF 技术应用于脑梗死后肩手综合征患者的治疗中，结果显示热敏灸结合 PNF 技术在改善中风后肩手综合征患者上肢运动功能、缓解患肢疼痛、提高日常生活活动能力等方面具有较好的改善作用，从而有效提高患者生活质量。卢荣等采用头针结合热敏灸辅助治疗急性脑梗死后手软瘫，结果显示治疗后头针结合热敏灸组的 Fugl-Meyer 评定量表评分及改良 Barthel 指数评分均优于对照组，可明显改善患者运动功能并提高日常生活活动能力。热敏灸可以使阳明充盛、气血充足，使上肢筋脉、关节得以濡养，手软瘫也得以逐渐恢复其正常功能。

具体操作方法：①探感定位。热敏灸以灸感定位法确定热敏腧穴。艾热距离体表约3cm，以传统腧穴定位为中心，在其上下左右范围内施以循经、回旋、雀啄、温和组合手法进行悬灸探查，热感强度适中而无灼痛，被灸者出现6类热敏灸感中的1类或1类以上的部位，即为热敏腧穴，不拘是否在传统腧穴的标准位置上。②辨敏施灸。辨敏施灸是通过辨别热敏腧穴的灸感特点，从而选取最优热敏腧穴施灸。选优原则按下列顺序：以出现非热觉的热敏腧穴为首选热敏腧穴；以出现热敏灸感指向或到达病所的热敏腧穴为首选热敏腧穴；以出现较强的热敏灸感的热敏腧穴为首选热敏腧穴。③量因人异。热敏灸时，每穴每次施灸时间以热敏灸感消失为度，因病因人因穴不同而不同，平均施灸时间约为40分钟，这是热敏腧穴的最佳个体化表现。④敏消量足。只要与疾病相关的热敏腧穴存在，就需要进行疗程施灸，直至所有与该病证相关的热敏腧穴消敏，这是治疗该病证的充足疗程灸量。

4. 温针灸　温针灸是针刺与艾灸结合应用的一种方法，是在将毫针刺入腧穴后，得气后或给予适当的补泻手法而留针时，将艾条或者艾绒放置于针柄后点燃，燃尽后除去灰烬，将针取出。温针灸适用于既需要留针又适宜艾灸的病证。

(1) 作用机制：温针灸是将艾灸燃烧后的热能通过针灸针传入腧穴，既有针刺的疏通经络，调和阴阳，以畅气血运行之通道作用，又有灸法的温经散寒，与消瘀散结的作用。

(2) 临床应用：杨秀翠等观察电针疗法联合温针灸疗法治疗脑卒中后并发肩手综合征的临床疗效，结果显示，经治疗后，患者在中医证候评分、Fugl-Meyer 评分、视觉模拟量表（VAS）评分方面的比较上，电针联合温针灸疗法组的评分下降程度大于对照组，提示电针疗法联合温针灸疗法治疗卒中后并发肩手综合征的疗效明确，且能够有效改善患者的疼痛与功能障碍情况。冷福玉等回顾了温针灸治疗乳腺癌术后淋巴水肿的现状，提示运用温针灸的方法治疗上肢淋巴水肿，效果可能优于单用针刺或艾灸治疗。温针灸对于缓解乳腺癌术后上肢水肿具有独特优势。在相关研究中发现，在试验组加用艾灸治疗后，对于减轻水肿程度、改善肩关节活动障碍、减轻患肢疼痛感以及提高生活质量方面都明显优于不加艾灸治疗的患者。张泽胜等以温针灸刺激曲池、外关、阳陵泉、足三里等治疗类风湿关节炎 45 天后，其治愈率和总有效率均优于针刺治疗者。芦艳平将单纯温针灸阿是穴应用于风湿寒性关节痛的治疗中，30 天后其疗效显著优于口服双氯芬酸钠者。

5. 火龙罐综合灸　火龙罐用具不同于传统火罐，它是由玄石加紫砂混合烧制而成，罐体内点燃地道药材蕲艾制成的艾柱，生发纯阳之性，如火龙之口驱寒、除湿、化瘀、通络，因此取名"火龙罐"（图 3-34）。火龙罐综合灸是集推拿、刮痧、艾灸于一体的创新中医特色疗法，通过手法将三种传统中医疗法完美结合，达到 1+1+1 ＞ 3 的疗效。避免了刮痧及负压走罐的疼痛感，以及传统火罐造成血瘀栓塞的副作用，即刮即化即消，几乎无痛。

(1) 作用机制：火龙罐的治疗包括点、震、叩、碾、推、按、拨、揉八种推拿手法，兼以艾灸的近红外光辐射的电磁波和光电的化学作用。治疗时，手持火龙罐作用于皮肤组织，配合推拿、按摩、艾灸、刮痧、点穴，熨烫等传统中医疗法，从而改善皮肤呼吸、加快血液循环、扩张毛细血管、增加汗腺分泌、改善微循环、促进炎症吸收、活血化瘀、抗氧化等作用。

（2）临床应用：曾秋霞等人用火龙罐疗法改善脑卒中后肩手综合征的患者症状，结果显示，通过多种施罐手法温热效应，红外辐射效应和药物渗透等作用的叠加可直达病所，显著减轻患肢疼痛和肿胀程度，提升患肢肌力和运动功能，利于临床应用。刘海兰等人用火龙罐综合灸法在脑卒中后肩手综合征 I 期患者中的应用效果，经治疗后，用视觉模拟量表（VAS）、掌指关节围度得分、Fugl-Meyer 评估（FMA）上肢运动功能评分，疼痛 VAS 评分、掌指关节围度得分均低于对照组，上肢 FMA 评分高于对照组提示火龙罐综合灸法用于治疗脑卒中肩手综合征 I 期患者能够明显

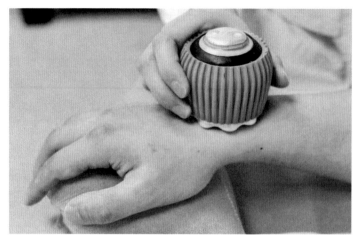

图 3-34　火龙罐

改善患者患处疼痛、肿胀、上肢运动功能，效果优于常规艾灸治疗。与常规艾灸法治疗相比，采用火龙罐综合灸法治疗肩手综合征Ⅰ期患者，更有效地减轻患者肢体疼痛及手部肿胀，提高上肢运动功能，且临床疗效较好。同时，火龙罐综合灸法可有效减轻传统火罐、刮痧、推拿的疼痛感，提高患者的舒适性及安全性，患者易于接受，值得临床推广。

（二）刺络放血在上肢手功能康复中的应用

刺络放血疗法是一种通过针具对人体浅表小静脉、特定腧穴、病灶处或病理反应点进行针刺，并放出适量血液，用以治疗疾病的中医传统方法。刺络放血疗法最早文字记载于《黄帝内经》，又称"针刺放血疗法""刺络法"，是指用三棱针、锋针、粗毫针或小尖刀等工具刺破人体浅表脉络、阳性反应点或浅表小静脉，放出少量血液以外泄内蕴毒热，从而治疗疾病的一种方法。

1. 作用机制　《黄帝内经》中刺络放血疗法重点应用于血瘀实证，主要适应证包括发热、癫狂、痛证、疟疾等十多种疾病。其作用主要包括祛邪解表、泄热开窍、祛瘀通络、排脓消肿等。但是，在《黄帝内经》中并没有明确指出虚证不可刺络放血。《素问·三部九候论》曰："必先度其形之肥瘦，以调其气之虚实，实则泻之，虚则补之。必先去其血脉，而后调之，无问其病，以平为期。"这一条文认为虚证患者也可以应用刺络放血，其目的在于先祛除血脉中壅滞之瘀血，而后运用其他方法进行补虚治疗，以期阴阳平衡。另外，《黄帝内经》在治疗五脏虚证时强调通过循经取穴来应用刺络放血。如《素问·脏气法时论》曰："脾病者，身重，善肌肉痿，足不收，行善瘛，脚下痛；虚则腹满肠鸣，飧泄食不化，取其经，太阴阳明少阴血者。"综上，刺络放血疗法的治病机制主要是"宛陈则除之"。通过刺络放血祛除病因或者病理产物，以疏通经络，调和阴阳。此机制不只适用于实证、血瘀证、热证等，在治疗某些久病顽疾、虚证时也具有出人意料的显著效果。

2. 临床应用　韩氏治疗 90 例发病在 7 天以内的脑梗死患者，头针加十二井穴组采用药物常规治疗加头针，同时给予十二井穴刺络放血，左右肢体交替，前 1 周每天 1 次，随后隔天 1 次，共 10 次。治疗前后采用 Fugl-Meyer 评定、Barthel 指数评分进行评定，结果显示头针配合十二井穴刺络放血疗法治疗急性脑梗死患者有效率为 97%，有效改善了早期运动功能，促进了神经功能的恢复。刘氏将 80 例中风后伴有一侧运动功能障碍的患者分为两组，对照组以手足阳明、少阳经穴为主，配以少阴、督脉经穴进行针刺治疗；治疗组在针刺同时选取头部、胸部和背部三个部位阿是穴以及曲泽、委中、十宣、十二井穴等穴，以采血针散刺、抽气拔罐，出血即停。治疗 30 天，治疗前后用 Fugl-Meyer 量表评价患者运动功能，治疗组优于对照组。李氏治疗 75 例脑卒中患者均不能完成手指集团运动，治疗组在十宣处点刺出血 3～5 滴，隔 2～3 天治疗 1 次。对照组取八邪针刺得气后接电针仪，留针 30 分钟，每周治疗 6 次，均治疗 2 周。参照上田敏评定法对治疗前后手指集团屈曲、伸展等功能进行评定，结果治疗组改善手指集团功能优于对照组。申氏采用轻点刺络法联合常规针刺治疗脑卒中后肢体偏身感觉障碍，治疗后应用简式 Fugl-Meyer 平衡量表评估患者四肢感觉状况，采用 Lindmark 法评估患者感觉障碍，改良 Barthel 指数评估生活质量，结果显示轻点刺络法联合常规针刺治疗脑卒中后偏身感觉障碍临床疗效显著，能够显著改善患者感觉障碍，并提高其生活质量。单氏采用刺络拔罐法治疗卒中患者上肢痉挛，提示刺络拔罐治疗卒中患者上肢痉挛疗效显著，刺络拔罐能有效降低肌张力，刺络拔罐联合传统电针能更好地改善上肢的自主运动功能。

（三）蜂针疗法在上肢手功能康复中的应用

蜂针疗法是医者以镊子夹持蜜蜂，在中医学针灸理论的指导下，使蜜蜂尾部蛰针螫刺人体相应腧穴，将蜂毒的药理作用与穴位的治疗作用相结合的一种疗法。其手法有活蜂经穴螫刺法、蜂针经穴直刺法、蜂针循经散刺法。

1. 作用机制　蜂针作为一种自然疗法，既发挥了蜂毒的抗炎、抗肿瘤、镇痛、降血压、抗菌等药理作用，也通过蜜蜂的尾后针在腧穴上的螫刺发挥了经络、腧穴的特异性治疗作用。国内外研究发现蜂针中含有的蜂毒肽、蜂毒明肽、磷脂酶 A2、肥大细胞脱颗粒肽等具有明显的抗炎作用，同时还能产生温煦作用。蜂针治疗时，通过穴位的刺激和蜂毒的药理作用，达到温经通络、攻邪治病的效果。

2. 临床应用　张晓娜等采用蜂针联合康复训练治疗脑卒中后肩手综合征，评估治疗前后的肩手综合征评估量表（SHSS），水肿程度、疼痛视觉模拟评分（VAS）和上肢 Fugl-Meyer 功能量表（FMA）评分，检测两组治疗前后血浆 CGRP、BK 和 SP 水平，结果显示卒中肩手综合征 I 期患者使用蜂针联合康复训练治疗，可以明显缓解患者的疼痛、肿胀和上肢活动功能障碍等临床症状，临床疗效显著，蜂针联合康复训练治疗的作用可能与血浆 CGRP 含量水平的升高以及血浆 BK 和 SP 水平降低有关。《黄帝内经》记载"蜂螫有毒可疗痉"。因此临床上常以蜂针疗法治疗类风湿性关节炎，且均取得了非常好的疗效。陈世云等把 120 例类风湿关节炎患者随机分为蜂针组和西药组，研究结果显示，患者的晨僵时间、关节疼痛指数、关节肿胀指数、双手握力等指标均较治疗前明显改善，实验室检查的各项指标也显著降低，与药物组相比，各指标均无明显差异，表明蜂针疗法的疗效与药物处于同一水平。应聪等将 120 例肩关节周围炎患者随机分为蜂针疗法观察组和针灸联合按摩疗法对照组，发现在功能锻炼的基础上采用蜂针疗法，患者简化 McGill 疼痛量表的 3 个维度及总分均低于对照组。治疗后观察组除肌力外，其他指标评分和总分均高于对照组。观察组治疗后疼痛、日常生活活动、肩关节活动度和总分、运动功能的改善情况均优于对照组。表明蜂针疗法具有更好的镇痛效果，能很好地缓解患者疼痛，同时能显著改善关节的活动度，改善关节功能，提高患者活动度。

（四）穴位注射疗法在上肢手功能康复中的应用

穴位注射疗法即腧穴注射法，又称"水针"，是根据所患疾病，选用某些中西药物注入人体有关穴位，以充分发挥穴位和药物对疾病的综合作用，从而防治疾病的一种方法。穴位注射疗法形成于二十世纪五十年代初期，历时 60 余年，开始于现代医学"注射"的方法，是在针灸疗法与现代医学封闭疗法相结合的基础之上，根据经络理论和药物治疗原理发展起来的一种治疗方法，是中西医结合的案例之一，也是刺法灸法学的重要组成部分。

1. 作用机制　穴位注射疗法以中医学理论为指导，将注射用针刺入穴位后运用提插手法，使其得气，回抽针芯，无回血时将药物注入穴位，从而将穴位、针刺、药物三者的作用结合起来。穴位注射通过针刺和药物的双重作用，激发经络穴位，充分发挥经穴和药物的综合效应，调整和改善机体功能与病变组织的病理状态，使体内的气血畅通、阴阳调和，达到防治疾病的目的。一方面，针刺和药物作用直接刺激穴位产生了一定的疗效；另一方面，穴位注射后，药物在穴位处存留的时间较长，可增强和延长穴位注射的治疗效果。

2. 临床应用　朱久宇治疗 60 例中风后上肢小关节功能障碍者，每组 30 例，两组均接受中风后基础药物治疗及针刺治疗，观察组在对照组基础上加予穴位注射治疗，穴位选取：①曲池、内关、合谷，②手三里、外关、中渚，注射液选用单唾液酸四己糖神经节苷脂注射液，每支 2ml，10mg，2 组腧穴隔日交替进行，每周连续治疗 6 天，共治疗 4 周，记录患者治疗前后的上肢运动功能评分（FMA）、改良的 Barthel 指数、手部活动功能 Brunnstrom 分级评定、临床神经功能缺损评分（CSS）上肢部分，并统计分析两组的疗效。结果显示穴位注射疗法结合康复训练治疗中风后上肢小关节功能障碍临床疗效更显著，可明显提高 FMA 评分、提升 MBI 指数、提高手部 Brunnstrom 评分，可有效改善患者上肢小关节功能。王哲等比较穴位注射配合康复治疗与常规针刺对改善中风后肌痉挛的效果，穴位选取天府、侠白、阴市、梁丘、伏兔、合阳、承筋、承山，注射液选用 1ml 利多卡因注射液，每个穴位注射剂量 0.25ml，隔天 1 次，3 次 1 疗程，连续治疗 3 个疗程。结果统计显示，穴位注射配合康复治疗在改善中风后肌痉挛及改善患者的生活质量上优于对照组。宋春英等采用穴位注射配合放血疗法治疗中风后肢体麻木无力，对照组患者采用常规的针刺治疗，观察组采用放血疗法配合穴位注射治疗，两组均进行康复治疗，比较治疗前后两组麻木症状积分及 Fugl-Meyer 感觉评分，同时比较两组的临床疗效。穴位选取合谷、手三里、外关、曲池、血海、三阴交、丰隆、阳陵泉、足三里、伏兔，注射液采用甲钴胺注射液，每穴注入 0.5ml，每次选取上下肢穴位 2～3 处交替注射，每天 1 次，连续 6 天，共治疗 4 周。治疗结果显示：穴位注射配合放血疗法治疗中风后肢体麻木无力优于对照组，可有效改善患者肢体麻木无力、感觉障碍等临床症状。

（五）推拿疗法在上肢手功能康复中的应用

推拿疗法，是医者运用自己的双手，作用于病患的体表、受伤的部位、不适所在、特定的腧穴、疼痛部位，采用推、拿、捏、提、揉、点、拍等手法，以期达到疏通经络、推行气血、扶伤止痛、扶正祛邪、调和阴阳的疗法。

1. 作用机制　推拿手法可以刺激肌肉组织内的血管感受器及末梢神经，可以使交感神经兴奋性明显下降，使得血管紧张度下降，周围血管扩张，从而增加血液供应和改善局部血液循环促进代谢产物转运和分解。推拿具有疏通经络、行气活血、舒筋缓急、调利骨节、补肾益气等作用。

2.临床应用　李露等采用平衡舒筋推拿法治疗中风后痉挛性瘫痪患者，观察组在一般治疗及现代康复治疗基础上加以平衡舒筋推拿手法，连续治疗 5 天，共治疗 6 周，结果显示推拿组患者在治疗后其改良 Ashworth 痉挛量表评分下降、Brunnstrom 评分升高及 Barthel 指数升高均优于对照组，提示平衡舒筋推拿手法结合现代康复疗法可改善中风后（脑出血恢复期）痉挛性瘫痪患者的肢体痉挛程度、运动功能及日常生活能力，是治疗中风后（脑出血恢复期）痉挛性瘫痪的有效方法。赵文霞等分析推拿治疗对乳腺癌术后上肢淋巴水肿患者的有效性及患者生存质量测定量表简表（QOL）评分的影响。治疗从患者远心端到近心端以拿揉法对患侧上肢进行松解，按压时间为 10～15 分钟，完成后沿患者手厥阴心包经循行方向，按照由上而下的顺序进行推揉，反复 5 次后取穴中冲、间使、内关、天泉、大陵和劳宫等进行按揉，各穴位按揉时间 1～3 分钟，每天 1 次。1 周为 1 个疗程，治疗 4 个疗程。结果显示观察组总有效率明显高于对照组，观察组肿胀、疼痛、活动受限、无力、麻木和皮肤硬化等症状评分均低于对照组，两组治疗后 ROM 和压痛评分均有所改善，观察组 ROM 评分高于对照组，而压痛评分低于对照组，观察组 QOL 评分显著高于对照组，提示乳腺癌术后上肢淋巴水肿患者给予推拿治疗可提高疗效，改善关节活动度和减少压痛程度，改善患者生存质量并促进患者症状恢复。张全锋选取脑梗死后上肢痉挛性偏瘫患者 204 例，对照组行常规康复训练干预，研究组在对照组的基础上行推拿点穴干预。观察两组患者干预前、干预后 1 个月（干预后）手功能、肌张力、上肢运动功能。结果显示：干预后两组患者手功能［手指活动范围（AROM）、最大伸展角度（MAE）、最大屈曲角度（MLE）］、上肢运动功能（FMA 评分、STEF 评分）均显著提高，且研究组手功能、上肢功能各项评分及差值均高于对照组（$P < 0.05$）。干预后两组患肩关节 MAS 评分、肘关节 MAS 评分均显著降低，且研究组显著低于对照组（$P < 0.05$）。研究组治疗前后肩关节 MAS 评分、肘关节 MAS 评分差值均显著大于对照组（$P < 0.05$）。这提示推拿点穴疗法辅助治疗脑梗死后上肢痉挛性偏瘫能显著改善手功能，提高上肢运动功能，缓解肌张力。

（六）穴位埋线疗法在上肢手功能康复中的应用

穴位埋线疗法是在传统针刺疗法基础上发展起来的一种穴位刺激方法，它是在中医学的脏腑、经络、气血等基础理论的指导下，把羊肠线、胶原蛋白线或高分子聚合物线（PGA 或 PGLA 线）埋植在相应腧穴或特定部位中，利用线体对穴位的持久性刺激作用来防治疾病的方法。该方法的临床意义在于，穴位埋线疗法集多种方法、多种效应于一体，整个过程不仅包含了现代医学的羊肠线液化、吸收过程中产生的化学刺激，而且还包括了中医学的刺血、留针（埋线）、穴位封闭、针刺及机体组织损伤等多种刺激效应，具有操作简便、疗效显著、创伤较小、不良反应小、患者依从性好等优点，弥补了一般针刺治疗作用时间短、疗效不持久、不易巩固疗效的缺点，充分体现了《灵枢·终始》所言"久病者，邪气入深，刺此病者，深内而久留之"的中医治则思想。

1. 作用机制　穴位埋线是以传统的针具和针法为基础，是传统医学针灸中的一部分，具有平衡阴阳、协调脏腑、调和气血、疏通经络的作用。现代研究资料表明埋线疗法可以通过对各类神经递质、免疫细胞、细胞因子合成和释放的影响，酶活性的调节及细胞表面受体、疾病相关基因表达的调控达到对疾病的治疗作用。

2. 临床应用　朱新汉等应用穴位埋线联合神经肌肉电刺激治疗中风后上肢肌痉挛，并用改良 Ashworth 分级法（MAS）、简化 Fugl–Meyer 运动功能评定（FMA）和伸肘活动时肱二头肌表面肌电图（sEMG）的肌电信号均方根植（RMS）评价治疗的有效性。穴位埋线在患侧取穴：臑会、消泺、曲池、外关。具体操作方法：患者取卧位或坐位，局部常规碘伏消毒，镊取一根"2–0"胶原蛋白线，放置在一次性使用埋线针针管的前端，左手拇、示指捏起或绷紧进针部位皮肤，右手持埋线针刺入穴位内，达到应有深度得气后，一边慢推针芯，一边将埋线针慢拔出使胶原蛋白线埋植在穴位的皮下组织或肌层内，针孔处贴创可贴或输液贴，每 2 周 1 次，3 次为 1 个疗程。结果显示，穴位埋线联合神经肌肉电刺激治疗能显著降低中风后上肢痉挛肌肌张力，改善肢体运动功能，促进康复进程。赵彬等将 90 例脑卒中后肩手综合征患者随机分为埋线组、电针组和康复组，每组 30 例。3 组患者均给予康复训练治疗，针刺组给予常规电针治疗，埋线组予以颈部双侧星状神经节埋线治疗。治疗 1 个疗程后，采用证候总积分、视觉模拟评分、FCA 评分对患者治疗前后症状改善，上肢疼痛及综合功能进行评价，并比较两组临床疗效。结果显示，治疗后，3 组患者的证候总积分、VAS 评分、FCA 评分均较治疗前显著改善，且埋线组均优于电针组及康复组（$P < 0.05$）。埋线组总有效率达 92.50%，电针组 80.00%，康复组 75.00%。提示星状神经节埋线结合康复训练对脑卒中后肩手综合征患者有显著疗效，其疗效优于电针组及单纯的康复训练治疗。杨杏萍采用背腧穴埋线联合康复训练治疗脑卒中后上肢痉挛，研究指出，背腧穴埋线法联合康复训练对脑卒中后上肢痉挛具有显著疗效，能够缓解肌痉挛，提高上肢运动功能，改善日常生活能力，具有简便价廉，作用持续时间长等特点。

（七）中药外治法在上肢手功能康复中的应用

中药外治法主要包括中药熏蒸、中药湿热敷和中药外洗。中药外治法是通过提高表皮温度从而扩张毛细血管，促进循环代谢，将中药有效成分渗透到患病处发挥疗效。①中药熏蒸主要有两种：一是传统熏蒸法，把药放在器具里（不锈钢的、瓷的、瓷砂的），加水煮沸，找好合适的姿势躺在木架子上进行炭火熏蒸，把要蒸熏的部位放在器具以上用蒸汽熏蒸，注意避免烫伤，熏蒸时间 20～30 分钟；二是现代熏蒸法，采用熏蒸床，全自动人性化设计。②中药湿热敷：选用合适的中药组成，加热至合适温度后敷于身体局部。③中药外洗：将中药方煎煮后外洗或浸浴身体局部。

1. 作用机制　中医外治法由来已久，早在清代吴师机《理瀹骈文》中有记载："外治之理，即内治之理；外治之药，亦即内治之药，所异者法耳。"现代临床研究认为，皮肤是人体最大的器官，具有分泌、渗透、吸收等功能，中药外治法即通过药力和热力的协同作用，使药物透皮吸收，直达病所，对局部经络、穴位的刺激，以达到疏通经络、活血化瘀止痛、祛风散寒、温阳利水等作用。

2. 临床应用　孙瑞丽等在常规治疗基础上加以中药熏蒸以观察其对脑卒中后上肢肌肉痉挛的临床疗效，熏蒸方药物组成：当归 30g，川芎 30g，白芍 30g，红花 15g，鸡血藤 30g，透骨草 30g，伸筋草 30g，刘寄奴 15g，苏木 30g，乳香 20g，没药 20g，桂枝 15g。每剂草药煎取药液 400ml，包装密封为 2 袋，每袋 200ml。应用熏蒸床：将煎制好的中药药液倒入水槽，让患者平躺在熏蒸床上，将外衣脱掉，暴露出上半身皮肤，用毛巾围住患者的脖颈处，设定舱内温度在 40℃，每日 1 次，每次 30 分钟。结果显示中药熏蒸结合常规康复治疗在改善脑卒中后上肢肌肉的痉挛状态、上肢运动功能及提高患者日常生活能力方面优于常规治疗组。刘永明等采用中药外敷联合淋巴引流技术治疗并配合局部肢体功能锻炼治疗乳腺癌术后上肢水肿，共治疗 3 周后，通过测量双臂臂围差值、疼痛程度、患者生活质量评分评价临床疗效。结果显示中药外敷联合组左右臂围差值、VAS 评分明显低于对照组，总有效率明显高于对照组，同时，中药外敷联合组的生活质量评分明显高于对照组。梁喜章回顾性分析了院内骨科 42 例因肱骨近端粉碎性骨折行 PHILOS 钢板手术治疗，术后 2 周配合中药外洗患者的临床资料。Neer 分型：Ⅱ型 18 例、Ⅲ型 24 例；手术前及术后 2 周、1 个月、6 个月、12 个月复查 X 线，并采用 Constant-Murley 评分表评估肩关节功能恢复情况。外洗方采用自拟中药方煎煮外洗，具体方法如下：桑枝 30g，葛根 30g，伸筋草 30g，透骨草 30g，羌活 30g，秦艽 30g，海桐皮 30g，桃仁 15g，三七 15g，红花 15g，艾叶 30g。将以上中药打粉，再倒入 2000ml 水浸泡煮沸，倒入药盆，取纱布浸染汤剂，先敷后洗，每日早晚各 1 次，每次约 20 分钟，连续外洗 2 周。结果显示：42 例骨折均获得愈合，未出现内固定失败、断端不愈合等并发症，术后 12 个月肩关节 Constant-Murley 功能评分优良率：Neer Ⅱ型为 88.90%（16/18），Neer Ⅲ型为 83.30%（20/24），总优良率为 85.70%（36/42）。术前与术后 1 个月 Constant 评分比较，具有显著差异（$P < 0.05$），术后 1 个月与 6 个月、6 个月与 12 个月 Constant 评分比较，不具有显著差异（$P > 0.05$）。结论提示：中药外洗联合 PHILOS 钢板内固定治疗肱骨近端粉碎性骨折，可获得较满意的早期临床效果。

第二节　现代康复治疗技术

一、物理治疗

（一）概念

物理因子疗法，简称"理疗"，用自然界中或人工制造的物理因子作用于人体，以治疗与预防疾病。物理因子种类很多，用于康复治疗有两大类：一是利用大自然的物理因素，有日光、空气、海水、温泉及矿泉等疗法；二是应用人工制造的物理因素，有电疗、光疗、超声波、磁疗、热疗、冷疗、水疗、压力疗法、牵引疗法及生物反馈等治疗方法。针对性地合理综合运用各种物理治疗，可以有效改善上肢与手部的功能障碍，促进患者康复。

（二）常见的物理因子疗法及治疗作用

1. 电疗法　电疗法分为低频、中频、高频三大类，此外还有直流电疗法和静电疗法。

2. 光疗法　光疗法分为紫外线、红外线、激光。紫外线的治疗作用包括杀菌、消炎、止痛、促进创面愈合等。红外线提供的热能还能改善软组织的弹性，帮助减轻术后粘连，促进瘢痕软化，减轻瘢痕挛缩等。激光在治疗无痛伤口时，刺激成纤维细胞，增加胶原蛋白，在治疗增生性瘢痕时，通过改变亢奋的细胞机制，导致瘢痕减少。

3. 超声波疗法　超声波疗法可使坚硬的结缔组织延长、变软，可用于软化瘢痕、消散粘连。横纹肌对超声波较敏感，治疗剂量的超声波可降低挛缩肌肉的张力，使肌纤维松弛而解除痉挛。

4. 磁疗法 在磁场的作用下，血管扩张，血流加快，血液循环改善，为创面提供更多的血液，提供更多的营养物质和氧。

5. 蜡疗 石蜡本身的油质和其冷却凝固时对皮肤的压缩，可使皮肤保持柔软、弹性，对瘢痕、肌腱挛缩等有软化及松解作用，并可减轻因瘢痕挛缩引起的疼痛。

6. 体外冲击波治疗 体外冲击波是一种通过物理学机制介质（空气或气体）传导的机械性脉冲压强波，该设备将气动产生的脉冲声波转换成精确的弹道式冲击波，通过治疗探头的定位和移动，可以对疼痛发生较广泛的人体组织产生良好的治疗效果。

（三）物理治疗对上肢与手的治疗作用

(1) 兴奋神经－肌肉作用，提高上肢与手的肌力。应用各种技术参数的低、中频电流，如间动电流、干扰电流、调制中频电流，能引起运动神经及肌肉兴奋，用于治疗周围性神经麻痹及肌肉萎缩，或用于增强肌力。

(2) 镇痛作用。疼痛是一个极为复杂的问题，既是一种物质现象，又是一种精神现象。引起疼痛的原因很多，损伤、炎症、缺血、痉挛、肌力不平衡、反射性乃至精神因素，均可引起疼痛。

炎症性疼痛以抗炎性治疗为主；缺血性和痉挛性疼痛宜用温热疗法，改善缺血，消除痉挛；神经痛、神经炎应用直流电导入麻醉类药，以阻断痛觉冲动传入，或应用低、中频电疗法，以关闭疼痛闸门，激发镇痛物质释放。当然，应用物理因子镇痛，与因子的选择，采用的方法、剂量、治疗部位等有密切关系，要结合患者的具体情况认真研究，有的放矢，方能取得理想效果。

(3) 消炎作用。皮肤、黏膜、肌肉、关节，乃至内脏器官，由于各种病因引起的急慢性炎症，都是理疗适应证。对于急性化脓性炎症，表浅者可应用紫外线照射或抗生素离子导入治疗；对于慢性炎症，则可采用温热疗法、磁场疗法或低、中频电疗法。

(4) 软化瘢痕、消散粘连作用。石蜡疗法、超声波疗法、碘离子导入疗法，可以改变结缔组织弹性，增加延展性，常用于治疗术后瘢痕和组织粘连，有明显的软化瘢痕和消散粘连的作用。

(5) 减轻肿胀，促进上肢与手部的淋巴循环。空气压力波治疗可有效改善肢体创伤后水肿、肢体淋巴结水肿、截肢后残肢水肿、肢体静脉水肿、肢体动脉缺血引起的水肿。

(6) 抗菌作用。紫外线以杀菌作用著称。杀菌效力最强的光谱为 254～257nm，对金黄色葡萄球菌、枯草杆菌、铜绿假单胞菌、炭疽杆菌、溶血性链球菌等均有杀灭作用。

(7) 促进损伤神经功能恢复、改善上肢与手的血液循环及营养供给。

(8) 促进手与上肢局部皮肤伤口的愈合。

（四）注意事项

(1) 熟悉掌握各类物理因子疗法的适应证和禁忌证。

(2) 严格规范物理因子疗法的操作以及操作流程。

(3) 物理治疗要针对性地依据病程发病机制来选择。

(4) 物理治疗的剂量要根据患者治疗时的反应进行个体化调整。

(5) 治疗前检查患肢皮肤情况。

(6) 治疗过程中应注意观察患肢的肤色变化情况，并询问患者的感觉，根据情况及时调整治疗剂量，及时处理突发状况。

二、体位摆放技术

（一）概述

发病早期卧床的患者主要表现为肌肉松弛，肌张力低下，不能进行自主性的运动，并且可能伴随有肢体水肿及压疮等现象。

以脑血管意外迟缓期的患者在床上的病态体位为例，通常：头部轻微向患侧曲屈，面部转向健侧；肩胛骨后撤，但肘关节处于伸展位，前臂旋前；下肢处于外展、外旋位；膝关节呈过度伸展位；踝关节呈跖屈内翻位，整个患侧躯干明显向后旋转。患侧肢体关节活动度基本不受限，但会有一些肌张力轻微升高的现象出现。此阶段的患者不能完成向健侧的翻身动作，不能独立维持坐位，容易向患侧方向倾斜并跌倒，不能完成站立和行走动作。

因此发病早期应及早进行良好体位的摆放，这将有助于预防或减轻痉挛，预防水肿，维持关节活动度并防止关节出现挛缩现象。

（二）床上体位摆放

1. 仰卧位　正确的仰卧位体位摆放需注意不在患者足底放置任何东西，否则将增加不必要的伸肌紧张。因仰卧位易受紧张性颈反射和迷路反射的影响，异常反射最强，产生伸肌痉挛的趋势也最大，即肩胛骨将处于后撤位，下肢出现伸肌痉挛。另外，骶尾部、足跟、外踝等处发生压疮的危险性也会增加。因此，此体位不宜长时间采用。患者应尽快学会在侧卧位下进行休息。

2. 健侧卧位　即健侧在下方的一种侧卧位。患侧上肢应尽量向前方伸展。肘关节伸展，胸前放一软枕。患侧的下肢处于自然的半屈曲位且置于枕上即可。为防止患者由于躯干稳定性差而出现向后倾倒的半仰卧位，可在患者身后放置软枕，以帮助患者维持侧卧位。

3. 患侧卧位　此法是最适合偏瘫患者的体位，可增加对患侧躯干的感觉输入，同时可起到缓慢牵拉患侧躯干肌肉及缓解痉挛的目的。另外，在上方的健侧手臂仍可进行自由活动。但对于上肢或手部骨折的患者，应该避免此体位以防止对损伤部位造成挤压引发二次损伤。

（三）坐位

1. 床上坐位　髋关节屈曲近乎直角，脊柱伸展，用足够的枕头牢固地叠加起来支持背部，帮助患者达到直立坐位，头部无须支持，以便患者学会主动控制头部的活动，在患者前方放置桌子，使患者双手交叉放在上面，以抵抗躯干前屈。此坐位不宜时间过长，否则将会从原坐位滑下而变成半仰卧位导致伸肌张力的升高。

2. 上坐位　正确的坐姿及保持的方法应为躯干尽量靠近椅背，臀部尽量靠近轮椅的后方，患侧髋、膝、踝关节尽量保持90°以上。为防止躯干下滑而造成患侧下肢伸肌张力的升高，治疗师可将患者头部和躯干前屈，以促进轮椅坐位的维持；也可在患者背后放置枕头或木板以促进躯干的伸展，患侧上肢放在扶手上或双手交叉放在身前的桌子上，保持肩胛骨向前伸展。

3. 上坐姿调整　治疗师站立于患者患侧的前方，固定其膝部，指示患者双手交叉前伸，躯干尽量前屈，治疗师双手将患者臀部抬起，然后把患者在轮椅上向后方移动，使其尽量靠近轮椅坐垫的后方，并使髋关节尽量接近90°屈曲位。

三、关节松动术

关节松动术是运动康复手法治疗的关键技术，是利用徒手施加外力，调整关节的生理运动和附属运动，从而针对关节活动受限或关节疼痛等问题进行处理的手法治疗技术。

（一）关节的生理运动与附属运动

1. 生理运动　关节的生理运动是指关节在生理范围内完成的运动。如屈曲、伸展、内收、外展、旋转等运动。可以主动完成，也可以被动完成，操作时由治疗者被动完成。

2. 附属运动　关节在自身及其周围组织允许的范围内完成的运动称为附属运动，是维持关节正常活动不可缺少的一种运动。不能主动单独完成，只能被动完成，或伴随着生理运动而完成。

3. 两者关系

(1) 任何一个关节都存在着附属运动。

(2) 当关节因疼痛、僵硬而限制了活动时，其生理运动和附属运动均受到影响。

(3) 在生理运动恢复后，如果关节仍有疼痛或僵硬，可能附属运动尚未完全恢复正常。

(4) 在改善生理运动之前，先改善附属运动。附属运动的改善可促进生理运动改善。

（二）关节松动术的分类

1. 摆动　骨的杠杆样运动叫摆动。关节的摆动包括屈曲、伸展、内收、外展、旋转，即通常所说的生理运动。摆动时要固定关节近端，关节远端做往返运动。摆动必须在关节活动范围达到正常的 60% 时才可应用。例如，肩关节前屈的摆动手法，至少要在肩前屈达到 100° 时才能应用。否则，应先应用改善附属运动的手法。

2. 滚动　当一块骨在另一块骨表面发生滚动时，两块骨的表面形状必然不一致，接触点同时变化，所发生的运动为成角运动。不论关节表面凹凸程度如何，滚动的方向总是朝向成角骨运动的方向。关节功能正常时，滚动并不单独发生，一般都伴随着关节的滑动和旋转。

3. 滑动　当一块骨在另一块骨上滑动时，如为单纯滑动，两骨表面形状必须一致，或是平面，或是曲面。如果是曲面，两骨表面的凹凸程度必须相等。滑动时，一侧骨表面的同一个点接触对侧骨表面的不同点。滑动方向取决于运动骨关节面的凹凸形状。

凹凸法则：运动骨关节面凸出，滑动方向与成角骨运动方向相反；运动骨关节面凹陷，滑动方向与成角骨的运动方向相同。

滚动与滑动的关系：关节表面形状越接近，运动时，一块骨在另一块骨表面的滑动就越多，形状越不一致，滚动就越多。临床应用时，由于滑动可以缓解疼痛，合并牵拉可以松解关节囊，使关节放松，改善关节活动范围，因此使用较多。而滚动手法可以挤压关节，容易引起损伤，单独使用较少。

4.旋转　移动骨在静止骨表面绕旋转轴转动。旋转时，移动骨表面的同一点做圆周运动。旋转常与滑动和滚动同时发生，很少单独作用。

不同关节，旋转轴的位置不同。如盂肱关节的旋转轴经肱骨头中心并垂直于关节盂。而生理运动的旋转是肱骨围绕自身长轴转动。前臂联合关节的旋转与生理运动中的旋转相同，都是桡骨围绕尺骨转动。

5.牵引　当外力作用使构成关节两骨表面成直角相互分开时，称分离或关节内牵引；当外力作用于骨长轴使关节远端移位时，称牵拉或长轴牵引。分离和牵拉的区别：分离时外力要与关节面垂直，同时两骨关节面必须分开；牵拉时外力必须与骨的长轴平行，关节面可以不分开。例如：盂肱关节牵拉时，外力与肱骨长轴平行，关节面发生滑动；而盂肱关节分离时，外力与关节盂垂直，关节面相互分开。

6.挤压　使关节腔内骨与骨之间的间隙变小。肌肉收缩产生一定压力，可以提高关节的稳定性。但是，在向其他骨方向转动时，会对骨的角运动方向引起压迫。当压迫力异常增高时，会产生关节软骨的变性和损伤。因此，挤压技术较少应用。

（三）关节松动术的治疗作用

关节松动可以促进关节液的流动，增加关节软骨和软骨盘无血管区的营养。主要是通过力学和神经作用达到目的。

1.力学作用　恢复关节内结构的正常位置或无痛性位置，从而恢复无痛、全范围的关节运动。当关节因肿胀或疼痛不能进行全范围活动时，关节松动可以缓解疼痛，防止因活动减少引起关节退行性改变。

2.神经作用　松动可以抑制脊髓和脑干致痛物质的释放，提高痛阈。治疗时的机械刺激传入脊髓，通过"闸门控制"理论起到镇痛作用，引起内啡肽释放而镇痛。

保持组织的延展性和韧性：动物实验及临床均发现，关节不活动可以引起组织纤维增生，关节内粘连，肌腱、韧带和关节囊挛缩。关节松动技术，特别是Ⅲ、Ⅳ级手法，由于直接牵拉了关节周围组织，因此可以保持或增加其伸展性，改善关节的活动范围。

增加本体反馈：本体感受器位于关节、关节囊和肌腱内，传入神经将关节感受器接到的冲动传到中枢神经，增加位置觉和运动觉。关节松动可以提供下列感觉信息：关节的静止位置和运动速度及其变化，关节运动的方向，肌肉张力及其变化。

（四）适应证与禁忌证

1. 适应证　适用于关节功能障碍，如关节疼痛、肌肉紧张及痉挛。可逆性关节活动降低，进行性关节活动受限，功能性关节制动。注意：对进行性关节活动受限和功能性关节制动，关节松动技术的主要作用是维持现有的活动范围，延缓病情发展，预防因不活动引起的其他不良影响。

2. 禁忌证　关节活动已经过度；外伤或疾病引起的关节肿胀；关节的炎症；恶性疾病；未愈合骨折，骨质疏松；脊髓压迫和马尾压迫症状的禁忌脊柱关节松动。

（五）注意事项

1. 基本原则　选择舒适、放松、无痛的体位；暴露治疗的关节，并使其放松；简要说明治疗的方法及注意事项，取得配合；分别进行各关节不同方向的松动，每种手法持续 30～60 秒。

2. 注意事项

(1) 不论是附属运动还是生理运动，手法操作均应达到关节活动受限处。

(2) 手法操作要平稳，有节奏。

(3) 治疗师应利用身体力学达到优化用力，保持良好的姿势。

(4) 操作过程中注意体会关节的附属运动及运动终末感。

四、淋巴引流技术

（一）概述

淋巴引流技术是根据淋巴系统的正常生理功能特性，通过手法、理疗等技法，促进急性、慢性水肿部位乃至人体全身的淋巴回流功能康复，从而达到消除肿胀、改善循环、缓解疼痛等目的。

（二）作用机制

毛细淋巴管彼此之间吻合成网状结构，起始于组织的间隙，逐渐汇合成大的淋巴管。一些组织液在重吸收过程中进入淋巴系统，汇入静脉，构成人体循环的一部分，是组织液向血管内进行血液回流的非常重要的一个辅助系统。

徒手淋巴引流技术是使用比一般按摩还要轻的压力，作用于水肿及其周围组织，增加淋巴管与淋巴结的重吸收功能，改善血流动力学，有利于静脉和淋巴液回流，达到外治消肿的目的。

（三）适应证与禁忌证

1. 适应证　包括淋巴水肿、脂肪水肿、脂肪－淋巴水肿、深静脉血栓后淋巴滞留性肢体水肿、脂肪－淋巴滞留性肢体水肿、特发性循环水肿、运动器官疾病、风湿性疾病、硬皮病、外伤性水肿和血肿、淋巴滞留性脑病等。

2. 禁忌证　所有急性炎症均为淋巴引流技术的绝对禁忌证。因为进行淋巴引流技术操作时，大分子的细菌和病毒会被挤压进入淋巴系统，若机体免疫防御能力减弱，那么细菌和病毒就会进入血流，从而扩散至全身。

除此之外还有很多疾病为淋巴引流技术的相对禁忌证，如甲状腺功能亢进症、心功能不全、支气管哮喘、低血压、器官移植后及血栓形成，在这类患者中淋巴引流技术有加重患者病情的倾向，应避免将过多的体液引流至受累的器官或部位。

（四）注意事项

(1) 淋巴引流技术在操作时手法要轻柔平滑。

(2) 推动皮肤时不应出现褶皱，以免影响淋巴管内液体回流。

(3) 手法操作的方向要与淋巴流动的方向一致。

(4) 操作手法呈螺旋式前进，以便提供最大的牵张力，提高淋巴回流效率。

(5) 要不间断有节律地抓握，要与淋巴管的收缩时间相符合。

(6) 按压处如有淋巴结，应适当增加手法操作时的压力。

五、筋膜释放技术

（一）概述

肌筋膜是位于肌肉表面的筋膜，为一层薄薄的、近似半透明的致密状物质，它包裹着骨骼肌组织，使之成为一个整体，肌筋膜也包绕着肌纤维、肌束和肌肉，继而延续形成肌腱和韧带。肌筋膜在肌束间穿行，与骨广泛连接。疼痛医学主要研究与运动系统即肌肉相关的筋膜，有人称此为肌筋膜。筋膜组织是机体重要的防御组织，分布甚广，具有弹性、柔韧性的结缔组织。

筋膜释放技术是指利用泡沫轴、按摩棒、扳机点工具包、双球等工具对筋膜、肌腱和韧带等软组织进行梳理，有效缓解肌肉紧张的不适感和疼痛感的一种放松方法。

（二）筋膜的四大功能

1.包裹　筋膜覆盖人体的所有结构，在分隔它们的同时将其连接起来，使它们固定在一特定的位置，同时又具有一定的活动度。

2.保护　筋膜覆盖于所有器官表面，对其提供支持并进行保护，分布于不同器官上的筋膜的密度是不同的，这使得不同器官的抵抗性、固定性和活动性各有不同。

3.维持姿势　即维持稳定，由运动系统来决定。本体感受器位于筋膜内，位于肌肉组织内的肌梭和 Golgi 肌腱感受器，与韧带和关节囊内的 Pacini 小体与 Golgi 小体一同维持身体的张力，并调节身体姿势。在这一过程中，肌肉起非常重要的作用，而筋膜负责其中的连接。

4.通路　结缔组织形成血管、淋巴管以及神经、动脉和静脉的通路，内分泌和外分泌通路均有结缔组织形成，因此，在代谢过程中，筋膜起非常重要的作用。

（三）筋膜释放技术的作用

(1) 提高组织细胞的可塑性及关节活动度。

(2) 降低组织纤维的粘连。

(3) 减轻疼痛。

（四）肌筋膜释放技术的常用方法

1.按摩棒放松　原理是利用身体自我抑制原理放松紧张肌肉。长时间大强度运动训练可以导致人体的交感神经过度兴奋，造成运动员肌肉静态肌张力升高，运动后肌肉长度缩短，通过按摩棒挤压力可以放松肌肉肌表层的神经，从而达到放松，可用于训练前肌肉激活和软组织唤醒，也可用于训练后肌筋膜的梳理、放松，有效地促进血液微循环和淋巴回流，帮助人体达到即时再生和快速恢复的目的。

2.手法松解扳机点　扳机点是发生于身体任何部位的呈条索状的异常痛点。也有人认为扳机点是变硬筋膜的疼痛性块结，扳机点是由许多微小活动点所组成的，这些活动点使得受累骨骼肌的肌节，即肌小节发生扭曲。最后形成紧张性或痉挛性的结节以及张力性的条索状物。

根据托马斯·梅尔（Thomas Mayer）的肌肉筋膜理论，扳机点是通过放松目标肌群相邻的肌肉或筋膜达到放松效果，能够针对特定肌群或部位进行松解。

3.手法松解肌筋膜　皮肤和筋膜内拥有丰富的机械感受器，当手法治疗或筋膜刀作用于这些组织时会刺激到机械感受器，产生正常的感觉输入，在中枢神经调控下，可以抑制或缓解疼痛，提升运动表现。

六、Rood 疗法

（一）概述

Rood 疗法由美国物理治疗师和作业治疗师 Margaret Rood 在二十世纪五十年代提出，又称多感觉刺激疗法。本技术的最大特点是强调有控制的感觉刺激，根据个体的发育顺序，利用运动来诱发有目的的反应。任何人体活动都是由先天存在的各种反射，通过不断的应用和发展，并由反复的感觉刺激不断地被修正，直到在大脑皮质意识水平上达到最高级的控制为止。因此，应用正确的感觉刺激，按正常的人体发育过程来刺激相应的感觉感受器，就有可能加速诱发运动反应或引起运动兴奋，并通过反复的感觉刺激而诱导出正确的运动模式。此法在治疗中有四个内容，即皮肤刺激、负重、运动、按人体发育顺序诱导出运动的控制。此方法多应用于脑瘫、成人偏瘫及其他运动控制障碍的脑损伤患者的康复治疗中。

（二）基础理论

1.利用适当的感觉刺激引起正常运动的产生和肌张力的正常化　Rood 认为，由于肌纤维的性质不同，每块肌肉的作用也不一样，它们因不同的感觉刺激而产生不同的运动模式，即按照特定的感觉输入获得特定的运动输出的顺序进行。肌肉有主动肌、拮抗肌和协同肌，为完成某一动作需要多块肌肉共同参与，它们有分工，有合作，在大部分情况下是协同收缩，但有些是在轻负荷的运动中发挥主要作用，而另一些则在重负荷的运动中发挥主要作用。

感觉刺激一般是通过两种反射来进行：①与 γ 传出有关的皮肤 – 肌梭反射。刺激覆盖在肌腹、肌腱附着点上的皮肤，冲动传入脊髓，通过 γ 纤维传到肌梭，根据刺激的性质和方式的不同对肌肉产生促进或抑制作用。②与 γ 传出无关的皮肤 – 肌肉反射。刺激皮肤上的毛发，通过毛发感觉传入神经，经脊髓 – 丘脑束传送大脑皮质运动区，引起锥体束始端的细胞兴奋，再经过皮质脊髓束至脊髓，由 α 纤维传到肌肉，同样也可产生促进和抑制作用。

在利用这一原理进行治疗时要注意下面问题。

第一，感觉刺激要适当。神经运动能力的发育是感觉性运动控制的基础，并在此之上逐渐发展、成熟。因此，治疗必须根据患者个体的神经发育水平，逐渐地由低级感觉性运动控制向高级感觉性运动发展。同样，所获得的肌肉反应又可以反馈给中枢神经系统，加强其调节能力。而正确的感觉输入是产生正确运动反应的先决条件，有控制的感觉输入可以反射性地诱发肌肉活动，故感觉刺激的应用要适当，这样才有可能使肌张力正常化，并诱发所需要的运动反应。

第二，有目的地完成动作。治疗过程中患者所要完成的动作要有目的性，通过有目的的感觉运动反应，有利于诱发、建立整个神经－肌肉系统的运动模式，可使主动肌、拮抗肌、协同肌相互之间的作用逐渐形成并更加协调。在日常生活中，当要完成某个动作时，先是大脑皮质的高级中枢发出指令，然后，与之有关的皮质下中枢按其指令有秩序地发放各种神经冲动，促进或抑制相应的肌肉，使主动肌、拮抗肌、协同肌相互协调地完成这一动作。动作中的感觉是掌握这一动作的基础，虽然大脑皮质不直接支配肌肉，但通过注意自己所要达到的目的，可反射性地诱发出中枢神经系统对运动的控制，反复的刺激或训练会强化这种控制能力，使其不断完善，完成由感觉到运动的全过程。所以，在治疗时要注意提醒患者用心想着自己所要完成的动作，即便是肢体瘫痪较重的患者也应该这样做。

第三，注意感觉运动的反应。要想最终掌握运动动作，需要反复地进行由感觉到运动的训练，但要注意这种感觉运动反应是能够重复的，这样才会达到有效的治疗目的。

2. 利用个体运动发育顺序促进运动的控制能力　Rood 认为，人体的肌肉是白肌和红肌的混合肌，它们是人体稳定活动必需的基础条件，稳定是两者共同作用的结果，不同类型的肌肉产生不同的运动，通常运动是按照这样的顺序进行并以此为治疗依据。第一是引起运动（白肌运动）；第二是保持运动的稳定，维持姿势和肢体位置（红肌运动）；第三是在第二的基础上运动（白肌和红肌均运动）；第四是获得灵巧性运动。按个体发育的规律来说，从整体上考虑是仰卧位屈曲→转体→俯卧位伸展→颈肌协同收缩→俯卧位屈肘→手膝位支撑→站立→行走的顺序；从局部考虑，运动控制能力的发育一般是先屈曲、后伸展，先内收、后外展，先尺侧偏斜、后桡侧偏斜，最后是旋转。在远近端孰先孰后问题上，应为肢体近端固定→远端活动→远端固定→近端活动→近端固定→远端活动技巧的学习。

下面介绍上述的 Rood 根据人体发育规律总结出来的 8 种运动模式。

(1) 仰卧屈曲模式：仰卧位时躯体屈曲，双侧对称，交叉支配。

(2) 转体或滚动模式：同侧上、下肢屈曲，转动或滚动身体。

(3) 俯卧伸展模式：俯卧位时，颈、躯干、肩、髋、膝伸展，身体中心位于第十胸椎水平，这种姿势最稳定，但伸肌张力高的患者应避免应用此模式。

(4) 颈肌协同收缩模式：俯卧位时能抗重力抬头，这是促进头部控制的模式。

(5) 俯卧屈肘模式：俯卧位，肩前屈，屈肘负重，这是伸展脊柱的模式。

(6) 手膝位支撑模式：当颈和上肢已经能保持稳定时，可利用这一体位，以促进下肢与躯干协同收缩的发展。支撑时由静态到动态，支撑点由多到少。

(7) 站立：先双下肢站立不动，然后，单腿站立，再重心转移。

(8) 行走：站立的技巧阶段，包括支撑、抬腿、摆动、足跟着地等。

3. 利用运动控制发育的 4 个阶段　Rood 将个体运动控制的发育水平划分为以下四个阶段。

第一阶段，肌肉的全范围收缩：最初出现的动作常是肌肉的反复屈伸，引起关节的重复运动，是支撑体重所必需的主动性－拮抗性运动模式，由主动肌收缩与拮抗肌抑制而完成。新生儿自由地舞动上、下肢是这一阶段的典型活动。

第二阶段，关节周围肌群的协同收缩：是指在肌肉的协同收缩下支撑体重，是人类运动发育最初的重要功能，此时表现为肢体近端关节固定，允许远端部分活动，是固定近端关节改善远端关节功能的基本条件。

第三阶段，远端固定：近端关节活动即一边支撑体重一边运动。如婴儿在四肢处于手膝位支撑阶段，但还未学会爬行之前，先手脚触地，躯干做前后摆动，颈部肌肉共同收缩的同时头部也活动，上肢近端肌肉亦收缩。

第四阶段，技巧动作肢体的近端关节起固定作用，远端部位活动是运动的高级形式。

4. 刺激感受器与促进—抑制的关系　第一，通过 Ⅰa 纤维诱发主动运动时是单突触性联系，运用振动可提高快速伸张收缩，可在任何肢体位置上进行，被诱发的对象是接受刺激的肌肉，特别是二关节肌。其拮抗肌有抑制作用。

第二，Ⅰa 纤维紧张时也是单突触性联系，可选择持续性伸张或振动作为诱发方法，值得注意的是应该在最大关节可动域范围内进行，被诱发的肌肉是接受刺激的肌肉，特别是单关节肌，其拮抗肌有抑制作用。

第三，Ⅱ 类纤维是多突触性，可通过持续伸张诱发。应该注意的是在最大关节可动范围内被诱发，而且常受第 2 群肌肉（伸肌、外展肌、外旋肌）抑制。

从上面情况可以看出，随着关节可动域的变化诱发伸肌运动的同时屈肌也被诱发，也就是屈肌和伸肌共同收缩。共同收缩发生时，伸展运动多于屈曲运动，共同收缩在负荷增加增强，精细运动时减少，共同收缩接近于原始运动。利用此点，可在临床需要时诱发共同收缩，对诱发早期运动模式是十分关键的。

（三）治疗技术

1. 治疗原则（一般顺序）　①由颈部开始，到尾部结束。②由近端开始向远端进行。③由反射运动开始过渡到随意运动。④先利用外感受器，后利用本体感受器。⑤先进行两侧运动，后做一侧运动。⑥颈部和躯干先进行难度较高的运动，后进行难度较低的运动。四肢是先进行难度较低的运动，后进行难度较高的运动。⑦两侧运动之后进行旋转运动。

2. 诱发刺激的手段　①快速接触。②刷擦。③振动。④冰刺激。⑤快速牵伸。⑥轻轻地持续牵伸。⑦嗅觉刺激。⑧痛觉刺激。⑨快速摇动。⑩关节挤压。

3. 抑制刺激的手段　①体位摆放：中间肢位，抑制肢位，诱发拮抗肌抑制主动肌。②冰刺激。③温水浴（30～35℃）。④持续牵伸，轻轻地伴随改变运动方向的伸张。⑤挤压。⑥骨叩击。⑦压迫。⑧轻轻地摇动。⑨振动。⑩嗅觉。⑪声音刺激。

4. 诱发部位　多为肌肉或肌腱的皮肤对应体表投影区域。

5. 治疗用具　①刷子：各种硬度的刷子。单使用电动刷时要注意转数，转数超过每秒 360 转时对神经有抑制作用。②振动器：振动频率不要太高，否则神经纤维无反应（Ⅰa 纤维 450Hz 以下，Ⅱ纤维 250Hz 以下才有应答）。③冰：诱发时用 –17～–12℃刚从冰箱里取出的冰，抑制时无特殊限制。④橡胶物品：使用符合肌力的各种弹性的橡胶，如自行车胎、带状生橡胶、可改变负荷的橡胶等以诱发肌肉的共同收缩。⑤纺锤体筒纺：织工厂使用的卷芯即可。⑥圆棒：用于抑制手指紧张。⑦手膝位支撑器：抓握棒可以倾斜，对肩胛带有诱发作用。⑧沙袋：有利于固定体位，诱发动作的引出。⑨球：各种重量的球。

（四）技术手法

1. 应用皮肤、本体等刺激来诱发肌肉反应

(1) 触觉刺激：包括快速刷擦和轻触摸。快速刷擦刺激 C 纤维，活化末梢（γ2 纤维的末梢），诱发主动肌，抑制拮抗肌，15～30 秒显效，30～40 分钟是最大疗效。可以用软毛刷或根据情况选择不同硬度的毛刷，一般有两种方法：①一次刷擦。在相应肌群的脊髓节段皮区刺激，如 30 秒后无反应，可以重复 3～5 次，这种方法适用于意识水平较低而需要运动的病例。②连续刷擦。在治疗部位的皮肤上做 35 秒来回刷动。诱发小肌肉时每次要小于 3 秒，休息 2～3 秒后再进行下一次，每块肌肉刺激 1 分钟，诱发大肌肉时无须休息 3 秒。

刷擦一般由远端向近端进行，而挤压刺激是由近端向远端进行，注意两者不能混用。单使用电动刷时要注意频率，超过每秒 360 转对神经系统有抑制作用。改良的电动橡皮擦比较好用。

轻触摸是指用轻手法触摸手指或足趾间的背侧皮肤、手掌或足底部，以引出受刺激肢体的回缩反应，对这些部位反复刺激则可引起交叉性反射性伸肌反应。

(2) 温度刺激：常用冰来刺激，因冰具有与快速刷擦和触摸相同的作用。所用的冰是刚从冰箱里取出带白雾的(温度 –17～–12℃)。具体方法有两个：①一次刺激法，用冰一次快速地擦过皮肤。②连续刺激法：将冰按每 3～5 秒 5 次放在局部，然后用毛巾轻轻蘸干，以防冰化成水，不可用毛巾擦皮肤，直到皮肤变红，一般 30～40 分钟疗效达到高峰。这种方法可以引起与快速刷擦相同的效应。由于冰可以引起交感神经的保护反应（血管收缩），因此应避免在背部脊神经后支分布区刺激。用冰快速刺激手掌与足底或手指与足趾之间背侧皮肤时，可以引起与轻触摸相同的效应——反射性回缩，当出现回缩反应时应对运动的肢体加适当阻力，以提高刺激效果。

(3) 轻叩：轻叩皮肤可刺激低阈值的 A 纤维。从而引起皮肤表层运动肌的交替收缩，低阈值的纤维易于兴奋，通过易化梭外肌运动系统引出快速、短暂的应答。轻叩手背指间或足背趾间皮肤及轻叩掌心、足底均可引起相应肢体的回缩反应。重复刺激这些部位还可引起交叉性伸肌反应。轻叩肌腱或肌腹可以产生与快速牵拉相同的效应。

(4) 牵拉：快速轻微地牵拉肌肉，可以立即引起肌肉收缩反应，利用这种反应达到治疗目的。牵拉内收肌群或屈肌群，可以促进该群肌肉而抑制其拮抗肌群。牵拉手或足的内部肌肉可引起邻近固定肌的协同收缩，用力握拳或用力使足底收紧可对手和足的小肌群产生牵拉，可使近端肌群易化，若此时这一动作在负重体位下进行，近端关节肌群成为固定肌，可以促进这些肌群的收缩。

(5) 挤压：挤压肌腹可引起与牵拉肌梭相同的牵张反应。用力挤压关节可使关节间隙变窄。可刺激高阈值感受器，引起关节周围的肌肉收缩。

(6) 特殊感觉刺激：Rood 常选用一些特殊的感觉刺激（视、听觉等）来促进或抑制肌肉。视觉和听觉刺激可用来促进或抑制中枢神经系统：光线明亮色彩鲜艳的环境可以产生促进效应；而光线暗淡、色彩单调的环境则有抑制作用。节奏性强的音乐具有易化作用，轻音乐或催眠曲则具有抑制作用；治疗者说话的音调和语气也可以影响患者的动作、行为。

2.利用感觉刺激来抑制肌肉反应（适用于肌张力增高的情况）

(1) 轻轻压缩关节以缓解痉挛：此法用于偏瘫患者缓解痉挛引起的肩痛。在治疗偏瘫患者肩疼痛时，治疗者可以托起肘部，使上肢外展，然后把上臂向肩胛方向轻轻地推，使肱骨头进入关节窝，保持片刻，可以使肌肉放松，以缓解疼痛。

(2) 在肌腱附着点加压：在痉挛的肌肉肌腱附着点持续加压可使这些肌肉放松。

(3) 用有效的、轻的压力：从头部开始沿脊柱直到骶尾部反复对后背脊神经支配区域进行刺激，可反射性抑制全身肌紧张，达到全身放松的目的。

(4) 持续的牵张：此法可以是短时间牵拉，也可以将延长的肌肉通过系列夹板或石膏托固定进行持续牵拉，必要时更换新的夹板或石膏托使肌腱保持延长状态。

(5) 翻身：缓慢地将患者从仰卧位或俯卧位翻到侧卧位缓解痉挛。

(6) 温湿刺激：通过中温刺激、不感温局部浴、热湿敷等使痉挛肌肉松弛。

(7) 远端固定，近端运动：适用于手足徐动症等情况。具体方法是让患者取手膝位，膝部位置不动，躯干做前、后、左、右和对角线式的活动。如果痉挛范围较局限，可缓慢地抚摩或擦拭皮肤表面，同样可达到放松的目的。

（五）临床应用

Rood 技术作为康复基本技术手段被应用于临床工作实践中。应用该技术时要根据患者运动障碍的性质和程度，运动控制能力的不同阶段，由简单到复杂，由低级到高级循序渐进。根据患者的不同情况采取不同的治疗方式、不同的刺激方法，灵活应用。

1. 痉挛性瘫痪　对痉挛性瘫痪要根据其特点以放松的手法为主，应利用缓慢、较轻的抑制刺激以抑制肌肉的紧张状态，具体的方法如下。

(1) 利用缓慢牵拉降低肌张力：此法应用较广且相对有效。

(2) 轻刷擦：通过轻刷擦来诱发相关肌肉的反应以抵抗痉挛的状态，轻刷擦的部位一般是痉挛肌群的拮抗肌。

(3) 体位作用：一般认为肢体负重位是缓解痉挛的较理想体位。因此，可以通过负重时肌张力对关节的挤压和加压刺激增强姿势的稳定性，而这种稳定性必须以关节的正常位置为基础。在上肢只有肩关节的位置正确，不内收、内旋，才能提高前臂和手部的负重能力，达到缓解上肢疼痛的目的。

(4) 反复运动：利用肌肉的非抵抗性重复收缩缓解肌肉痉挛。如坐位时双手支撑床面可缓解肩部的痉挛。

(5) 个体运动模式：对患者治疗时应该根据前文已述及的个体发育规律，选择适合每个个体的运动模式。如屈肌张力高时不要采取屈曲运动模式，同样伸肌张力增高应避免使用伸展的运动模式。

2. 弛缓性瘫痪　与痉挛性瘫痪相反，对于弛缓性瘫痪，应采取快速、较强的刺激以诱发肌肉的运动，具体方法一般有以下几种。

(1) 整体运动：当某一肌群瘫痪时，通过正常肌群带动肢体的整体运动来促进肌肉无力部位的运动。当一侧肢体完全瘫痪时可利用健侧肢体带动患肢运动，同样达到整体运动的目的。

(2) 快速刷擦：通过快速、较强的刷擦刺激促进肌肉收缩，刷擦的部位是主动肌群或关键肌肉的皮肤区域。

(3) 近端加压：固定肢体远端，对肢体近端施加压力或增加阻力以诱发肌肉收缩，提高肌肉的活动能力。

(4) 刺激骨端，加强肌肉收缩：选择适当的手法刺激骨端引起肌肉收缩，其方法有叩击、快速冰刺激和振动刺激。

（六）注意事项

(1) 由于刷擦对 C 纤维刺激有蓄积作用，较难柔和进行，有时会产生不良的影响，故要合理应用。

(2) 刷擦有时可引起紧张性肌纤维退化。

(3) 对有可能因刷擦引起不良反应的儿童应避免使用。

(4) 有时刷擦可使幼小儿童触觉消失。

(5) 在耳部皮肤、前额外 1/3 刷擦时可引起不良反应发生。对体力明显低下的患者有进一步抑制作用，应禁忌进行。脑外伤，特别是脑干损伤的患者会加重病情。

(6) 在脊神经后侧第一支区域内刷擦可使交感神经作用加强，冰刺激对内脏作用强，恢复慢，应注意。

(7) 耳后部刷擦可使血压急剧下降。

(8) 诱发觉醒和语言时，要避免用冰刺激痉挛手。

(9) 在左肩部周围冰刺激时，要检查心脏功能。

(10) 在第四节颈神经支配区冰刺激时有可能引起一过性呼吸停止。

(11) 持续头低位可抑制心脏呼吸功能。

(12) 感觉的应用在新生儿先是触觉和味觉的发育，接着是视觉、听觉，最后为嗅觉。特别是口周围感受性很强，需要进行感觉诱发训练时，该部位是最初训练的部位。由于嗅觉的发展需要在出生后 6 个月以后完成，所以，嗅觉的诱发需放在最后。成人的训练顺序先是视觉和听觉，接着是触觉、味觉、嗅觉。对帕金森病患者可利用嗅觉刺激激活全身运动。

(13) 脑卒中后遗症患者常残留一些动作，如腕关节伸展时向桡侧偏位，腕关节屈曲时向尺侧偏位。调节这些活动需要精细动作，不需要用很大的力，注意引导其有利于日常生活的动作是十分必要的。

七、本体感觉神经肌肉易化技术

（一）概述

本体感觉神经肌肉易化技术（Proprioceptive Neuromuscular Facilitation，PNF）是一种治疗理念，是利用牵张、关节压缩和牵引、施加阻力等本体刺激和应用螺旋、对角线状运动模式来促进运动功能恢复的一种治疗方法。螺旋、对角线型的运动模式是 PNF 技术的基本特征。其基本原理：所有人类，包括那些有功能障碍的伤病患者，都具有尚未被利用的潜能。

本体感觉：提供躯体运动和体位信息的感觉。

神经肌肉：涉及的神经和肌肉。

易化：使之变得更加容易。

（二）基本原理

PNF 技术是以人体发育学和神经生理学原理为基础，根据人类正常状态下日常生活的功能活动中常见的动作模式所创立的。

1.神经生理学原理

(1) 后续效应：一个刺激的效应在该刺激停止后仍然继续存在。随着刺激强度和时间的增加，刺激的后续效应也随之增加。在维持肌肉静力收缩后，其后续效应使肌肉力量得以增加。

(2) 时间总和：发生在短时间内连续的弱（阈下）刺激的组合（总和）所引起的兴奋。

(3) 空间总和：同时作用于身体不同部位的弱（阈下）刺激的组合（总和）所引起的兴奋。时间和空间总和可以组合获得更大的活动。

(4) 扩散：这是一种反应的传播和强度的增加。刺激的数量或强度增加时，扩散效应也随之增加。该反应可为兴奋性的，也可以是抑制性的。

(5) 连续诱导：拮抗肌刺激（收缩）之后，会引起主动肌的兴奋性增加。涉及拮抗肌反转的技术使用了这一原理（诱导，刺激，增加兴奋性）。主动肌强烈的兴奋之后，可引起拮抗肌的兴奋。

(6) 交互支配（交互抑制）：主动肌与拮抗肌之间的相互作用。主动肌收缩的同时，伴随着对拮抗肌的抑制。交互支配是协调运动必要的成分。放松技术使用了这种特性。

2. 人体发育学原理

(1) 充分调动人体运动发育内在潜能。所有个体都有尚未开发的潜能，这是 PNF 技术的基本原则，患者的能力和潜能成为减轻残障的方法。

(2) 遵循运动功能发育顺序。正常运动发育按照从头到脚、由近到远的顺序发展。肢体运动及稳定性的发育按照从近端至远端的方向进行，运动的协调性发育由远端至近端的方向进行。在治疗中，应先注意头颈的运动发展，然后是躯干，最后是四肢，肢体功能恢复按照由近端向远端的顺序。因此，只有改善了头、颈、躯干的运动之后，才可能改善四肢的功能；只有控制了肩胛带的稳定性之后，才有可能发展上肢的精细动作技巧。

(3) 利用反射调整各种活动。早期运动由反射活动控制，成熟运动通过姿势反射增强。例如，伸肘肌力较弱时，可以让患者注视患侧，通过非对称性紧张性颈反射来增强。反之，也可以通过反射影响姿势，如当患者从侧卧位坐起时，可借助身体的调整反射。

(4) 人类各种功能性运动都是由屈、伸肌相互作用完成的，先由屈曲性动作逐渐发展到伸展性动作。早期的动作是在屈肌和伸肌优势交替转换中向前发展的。在治疗中，如伸肌张力过高，就选择屈肌优势动作。如婴儿学习向前爬行的动作时，手和脚的伸肌占优势，向后爬时，屈肌占优势；偏瘫患者上肢多以屈肌占优势，应以训练伸肌为主；下肢多以伸肌占优势，则应以训练屈肌为主。

(5) 正常运动具有规律性的程序（如由坐到站），但各部分之间可以相互交叉重叠。早期动作是有节律性的，如可逆转的自发性屈伸动作。在治疗中要注意到两个方向的动作。例如，训练患者从椅子上站起的同时，也要训练由站立到坐下；同样，在日常训练中，如更衣训练时，患者必须练习更衣和脱衣两方面。逆向运动有助于重建拮抗肌之间的平衡与相互作用，如果患者不能进行逆转动作，其功能活动肯定受到限制。因此，在治疗中必须进行方向节律性逆转，这样可使主动肌与拮抗肌重新建立平衡。

(6) 正常的运动和姿势都是依靠肌群间的相互平衡与协调收缩完成。这一原则强调了 PNF 技术的主要目标，即发展拮抗肌的平衡，治疗的关键是预防和矫正主动肌与拮抗肌之间的不平衡状态，采用各种手法技术预防和纠正拮抗肌之间的不平衡是

PNF 疗法的目标。伸屈肌优势交替发展是建立姿势稳定性和保持平衡的基础。

(7) 运动行为的发育表现为运动和姿势总体模式的规律性程序，包含在综合性活动中。总体活动模式的发展包括：双侧对称性模式→双侧非对称性模式→双侧交互性模式→单侧模式→对侧模式→斜线反转模式。

(8) 动作的发育具有一定的规则和顺序，但并非按部就班，其间可有跳跃和重叠。发育训练可以帮助治疗师找到患者治疗的开始位置和姿势。一般来讲，患者稳定并且能够成功移动的姿势就是治疗师开始治疗的准备姿势。

(9) 在本体感觉刺激的同时可增加其他感觉的刺激。动作的学习可由感官刺激得到加强，这包括视觉、听觉和触觉的刺激。在治疗中，PNF 强调不断重复刺激肌肉，同时加强感官刺激信号，直至条件反射发生。

(10) 强调多次、反复的学习和练习，巩固治疗效果，发展肌力和耐力。就像任何成人学习一种新技能一样，患者需要刺激与训练的机会，以便巩固学习过的动作。

(11) 借助促进技术加强有目的性的活动。借助 PNF 技术可以加快日常生活动作的学习，因此，PNF 技术强调与功能活动相关的动作和模式的训练。目标的完成常由一些方向相反的动作组成，均由组合运动模式来实现目标。组合运动模式即多关节、多轴位的综合活动，同时应该把组合活动模式贯穿在日常生活训练中进行。

（三）基本操作方法及技术

1. 基本技术

(1) 手法接触：治疗师用手法接触患者的皮肤暴露部位，朝着运动方向摆放，手放在同一平面，即患者手或足的掌面或背面。PNF 技术主要通过本体感受刺激达到促进神经肌肉的作用，其中治疗师手的握法是促进的关键。治疗师采用蚓状抓握的手部姿势，既可以提供三维空间的阻力，又不会因为压力过大而引起疼痛。通过治疗师的接触刺激皮肤感觉，让患者理解运动的方向，注意手只能放在皮肤的暴露平面，即患手的掌面或背面，不能同时放在两个表面上。

(2) 牵拉：牵拉刺激可引起肌肉产生牵张反射。在每一动作模式开始时，可采用快速牵拉来施加阻力以提高肌张力；牵张反射一旦产生，即使完全性瘫痪的肌肉，也可能在牵拉松弛的肌肉后产生收缩。牵张反射可用于激发自主运动；增强较弱肌肉的力量和反应速度，牵张反射的平衡对于姿势的控制也是必要的。

(3) 牵引：即对关节进行牵拉，可增加关节间的间隙，使关节面分离激活关节感受器，刺激关节周围的肌肉收缩，一般来说，牵引主要用于关节的屈曲运动。

(4) 挤压：对关节进行挤压，使关节间隙变窄，可激活关节周围伸肌肌肉，利于关节伸展，促进关节稳定性与姿势的反应。患者在立位或坐位姿势下，持续挤压常用于刺激产生躯干反射性伸展。

(5) 最佳阻力：治疗师所给予患者的阻力，能使患者自身产生运动，且使关节能顺利地通过整个运动范围，阻力的大小可以有变化，以不能阻碍完成整个关节运动范围的动作为宜。阻力不能引起疼痛和不必要的疲劳，治疗师和患者都应避免屏息，有节奏、有控制的吸气和呼气能增加患者的力量和主动活动度。

阻力可以是等长（静态）的，即患者和治疗师均没有运动肢体的意图，也没有产生相应的运动；也可是等张（动态）的，即患者有意图去运动肢体，又可以分为向心性收缩、离心性收缩和稳定等张收缩。向心性收缩即主动肌缩短引起肢体活动；离心性收缩即主动肌收缩的同时被有控制地拉长，以完成肢体控制动作；稳定等张收缩即患者有运动肢体的意图，但是受到外力阻挡，并没有产生相应的运动。

所加阻力的方向应与运动相反。最佳阻力可刺激肌肉产生运动，增强肌肉的力量、耐力和协调性，矫正拮抗肌之间的不平衡，肌肉在最大阻力之后，完全的松弛。

高位脊髓损伤患者必须严格控制阻力，否则将导致肌张力过高。对于脑卒中、脑外伤早期软瘫患者而言，最大阻力可能仅是一些轻微接触，并没有给予真正的阻力。

(6) 口令交流：口令的对象是患者，不是身体的某一部位。治疗师在适当的时候发出口令，可刺激患者的主动运动，提高动作完成质量。要求口令简短、清晰、精确，并与动作的要求相配合。当要求最大运动反应时，可以给予高声命令；鼓励进行平衡运动时，应采用柔声细语，口令应简短明了；常采用的两个词组是"用力"和"放松"。预备口令，清楚明白；动作中口令，必须简短，准确，时间应掌握好；纠正的口令，及时、准确、达到目的。

(7) 时序：正常的运动发育过程应该先出现近端的控制，然后向远端发展，而正常的运动顺序是从远端到近端发生的，所以在治疗过程中，先易化远端肌肉收缩，再易化近端肌肉收缩。

(8) 强化：刺激身体的各个部位均可引出有目的性的协调运动，这称为强化。对一侧肢体或颈、躯干采用抗阻法进行一定形式的活动时，常可强化其他肢体或颈、躯干肌的收缩，这一作用建立在反射水平和处于应激的功能上。同样，也可做颈或躯干肌的抗阻活动来强化肢体的活动能力。

(9) 视觉刺激：在完成头、颈、躯干上部动作模式时，视觉可以引导正确运动方向。令患者的眼睛注视肢体运动方向，双眼的运动带动头部运动，头部运动带动躯干的动作，使动作更容易完成，也有助于动作的发展与协调。因此，做易化模式时应尽量让患者注视运动方向。

(10) 治疗师体位与身体力学：治疗师采用的基本体位是弓箭步，即前脚与运动方向平行放置，膝关节微屈曲以增加灵活性，后脚与前脚垂直成 90° 放置，给予稳定的支撑。在这种体位下，保持身体与对角线运动方平行一致，不会干扰患者追踪运动的视线。另外，治疗师应尽可能接近患者，让自己的背部尽可能直立，不致产生过度疲劳或扭伤腰背部。治疗师应学会利用自己的身体来促进运动模式，利用体重来增加阻力和进行牵伸或挤压。

2. 特殊技巧

(1) 节律性启动：在要求的范围内做节律性运动，从被动运动开始，逐渐增加量，最后转向主动抗阻运动。

目的：帮助运动起始，改善协调和运动感觉，使运动速度正常化（增加或降低），指导运动，帮助患者放松。

适应证：起始困难，运动过慢、过快、不协调或缺乏节律性，全身性紧张。

方法：治疗师在关节活动范围内做被动运动，节律适当。然后让患者向要求的方向做主动运动，返回时由治疗师被动完成。之后治疗师对主动运动施加阻力，用口头指令保持节律。结束时患者应该能独立完成该运动。

(2) 等张组合：融合向心、离心和稳定等张的肌肉收缩，中间不做休息。治疗时，从患者肌力或协调性最好的地方开始。

目的：运动的主动控制，协调，增加主动活动度，增强肌力，离心运动控制的功能性训练。

适应证：离心收缩运动的控制降低，缺乏协调或向需要的方向运动的能力不足，主动关节活动度降低，在关节活动度中缺乏主动运动。

方法：治疗师在整个关节活动度内让患者进行主动抗阻运动（向心性收缩）。在关节活动度末端，治疗师让患者停留在此位置（稳定性收缩）。当达到稳定位置后，治疗师让患者缓慢地向起始位置运动（离心性收缩）。在不同的肌肉活动之间，没有放松，治疗师的手保持在相同的位置。

(3) 拮抗肌反转：分为动态反转、稳定性反转、节律性反转、反复牵伸（反复收缩）。

＊动态反转：主动运动从一个方向（主动肌）转变到其相反方向（拮抗肌），不伴有停顿或放松。

目的：增加主动关节活动范围，增强肌力，发展协调性（平稳的运动反转），预防或减轻疲劳，增加耐力。

适应证：主动关节活动范围下降，主动肌无力，运动方向改变能力降低，锻炼的肌肉开始疲劳。

方法：治疗师在患者活动的一个方向上施加阻力，通常是更强的或更好的方向。达到理想的活动度末端时，治疗师换手把阻力加在运动部分的远端，并发出一个准备改变方向的指令。在理想的活动度末端时，治疗师给患者改变方向的指令，不要放松，并在远端新的运动方向上施加阻力。当患者开始向反方向运动时，治疗师变换新的抓握，使所有阻力均加在新的方向上。

*稳定反转：施加足够的阻力对抗交替等张收缩以防止运动。指令是动态的命令（如"推我的手"），但治疗师只允许很小的运动出现。

目的：增加稳定和平衡，增加肌力，增加主动肌与拮抗肌之间的协调性。

适应证：稳定性降低，肌无力，患者不能做等长肌肉收缩。

方法：治疗师给患者施加阻力，在最强壮的方向开始，同时让患者对抗阻力，不允许有运动出现，挤压或牵拉应该用于增加稳定。当患者达到最大抵抗力之后，治疗师用一只手在另一方向上施加阻力。当患者对新方向阻力有反应后，治疗师用另一只手在新的方向上施加阻力。

*节律性稳定：交替的等长收缩对抗阻力，不存在有意识的运动。

目的：增加主动和被动关节活动度，增强肌力，增强稳定和平衡，减轻疼痛。

适应证：关节活动度受限，疼痛，特别是运动时关节不稳，拮抗肌群无力，平衡能力降低。

方法：治疗师对主动肌群的等长收缩施加阻力，患者保持这一位置不动。缓慢增加阻力，使患者产生同样大的对抗力。当患者充分反应时，治疗师用一只手在远端对拮抗肌的运动施加阻力。当阻力改变时，治疗师和患者都不放松。同时使用静态指令，如"保持在这里""不要被我推动"。此时，新的抗阻能力慢慢产生。当患者有反应时，治疗师用另一只手也施加阻力于拮抗剂。反转的重复进行，也可以配合牵拉和挤压。

*反复牵伸：反复牵伸又可以分为起始范围的反复牵伸、全范围的反复牵伸。

a.起始范围的反复牵伸：利用肌肉被拉长的张力，引出牵张反射。值得注意的是，只让肌肉处于紧张状态，不要牵拉关节结构。

目的：促进运动的起始，增加主动的关节活动度，增强肌力，防止或减轻疲劳，在需要的方向上指导运动。

适应证：肌无力，由于肌无力或强直而不能起始运动，疲劳，运动知觉降低。

禁忌证：关节不稳，疼痛，骨折或骨质疏松致骨骼不稳，肌肉或肌腱损伤。

方法：通过拉长肌肉，产生牵拉刺激。通过拉长肌肉以及拍打，产生牵张反射。

治疗师给患者一个准备指令，同时做这个模式的最大范围的拉长肌肉，要特别注意旋转。然后快速拍打肌肉，以进一步拉长肌肉并诱导出牵张反射。在牵拉的同时，治疗师发出指令，使患者主动收缩被牵拉的肌肉，与牵张反射联系起来。对引起的反射和主动肌收缩施加阻力。

b. 全范围的反复牵伸：从肌肉收缩紧张状态引出牵张反射。

目的：增加主动关节活动度，增加肌力，防止或减轻疲劳，在需要的方向上指导运动。

适应证：肌无力，疲劳，需要的运动知觉降低。

禁忌证：关节不稳，疼痛，骨折或骨质疏松致骨骼不稳，肌肉或肌腱损伤。

方法：治疗师对一个运动模式施加阻力，使所有的肌肉收缩和紧张，可以从起始牵张反应开始。然后治疗师发出预备指令使牵张反射与患者新的、加大的用力相协调。同时治疗师通过施加瞬间强阻力以轻度拉长牵拉肌肉，让患者做更强的肌肉收缩，并施加力。随着患者通过关节活动范围的运动，反复牵拉以加强收缩，或改变方向。在给予下一个牵拉反射之前，必须让患者运动。牵拉过程中，患者不能放松，也不能改变运动方向。

(4) 收缩 – 放松：收缩 – 放松可以分为直接治疗和间接治疗。

＊直接治疗：对拮抗肌等张收缩施加阻力，随后放松并运动到增加的活动范围。

目的：增加被动关节活动度。

适应证：被动关节活动度降低。

方法：治疗师或患者使关节或身体某部分活动到被动关节活动度的末端，能进行主动运动或抗少许阻力最好。治疗师让患者的拮抗肌强力收缩 5～8 秒，然后治疗师和患者都放松。患者主动或治疗师被动地将患者关节或身体某部分置于新的受限位置，拮抗肌再次抗阻收缩 5～8 秒，重复 3～5 次，直到被动活动范围不再增加。

＊间接治疗：通过主动肌收缩以替代短缩的拮抗肌。

适应证：当受限肌肉疼痛剧烈或太弱而不能产生有效的收缩时，可以使用间接方法。

(5) 保持 – 放松：保持 – 放松可以分为直接治疗和间接治疗。

＊直接治疗：拮抗肌（短缩肌肉）放松后进行抗阻等长收缩。

目的：增加被动关节活动度，减轻疼痛。

适应证：被动关节活动度下降，疼痛，患者等张收缩太强，治疗师无法控制。

禁忌证：患者不能做等长收缩。

方法：①增加关节活动范围。治疗师或患者将关节或身体某部分置于被动关节活动度或无痛关节活动度的末端，最好是主动运动，如果未引起疼痛，治疗师可给予阻力。治疗师用加强的旋转让患者受限的肌肉或拮抗肌进行等长收缩，保持5～8秒。缓慢增加阻力。发力过程中，患者或治疗师都不要试图进行运动。然后患者和治疗师都逐渐放松。把关节或身体某部位主动或被动放置于新的受限位置，如无疼痛主动运动更好。如运动未引起疼痛，可施加阻力。在新的受限范围，重复上述步骤3～5次。②减轻疼痛。患者处于舒适的体位，治疗师在能引起疼痛的节段，使患者肌肉进行等长抗阻收缩。

*间接治疗：在使用间接治疗时，治疗师施加阻力于缩短或疼痛肌的协同肌，而引起该肌肉疼痛。如果这样仍然疼痛，就应该采用拮抗肌收缩的间接治疗模式。

适应证：受限的肌肉收缩时疼痛明显。

方法：患者置于舒适的体位，治疗师在无痛的范围内使患者主动肌进行抗阻等长收缩。

(6) 重复：一种促进功能活动的运动学习技术，教患者一个运动或活动的结果对功能性工作和自理活动是非常重要的。

目的：教患者运动的末端位置（运动的结果）。当主动肌收缩时，评价其保持收缩的能力。

方法：把患者置于所有主动肌被缩短的活动位置的"末端"。使患者保持在这一位置，同时治疗师抵抗其收缩力，其间可以使用其他基本程序以促进肌肉收缩，然后放松。被动将患者向反方向移动少许距离，然后让其返回到"末端"位置。每次运动的重复开始于向运动的开始端方向，以进一步增加其关节活动度。

3. PNF技术及治疗目的　PNF技术可以用于达到某一特定目的，概括如下。

(1) 起始运动：节律性启动，起始范围的反复牵伸。

(2) 学习一个运动：节律性启动，等张组合，起始范围的反复牵伸，全范围的反复牵伸，重复。

(3) 改变运动速率：节律性启动，动态反转，起始范围的反复牵伸，全范围的反复牵伸。

(4) 增强肌力：等张组合，动态反转，节律性启动，稳定反转，起始范围的反复牵伸，全范围的反复牵伸。

(5) 增加稳定性：等张组合，稳定反转，节律性稳定。

(6) 增加协调和控制：等张组合，节律性启动，动态反转，稳定反转。

(7) 增强耐力：动态反转，稳定反转，节律性稳定，起始范围的反复牵伸，全范围的反复牵伸。

(8) 增加关节活动度：稳定反转，节律性稳定，起始范围的反复牵伸，收缩 – 放松，保持 – 放松。

(9) 放松：节律性启动，节律性稳定，保持 – 放松。

(10) 减轻疼痛：节律性稳定（或稳定性反转），保持 – 放松。

（四）临床应用

1.治疗前评估　有效的治疗取决于完整和精确的评估，以确定患者的功能和功能障碍的范围。PNF 治疗试图帮助每位患者获得尽可能高的功能水平。根据评估结果建立总体的和特殊的目标。既有短期目标，也有长期目标。然后确定治疗计划以达到这些目标。随着患者功能水平的提高，后续的评价可以指导治疗师调整患者的治疗方案。

(1) 功能范围的评估：①有无疼痛。②肌肉力量水平。③肢体的移动能力和关节的稳定性。④肢体活动的控制能力和协调性。

(2) 功能障碍水平的评估：①全身功能的丧失。静态的，丧失保持一定体位的能力；动态的，丧失运动能力和控制运动的能力。②功能丧失的原因。疼痛；关节活动范围减少；关节受限，肌肉缩短或挛缩；肌肉无力；感觉或本体感觉丧失；视力、听力缺陷；运动控制能力丧失；缺乏耐力。

2.治疗目标　在评估之后、治疗师确定总体的和阶段的治疗目标。总体目标表现为功能性活动。阶段目标是每个治疗活动要达到的目标，或是一段治疗时间要达到的目标。

3.治疗计划和治疗设计　治疗师在检查和评估患者现有功能和治疗潜力的基础上，利用有效的治疗方法，形成最佳的治疗方案。PNF 是利用肌肉收缩来产生治疗效果，因此，治疗师组合并调整适当的程序和技术，以适合每位患者的功能需要。治疗应该是强化的，可以激活患者的潜能而不引起疲劳或疼痛。

(1) 患者的需求，通常包括：①减轻疼痛。②增加关节活动范围。③增强肌肉力量、协调功能和运动的控制。④增加动态和静态平衡能力。⑤增加耐力。

(2) 治疗的设计。治疗师在设计一种符合患者治疗需要的治疗方案时，要考虑诸多因素。第一，采用直接治疗，还是间接治疗。直接治疗主要针对患侧肢体、肌肉或运动治疗技术的应用，以及引导患者的注意力稳定或激活受累的部分。间接治疗主要施治于身体未受损或受损较轻的部位，通过治疗师的引导扩散到受损区域，以获得需要的治疗结果。还可以引起患者的注意力和努力让未受损身体部分的工作。第二，适当的活动是运动还是稳定，肌肉采用哪种收缩类型。第三，患者的最佳体位。主要考虑患者的舒适和安全，重力的作用，双关节肌的作用，治疗的进展，反射促进，视觉的作用，开链动作还是闭链动作，抗痉挛的体位等。第四，技术和程序，模式和模式的组合。

＊疼痛：间接治疗，在不引起疼痛或紧张的情况下抗阻用力，等长肌肉收缩，双侧活动，牵引，舒适的体位。

技术：节律性稳定，保持－放松，稳定反转。

组合：保持－放松后的等张组合；节律性稳定后，继以稳定反转或动态反转，先向疼痛范围运动。

＊肌力下降和主动关节活动范围减少：适当的抗阻，强调顺序，牵拉，牵引或挤压，患者的体位。

技术：在起始范围反复牵拉，在全范围的反复牵拉，等张组合，拮抗肌动态反转。

组合：主动肌（弱肌）全范围反复牵拉与拮抗肌动态反转组合；在活动度范围的节律性稳定，继以弱肌反复收缩。

＊被动关节活动度减少：强调顺序，牵引，适当的抗阻。

技术：收缩－放松或保持－放松，拮抗肌的稳定反转，节律性稳定。

组合：收缩－放松后继以新的活动范围内等张组合或稳定反转，节律性稳定或稳定反转后继以拮抗肌动态反转。

＊协调和控制障碍：促进的模式，手法接触，视觉，适当的言语提示。

技术：节律性启动，等张组合，拮抗肌的动态反转，稳定反转，重复。

组合：节律性启动继以等张组合或拮抗肌反转，等张与稳定反转的组合，等张与动态反转的组合。

＊稳定与平衡功能障碍：挤压，视觉，手法接触，适当的言语提示。

技术：稳定反转，等张组合，节律性稳定。

组合：拮抗肌动态反转过渡到稳定反转，离心性动态反转过渡到稳定反转。

＊耐力下降：牵拉反射。

技术：拮抗肌反转，反复牵拉或反复收缩。

(3) 治疗评价：患者的评估和治疗的评价是连续的。通过评价每一治疗后的结果，治疗师可以对治疗方案和治疗目标做出相应的调整。治疗的调整如下。①改变治疗程序或技术。②增加或减少促进，可以通过改变反射、手法接触、视觉提示、言语提示、牵引和挤压而实现。③增加或减少给予的阻力。④在患者的功能位锻炼。⑤进展到更复杂的活动。

（五）适应证与禁忌证

1. 适应证　PNF 技术应用广泛。适用于多种神经疾患，如中风后偏瘫、脑瘫、脑外伤、脊髓损伤、帕金森、脊髓灰质炎后的运动功能障碍；也适用于骨关节疾病、软组织损伤等疾患、骨折、手外伤后等。

2. 禁忌证　PNF 技术的应用有所限制，如合并骨折的部位，骨折未愈合或有开放性损伤部位的患者，不能应用牵伸手法；持续抗阻的重复收缩不能用于脑血管病急症期；有以下情况的患者也不适宜使用 PNF 技术：伤口和手术刚缝合部位，皮肤感觉缺乏部位，听力障碍的患者，对口令不能准确反映的婴幼儿患者，无意识的患者，骨质疏松患者，血压非常不稳定的患者，关节不稳定，本体感觉障碍的部位。

3. 注意事项

(1) PNF 技术是一整套技术的总和，治疗师需专门学习，熟练掌握后方可应用。

(2) 在应用 PNF 时，初始肢体位置的放置非常重要，关系到训练效果。因此 PNF 技术强调训练体位和起始肢体位置。一般采用卧位进行，有时也采用坐位训练。

(3) PNF 技术强调肢体功能活动模式中最大限度地刺激本体感觉的同时，积极运用视、听、触觉多种感觉同时作用于患者，最大程度地促进肌肉随意活动与控制，恢复肌力及关节活动度。

(4) PNF 整个操作过程始终要求患者默契配合，不断反馈活动信息，调整肌肉活动。

(5) PNF 技术在增强肌力的同时，完善肌肉活动的协调性和加强关节稳定性是其突出优势。

(6) PNF 技术的效果就是不断提高患者自主的随意活动能力。

八、Brunnstrom 疗法

（一）概述

瑞典物理治疗师 Signe Brunnstrom 对脑卒中偏瘫患者的运动功能进行了长时间的临床观察和分析，提出了脑损伤后恢复的 6 个阶段，并利用这个规律创立了一套治疗脑损伤后运动功能障碍的方法。

Brunnstrom 认为，脑损伤后中枢神经系统失去了对正常运动的控制能力，重新出现了在发育初期才具有的运动模式。例如，肢体的共同运动、姿势反射及联合反应，还会出现一些原始反射和病理反射，如紧张性颈反射、紧张性迷路反射，而深反射等正常反射则被强化。偏瘫运动障碍不是单纯的运动功能障碍，而是由知觉障碍所致的运动障碍，即所谓知觉运动障碍。

偏瘫患者的运动功能恢复过程首先从完全性瘫痪开始，然后出现运动质的异常，即运动模式异常，继之异常运动模式达到顶点，之后协同运动模式即异常运动模式减弱，开始出现分离运动，最后几乎恢复正常。并非所有患者都按照这个过程恢复到最后，多数可能会停止在某一阶段。

Brunnstrom 技术的基本点是在脑损伤后恢复过程中的任何时期均使用可利用的运动模式来诱发运动的反应，以便让患者能观察到瘫痪肢体仍然可以运动，刺激患者康复和主动参与治疗的欲望。强调在整个恢复过程中逐渐向正常、复杂的运动模式发展，从而达到中枢神经系统的重新组合。肢体的共同运动和其他异常的运动模式是脑损伤患者在恢复正常自主运动之前必需的一个过程，因此主张在恢复早期，利用这些异常的模式来帮助患者控制肢体的共同运动，达到最终能自己进行独立运动的目的。

（二）成人偏瘫患者的运动模式

1. **联合反应**　联合反应是在某些环境下出现的一种非随意运动或反射性肌张力增高的表现。脑损伤患者在进行健侧肢体抗阻力运动时，可以不同程度地增高患侧肢体的肌张力或患侧出现相应的动作，这种反应称为联合反应。比如在偏瘫初期，尽管患肢不能做任何随意运动，但如果让患者健侧做抗阻运动，检查者对运动给予抵抗，引起患侧肢体相应的运动，这就是联合反应。

2. **共同运动**　共同运动是脑损伤常见的一种肢体异常活动表现。当患者活动患侧肢体某一个关节时，不能做单关节运动，邻近的关节甚至整个肢体都出现一种不可控制的共同运动，并形成特有的活动模式，这种模式称为共同运动。在用力时共同运动表现特别明显。共同运动在上肢和下肢均可表现为屈曲模式或伸展模式。

(1) 上肢与手共同运动：上屈肌占优势，因此，屈曲共同运动出现早且明显。①上肢与手屈曲共同运动。表现为腕和手指屈曲，前臂旋后，肘关节屈曲，肩胛骨内收（回缩）、上提，肩关节后伸、外展、外旋。如同手抓同侧腋窝前的动作。②上肢伸展共同运动。表现为伸腕、屈指，前臂旋前，肘关节伸展，肩胛骨前伸，肩关节内收内旋。如同坐位时手伸向两膝之间的动作。

(2) 共同运动的表现：伸肌共同运动的关节运动与屈肌共同运动方向相反，这其中不仅是屈肌和伸肌在起作用，有时还有其他要素的影响。肩关节和髋关节外展、外旋伴有屈肌共同运动，内收、内旋伴有伸肌共同运动。腕关节伸展的要素是伸肌共同运动，腕关节屈曲的要素是屈肌共同运动，有时也可以发生变异类型。

(3) 共同运动各要素的相对强度：①上肢屈肌共同运动，肘屈曲最为常见，屈肌共同运动是最强的要素，在脑血管病后最先出现。肩关节外展、外旋是较弱的，出现在恢复的后期，有些患者停止在这一弱的阶段，它所造成的后果是上臂后伸。上臂运动时肩胛带上举，肩关节轻微外旋，肘关节呈锐角屈曲，前臂旋后，腕关节和手指呈部分屈曲。从神经生理学上讲，肘屈肌和前臂旋后肌关系密切，肘屈曲与前臂旋后易同时出现。但是，偏瘫患者前臂旋前肌长期痉挛，屈肌共同运动期间，前臂也可处于旋前位。②上肢伸肌共同运动，胸大肌是上肢伸肌共同运动最强的要素。这块肌肉的主要作用是上臂的内旋、内收，弛缓期其作用消失，进入痉挛期后胸大肌的紧张度增强，成为伸肌共同运动的最初要素，是随意运动的基础。

上肢显著痉挛的患者，腕和手常不随意地处于伸腕、屈指位，步行时也可以看到，是偏瘫患者常见的肢位。这一姿势的产生是屈肌共同运动的最强要素（肘屈曲）和伸肌两个最强要素（上臂内旋、肩关节内旋）共同作用的结果。

一般认为，肘伸展是伸肌共同运动较次要的要素，它继上述两个强要素之后出现。

3. 原始反射　新生儿出生后具备多种运动反射，随着婴儿神经的发育及不断完善，大部分的原始反射在 1 岁以后逐渐消失。当脑部受损后，这些反射又会再次出现，成为病理性反射。

(1) 同侧伸屈反射：是同侧肢体的单侧性反应。

(2) 交叉伸屈反射：当肢体近端伸肌受刺激时，会发生该肢体伸肌和对侧肢体伸肌同时收缩；反之，刺激屈肌会引起同侧和对侧肢体的屈肌收缩。

(3) 屈曲回缩反射：远端屈肌的协同收缩，又称屈曲回缩反射。例如，刺激屈指、屈腕肌时不仅引起屈腕肌和屈指肌的收缩，也可以使屈肘肌和肩后伸肌反射性地收缩。

(4) 伤害性屈曲反射：当肢体远端受到伤害性刺激时，肢体出现屈肌收缩和伸肌抑制。

(5) 紧张性颈反射：紧张性颈反射是颈关节和肌肉受到牵拉后，两侧肢体产生相反效果。①对称性紧张性颈反射，表现为当颈后伸时，两上肢伸展，两下肢屈曲；颈前屈时，两上肢屈曲，两下肢伸展。②非对称性紧张性颈反射，是指当身体不动而头左右转动时，头部转向一侧的伸肌张力增高，肢体容易伸展，另一侧的屈肌张力增高，肢体容易屈曲，如同拉弓射箭姿势一样，故又称为拉弓反射。

(6) 紧张性迷路反射：迷路反射又称前庭反射，是由于头部在空间位置的变化所引起的。表现为仰卧位时伸肌张力高，四肢容易伸展，俯卧位时屈肌张力高，四肢容易屈曲。①静态紧张性迷路反射，由重力作用于内耳蜗感受器引起，能增加上肢屈肌张力，使肩外展 90° 并伴外旋，肘部和手指屈曲，双手能上举至头部两侧。②动态紧张性迷路反射：头部的角加速运动能刺激半规管的加速度运动，引起动态紧张性迷路反射，出现四肢反应，临床上称为保护性伸展反应。

（三）评定方法

评定方法主要有三方面，一是偏瘫的恢复阶段，二是偏瘫运动功能评定，三是感觉障碍的检查。详见第 2 章。

（四）Brunnstrom 治疗技术及临床应用

Brunnstrom 技术最基本的治疗方法是早期充分利用一切方法引出肢体的运动反应，并利用各种运动模式（不论这种运动是正常的还是异常的），如共同运动、联合反应，再从异常模式中引导、分离出正常的运动成分。最终脱离异常的运动模式，逐渐向正常、功能性模式过渡。故其治疗方针：①经常重视运动感觉。②早期患者在床上肢体摆放位置。③利用共同运动模式。④促进分离运动。⑤最后达到随意地完成各种运动。下面以脑损伤引起的上肢瘫痪为例介绍该技术的应用原则及具体方法。

1. 心理方面治疗与支持　康复治疗师要注意利用自己的知识、技术、判断力给患者以足够的信心，并及时处理好患者的各种问题，建立良好的医患关系，从而得到患者的信赖，这对整个康复治疗是十分重要的。康复治疗师对患者的感觉运动障碍把握得越清楚，与患者之间越默契，其治疗方案就越容易实施，效果就越好。相反，不了解患者的障碍程度，就不容易与患者之间达成默契，治疗方案就不容易实施，患者容易失去信心，从而造成治疗计划落空。

治疗过程中注意不要要求患者做其不能做的事，比如患者处于共同运动比较强的阶段时，让患者做分离运动，这是不合适的。这种要求不但不能成功，反而因为过高的要求，患者无法完成而破坏患者的自信心，使得基本的训练都无法完成，最终导致整个治疗的失败。所以，治疗师应把握好患者疾病的不同阶段，安排好患者的治疗方案，想办法让患者了解自己疾病的过程，配合治疗，以免患者要求不能满足而悲观失望。整个治疗期间，与患者的接触要有计划地进行。刚与患者接触时应注意站在患者的立场上想问题，给人以温暖的感觉，不要以质问的口气了解病情，要先阅读病历，询问一些与病情有关的问题，不要过问多余的事情，以免引起患者烦躁。治疗师与患者谈话要简练，介绍治疗计划时不要一次说完，要逐渐进行，向患者交代病情时要注意患者的反应和态度，为下次介绍病情时做准备。交代病情的目的是要使患者保持乐观的态度，努力配合治疗，达到自己所能达到的康复效果。

治疗人员应努力提高自己的业务能力，提高自己的判断力，这是康复治疗效果的重要保证。

2. 床上姿势和床上训练

(1) 床上姿势：在弛缓阶段，要注意采取良好的肢体位置，防止四肢痉挛。初期当治疗师还没有介入时，这部分工作多由护士完成（详见体位摆放技术）。

(2) 床上训练：①由被动到主动借助运动。开始时先进行被动运动，以后逐渐进行主动借助运动。活动范围除四肢外还包括头、颈、躯干，同时注意保护上肢，教会患者侧卧位。活动内容有关节可动域训练、抗痉挛训练、翻身、起坐训练等，翻身时向患侧相对容易，原因是翻向患侧时可利用健侧上、下肢。②由仰卧位到侧卧位的训练，用健手握住患手手腕，举起上肢，患侧下肢微屈曲，瞬间保持这一体位，然后用健手左右摇动患肢，试着将患膝向体干方向交叉，旋转骨盆，最终使身体翻向健侧。③俯卧位训练为抵抗伸肌痉挛，可在俯卧位进行屈膝等训练。需要注意，这种体位不适合老年脑血管病患者，因为这种体位不舒适，且限制呼吸，但其他脑血管病及小儿脑瘫患者均可使用。上肢的训练方法是将患者放置于治疗台的边缘，俯卧位，头转向患侧，可做肘屈伸、上臂水平上举、肩关节内旋及类似游泳划水样动作等。

3. 坐位躯干、颈训练　尽早完成由卧位到坐位训练是十分重要的。坐位有利于改善体位平衡、增强躯干控制能力；有利于医患在较为平等的环境下交流；有利于治疗者操作；有利于诱发上肢运动。

坐位躯干平衡训练：许多偏瘫患者发病后都不能保持正确坐位姿势，有倾倒倾向。为了检查和训练躯干平衡，患者应坐在没有扶手的椅子上。

(1) 倾斜现象：观察倾斜现象时可让患者躯干离开椅背、对称坐位，完成这一动作。开始时可给予帮助，患者坐稳后去除帮助，观察患者有无倾斜现象，有倾斜的患者会出现躯干向患侧偏斜，以至倒下。当躯干发生倾斜时健侧躯干肌群收缩，可部分抵抗进一步倾斜，但这种控制能力往往是有限的，许多患者需用健手抓住椅子保持平衡。因此，应整体提高患者躯干的控制能力，即在提高躯干患侧肌群的控制能力的同时不能忽略健侧肌群的代偿能力，要提醒患者养成自我调整坐位平衡的习惯，发生倾斜时要主动向健侧调整。

(2) 诱发平衡反应：此方法是在患者取坐位时，治疗师通过手法前后方向或内外侧方向推动患者，使患者脱离平衡状态后自己重新调整维持平衡。治疗师的用力应从小到大，逐渐进行。需要注意的是，为避免患者恐惧应事先向患者说明动作的目的和方法，为了保护肩关节，让患者用健手托住患侧肘部，患侧前臂搭在健侧前臂上，这种姿势可以防止在完成这一动作时健手抓住椅子而影响动作的进行。在这一时期患者尚不能主动完成平衡反应，故可保护患者的安全。往患者容易倾斜的方向轻轻加力，以诱发平衡反应，这一点十分重要。做这些动作时要注意保护患者安全。

(3) 前方倾斜和躯干向前方屈曲：这一运动被称为躯干屈曲，躯干前倾主要由髋关节完成，为躯干相对于大腿的运动，是很重要的运动及训练。其方法是让患者坐在靠背椅上，用健手托住患侧肘部，患侧前臂搭在健侧前臂上，必要时治疗者可托住患者肘部，诱导躯干和上肢运动。患者躯干平衡能力差时，患侧膝外旋，这时治疗者可用自己的膝部稳定患者的膝部。

当患者躯干向前方倾斜时，治疗师可拉住患者的前臂带动上臂及肩胛骨运动。当患侧前锯肌功能较差时，其拮抗肌作用过强，这时治疗师可辅助患者做肩胛骨外展运动。

在做躯干向左前方和右前方运动时，应特别注意患者的平衡问题，保证安全，但不能因有问题而放弃训练，应采取积极的态度，加强训练。

躯干的前方倾斜一般需要髋关节的伸肌以及膝关节的屈肌参与稳定、平衡。

以上的训练应由患者自己扶住患肢，治疗师与患者面对面相坐诱发运动。

(4) 躯干旋转：做躯干旋转时，治疗师需要站在患者的身后进行。开始要缓慢、温柔，以后逐渐增大活动范围。活动中让患者目视前方，这样不仅可以做相对于骨盆的躯干旋转运动，也可以做相对于头、颈部的躯干旋转运动。有时也会产生某种程度的颈部运动，躯干向左侧旋转时，头向右侧做最大旋转，可使颈部旋转；躯干向右侧旋转时，头向左侧做最大旋转，也同样可使颈部旋转。

但当患者躯干向一侧旋转时，向患者发出头部旋转命令容易引起混乱，造成动作的不统一，应避免采取这种方式，而是要采取间接的方式，如让患者看着肩部的同时做躯干旋转的动作，这样，既可以颈旋转又可以躯干旋转。如果在做这些动作过程中出现节奏混乱，让患者注视前方，然后重新调整动作。

做躯干旋转动作的起始体位是坐位，上肢贴在躯干两侧，然后用健手将患手托起并保持住，治疗师可在患者身后轻轻扶住患者躯干，之后做肩外旋（另一侧是内旋）动作，这样产生躯干－颈－上肢模式。肩部屈肌、伸肌的共同运动交替出现，紧张性颈反射及紧张性腰反射得到强化，共同运动要素增强，对不能随意诱发伸肌共同运动的患者也能诱发出完全伸肌共同运动（包括完全的肘伸展）。这样的结果是逐渐出现躯干旋转，躯干向健侧旋转，颈部向患侧旋转。

(5) 头和颈的运动：脑卒中患者常见头和颈的可动域受限。颈椎柔软性的训练，有利于屈曲、伸展、侧屈、旋转等活动范围的增大，训练时可用徒手脊椎牵引法。头颈部运动受神经肌肉控制，控制能力差的患者利用头颈部运动可以诱发肩胛带的运动。

还有一种训练方法是，把患侧上肢放在治疗台上，在外展位屈肘，支撑前臂和手。治疗师一只手扶患者肩部，另一只手放在患者头的侧方，让患者头倾向肩的方向并保持住，治疗师用手给予抵抗。做这一动作时，治疗师施加阻力，并提示患者注意自己的头部运动，记住这种感觉。之后让患者努力将耳部贴近肩部，接着压在肩上，在对头侧屈给予抵抗时，可增强肩上举肌的紧张度及肩上举的可能性。

肩的可动域：肩痛与肩关节周围的肌痉挛有明显关系，当患者感觉肩痛时肌紧张程度增高，此时不适当的被动活动可增加患者的痛苦，但为缓解过高的肌张力又必须活动肩关节。

治疗师给患者进行相对于躯干的上肢运动时，应在患者无痛情况下进行肩部活动。如躯干向前倾斜时，治疗师应扶住患者肘部，随着躯干倾斜角度的增大，肩关节的可动域也增大。同样，在做躯干内旋、外旋运动的同时，以这种间接的方法获得肩的无痛运动。

第一，患者要自己保持患肢姿势，保护好患肩以产生安全感。第二，患者在做躯干运动时要集中精力。第三，躯干运动时，通过颈反射、腰反射交替地使胸大肌紧张度变化，肌肉紧张度下降后，肌肉的抵抗和疼痛减轻，关节可动域增大。随着肩关节外展范围的扩大，胸大肌的紧张度下降，反过来又可使疼痛减轻，使外展角度进一步增大。当患者疼痛消失时就可以做相对于躯干的上肢主动运动。

4. 不同阶段的上肢及手的训练方法　Brunnstrom Ⅰ～Ⅲ阶段：利用健侧活动施加阻力诱发联合反应或共同运动的出现，在此基础上做进一步的诱导。可利用近端牵引反应、抓握反射和牵引内侧肩胛肌等，对抗异常的屈腕、屈指，诱发手指的抓握，同时注意利用伸肌共同运动模式促进伸腕。一旦屈、伸共同运动的随意性增强后就应该尽早应用到功能活动中。

Brunnstrom Ⅳ阶段：主要为诱发及进一步促进分离运动，通过各种手段促进手的伸屈抓握及放松的能力，进行手的功能活动。

Brunnstrom Ⅴ阶段：进一步促进分离运动，加强随意性，提高手的抓握、释放能力及对指能力，与日常生活动作紧密结合。

Brunnstrom Ⅵ阶段：加强手的协调性、灵活性及耐力和精细动作练习，按照正常的活动方式来完成各种日常生活活动，完成患手的独立运动。

九、Bobath 疗法

（一）概述

Bobath 治疗技术是由英国物理治疗师 Berta Bobath 和她的丈夫 Karel Bobath 共同创立的，主要用于治疗偏瘫患者和脑瘫患儿。Bobath 疗法通过仔细的评估，寻找患儿发育过程中存在的主要问题，然后设法抑制其异常的运动模式和姿势反射，根据发育顺序促进正常的运动，使功能尽快恢复。主要论点是使肌张力正常化和抑制异常的原始反射。

中枢神经系统损伤后的患者，常表现为异常的姿势和运动模式，这将严重干扰肢体的正常运动。此时就要运用各种促进技术控制异常运动和异常的姿势反射，出现正常运动后，再按照患者的运动发育顺序，即从低级到高级进行训练，促进正常运动功能的恢复。

此训练方法的特点：通过关键点的控制及设计的反射抑制模式和肢位的恰当摆放来抑制肢体痉挛，待痉挛缓解之后，通过反射、体位平衡诱发其平衡反应，再让患者进行主动的、小范围的、不引起联合反应和异常运动模式的关节运动，然后再进行各种运动控制训练，逐步过渡到日常生活动作的训练而取得康复效果。

适应证：Bobath 技术特别适用于中枢神经系统病损引起的运动功能障碍，如脑瘫、偏瘫等疾患。

（二）治疗原则

1.强调患者学习运动的感觉　Bobath 认为运动的感觉可通过后天的反复学习、训练而获得。反复学习运动的方式及动作可促进患者获得正常运动的感觉。为了学习并掌握运动的感觉，需进行无数次各种正常运动感觉的训练。治疗师需根据患者的情况及存在的问题，设计训练活动，这些活动不仅诱发有目的性的反应，还要充分考虑是否可以为患者提供重复相同运动的机会，需要不断刺激与重复训练，以便患者巩固学习过的运动。反复刺激和重复动作才可促进和巩固动作的学习，像任何儿童或成人学习一种新技能一样。

2.强调患者学习基本姿势与基本运动模式　每一种技能活动均是以姿势控制翻正反应、平衡反应及其他保护性反应、抓握与放松等基本模式为基础而发生的。要依据人体正常发育过程，抑制异常的动作模式，同时通过关键点的控制诱发患者逐步学会正常的运动模式，诱发出高级的神经系统反应，如翻正反应、平衡反应及其他保护性反应，使患者克服异常动作和姿势，逐渐体验和实现正常的运动感觉和活动。

3. 按照运动的发育顺序制订训练计划　患者的训练计划必须与患者的发育水平相对应。在制订的过程中，应以发育的观点对患者进行评定，沿着发育的顺序进行治疗。正常的运动遵循按照从头到脚、由近及远的顺序。具体运动发育顺序一般是仰卧位→翻身→侧卧位→肘支撑卧位→坐→手膝跪位→双膝跪位→立位等。在治疗中，应先注意头颈的运动，然后是躯干，最后是四肢。理论上，肢体功能恢复是按照由近端向远端的顺序。因此，只有改善了头、颈、躯干的运动之后，才有可能改善四肢的功能；只有控制了肩胛带的稳定性之后，才有可能发展上肢的精细动作技巧。

4. 将患者作为整体进行治疗　Bobath 强调将患者作为一个整体进行训练，不仅要治疗患者的肢体运动功能障碍，还要鼓励患者积极参与治疗，掌握肢体在进行正常运动时的感觉。在训练偏瘫患者的下肢时，要注意抑制上肢痉挛的出现。总之，要防止患者身体的其他方面出现障碍，就要把患者作为一个整体制订治疗计划和训练方案。

（三）常用治疗技术

Bobath 治疗技术对缓解痉挛和改善异常的运动和姿势反射、促进患者的主动运动等有明显的实用价值。对患者在训练中出现的病理性反射及异常运动模式应加以抑制，先从患者头部、躯干的控制能力出发进行加强，再针对与躯干相连的近端关节，如上肢的肩关节、下肢的髋关节等进行控制训练。当这些近端关节具备了一定的自主运动和控制能力之后，再着手开展远端关节的训练，如上肢肘、腕、手指关节等。根据此治疗原则，常用的治疗技术主要包括以下方面。

1. 反射抑制性模式　Bobath 提出了反射抑制性模式应用，这是专门针对抑制异常运动和异常的姿势反射而设计的运动模式。异常运动主要包括痉挛模式动作、异常的姿势反射活动和联合反应等。偏瘫患者常见的痉挛模式是上肢屈肌亢进，下肢伸肌亢进。上肢具体表现：①肩胛带后撤、下沉；②肩关节内收、内旋；③肘关节屈曲；④前臂旋前；⑤腕关节掌屈、尺偏、屈曲、内收；⑥拇指内收、屈曲；⑦手指屈曲。

针对常见的痉挛模式，偏瘫患者的反射抑制性模式方法如下。

(1) 躯干抗痉挛模式：躯干的抗痉挛模式应是牵拉患侧躯干使之伸展。其方法是患者处于健侧卧位，治疗师站立于患者身后，一只手扶住其肩部，另一只手扶住髋部，双手做相反方向的动作，在最大的牵拉范围内停留数秒，便可缓解患侧躯干肌的痉挛。

(2) 上肢的抗痉挛模式：使患侧上肢处于外展、外旋，伸肘，前臂旋后，伸腕或拇指外展的位置，可对抗上肢的屈曲痉挛模式。

(3) 肩的抗痉挛模式：肩胛带的抗痉挛模式应使肩部向前、向上方伸展，以达到缓解肩胛周围肌肉痉挛的目的。

(4) 手的抗痉挛模式：手常用的抗痉挛模式为患者双手及上肢同时活动，以健手带动患手。

(5) 利用反射性机制改善异常的肌张力：反射性的肌肉反应是获得运动控制的最早发育阶段。因此，在训练中，可利用反射性机制来改善患者异常的肌张力和异常的姿势。

2.促进正常姿势反应　对于偏瘫患者，除了使其肌张力正常化，还应加强正常的姿势反应。这些姿势反应对患者坐、站、走等运动功能都是最基本的和最重要的反应。中枢神经系统对一些反射和反应的控制是分层次的，如翻正反应、上肢的伸展保护反应和平衡反应均属于中脑下皮质和皮质等部位控制。当中枢神经系统损伤后，正常的姿势反应会受到不同程度的破坏。因此对于偏瘫患者，要首先促进他们出现这些正常的姿势反应，并使之具备正常的姿势控制能力，才能进行各种功能的活动，促进随意运动功能的恢复。

(1) 翻正反应是为了维持头在空间的正常位置（面部与地面呈垂直位），与躯干共同为保持这种位置关系而出现的自主反应。

(2) 平衡反应是维持全身平衡的一种反应。平衡反应让人体在任何体位时都能维持平衡状态，是一种自主的反应，受大脑皮质的控制，属于高级水平的发育性反应。维持正常平衡能力的生理基础是身体的平衡反应，如坐位时颈、上肢的保护性伸展反应和立位时下肢的跳跃反应。当人体突然受到外界刺激引起身体重心变化时，四肢和躯干会出现一种自主性的保护运动，从而将身体的重心恢复原有稳定状态。

3.关键点的控制　人体关键点可影响身体其他部位的肌张力，关键点的控制主要包括中心控制点：胸骨柄中下段，主要控制躯干的张力；头部、骨盆、肩部等近端控制点，分别控制全身、骨盆和肩胛带部位的张力；手指、足等远端控制点，分别控制上肢、手部、下肢及足部位的张力。治疗师可通过在关键点的手法操作来抑制患者的异常姿势反射和肢体的异常肌张力。

4.推-拉技巧　推-拉技巧是一种挤压、牵拉关节的技巧，主要是对患侧肢体进行轻微的挤压、推、拉来促进肢体的伸展和屈曲。当屈肌紧张占优势时，可使用推的技术缓解肢体的屈肌张力，加强伸肌的控制能力。主要的手法有两种。

(1) 压迫性轻推：即对关节进行轻微挤压，使关节间隙变窄，可激活关节周围伸肌肌肉，利于关节伸展，促进关节的稳定性与姿势反应。患者在立位或坐位姿势下，持续挤压常用于促进躯干的反射性伸展。此手法可加强关节周围肌肉的张力，加强关节的稳定性。

(2) 轻微牵拉：对关节进行牵拉，可增大关节的间隙，使关节面分离，激活关节感受器，刺激微关节周围的屈肌肌肉收缩，此牵拉手法主要用于促进关节屈曲运动之前。

5. 拍打　拍打痉挛肌的拮抗肌可促使拮抗肌肌肉收缩，缓解痉挛肌的张力，常作为辅助手段应用，以加强肢体的控制能力。

6. 体位的置放和控制训练

(1) 定位置放训练：定位置放是指将肢体放在一定的关节活动范围内。在肢体能控制后可训练患者主动将肢体定位在关节活动范围的各个点上，然后由此位置向上和向下活动，再返回原处。初期时，肢体可能因控制不良而逐步下降，此时治疗师可在肢体的下方轻拍打，使之能在此体位下控制住。

(2) 控制训练：将肢体的末端被动地移到空间，使之停留在关节活动范围的某一点上，然后撤去支持，指示患者将肢体控制在该位置不动并使其保持一段时间，在此期间肢体实际上是进行一种肌肉的等长收缩训练。

（四）临床应用

以偏瘫患者的训练为例：Bobath 将偏瘫患者恢复阶段划分为三个不同时期：弛缓期、痉挛期和相对恢复期，各期治疗技术均有所不同。这些阶段的治疗计划主要根据肌张力的情况而制定，此时不考虑运动功能的其他方面。

在偏瘫患者的弛缓期，应加强高级姿势反应和患侧肢体的负重训练来刺激运动功能的恢复。在训练时，不要使用任何阻力，因为过强的阻力将增强肌肉的张力，对于大多数患者，应该以缓解患侧的痉挛作为治疗目的。对于偏瘫患者的痉挛期，应尽可能应用反射抑制性抗痉挛模式来缓解肢体的肌张力。而在相对恢复期，应促进肢体的分离运动，如以手指的分离运动作为训练目的。

Bobath 主要的治疗观点：偏瘫患者的肌肉痉挛、共同运动和异常的姿势反射等将妨碍正常运动模式的形成，待偏瘫患者的痉挛缓解之后，再促进正常的运动模式及正常的姿势反射。

偏瘫患者在康复训练之前，治疗师将根据患者运动功能恢复阶段和患者存在的主要问题点，分别设计治疗目标和训练计划，再对具体的患者实施针对性的训练方法。

十、主动诱发技术

（一）强制性运动疗法

1. 概念　强制性运动疗法是一种对脑卒中患者强制固定健侧肢体，被迫使用患侧肢体，以促进患肢功能恢复的康复方法，可明显提高脑卒中慢性期患者患肢运动的质量，增加其使用时间，提高其运动功能。

2. 作用机制　偏瘫患者的患侧肢体不能主动活动，常依赖健肢，使患肢失用，形成"习得性失用"。在脑性期急性期或亚急性期，脑损伤造成患侧失用后，再使用时患肢痛、动作不协调甚至跌倒，最终尝试任何活动均失败，就可用健肢来代替，使"习得性失用"获得"鼓励"而无限期地继续。强制性运动疗法通过限制健肢而强化患肢使用的训练可引起控制患肢的对侧皮质代表区扩大和同侧皮质的募集，导致功能依赖性皮质重组从而逆转"习得性失用"，这是患肢使用永久增强的可能机制。

3. 适应证

(1) 发病后 3 个月。

(2) 年龄＞ 18 岁。

(3) 主动运动：患侧腕伸展＞ 10°，拇指和其余四指中两指的掌指关节和指间关节伸展＞ 10°且每分钟内可重复动作 3 次。

(4) 被动关节活动度：患侧肩屈曲和外展＞ 90°，肩外旋＞ 45°，前臂旋前、旋后 45°，腕伸展于中立位，掌指关节和指间关节的屈曲挛缩＜ 30°。

(5) 无严重的认知障碍，如失语症注意力、视觉障碍、记忆力、沟通问题。

(6) 无患肢的严重痉挛、疼痛。

(7) 无药物不能控制的严重疾病。

(8) 无明显平衡功能障碍：健肢戴强制性装置后能安全行走，有安全保证。

(9) 坐到站及如厕、移动能独立进行，能维持静态站姿至少 2 分钟。

4. 治疗方案

(1) 限制健侧肢体的使用：脑卒中患者的健侧穿戴用尼龙搭扣固定的固定手

夹板或塞有填充材料的手套限制健手的使用，用吊带限制健肢活动。治疗期间要求手夹板或手套应在患者 90% 的清醒时间使用，仅在睡觉和一些特殊状况下才可去除这些装备。治疗期间记录日常患肢和强制装置的使用情况，并特别关注患者安全。

(2) 集中、重复、强化训练患肢：在限制健肢的同时，集中、重复、强化训练患肢能有效克服患者的"习得性失用"。一般每天强化训练 6 小时，每周 5 天，连续 2 周。

(3) 个体化的任务指向性塑形训练技术：塑形训练时让患者用患肢连续地进行某项刚刚超过现有运动能力的动作，接近某一行为目标，需付出相应努力才能达标，一旦患者完成后，继续增加任务难度，提高运动能力。该训练可在功能训练的同时使其重获 ADL 能力。

选择塑形训练任务主要依据：选定的动作能纠正最明显的关节运动缺陷；所训练的关节运动有最大的提高潜力；是患者偏好的实用任务。塑形训练时，患者取得微小进步也要明确反馈。要根据患者功能缺损情况选择塑形任务，制订个体化训练方案。

(4) 日常生活期间的任务训练：鼓励患者进行实际的功能任务练习，治疗结束后，应制订家庭训练计划，如能长期坚持可进一步提高训练效果。

（二）运动想象疗法

1. 定义　运动想象疗法是指为了提高运动功能而进行的反复运动想象，没有任何运动输出，根据运动记忆在大脑中激活某活动的特定区域，从而达到提高运动功能的目的。

2. 适应证　脑卒中、脑外伤、脊髓损伤、截肢等。

3. 原理　目前公认的"运动想象"疗法改善运动学习的最有力的解释是心理神经肌肉理论。基于个体中枢神经系统已储存进行运动的运动计划或"流程图"的概念，假定在实际活动时所涉及的运动"流程图"，在"运动想象"过程中可被强化和完善，因为想象涉及与实际运动同样的运动"流程图"。想象通过改善运动技巧形成过程中的协调模式，并给予肌肉额外的技能练习机会，从而有助于患者学会或完成活动。

4. 治疗方案　运动想象疗法必须与相应的康复性活动结合起来才能取得良好的效果，时间应短于物理治疗，一般操作是在每次功能训练后，12～15 分钟为宜。将患者移至安静的房间（头两次治疗可有人陪伴）；患者闭目仰卧于床上，用 2～3 分钟进行全身放松；用 5～7 分钟提示患者进行间断的"运动想象"；最后 2 分钟让患者把注意力重新集中于自己的身体和周围环境。

运动想象疗法的具体实施方法有三种方式,如听录音指令、自我调节及观察后练习。运动想象疗法所采取的作业项目有 OT 训练作业中的功能性 ADL 训练。

(三)镜像疗法

1. **概述** 镜像疗法又称镜像视觉反馈疗法或平面镜疗,是指让患者利用镜盒装置,以正常肢体镜像代替患侧肢体,通过视觉反馈进行治疗,达到消除异常感觉或恢复运动的康复目的的治疗方法。

2. **神经生理学机制**

(1) 习得性废用,失去肢体综合征和皮层的重建:①视觉控制和对患侧肢体的注意是为了代偿失去的视觉反馈和建立肢体间的联系。②在镜子治疗中可能可以通过正常的、无痛的、某些运动的视觉感觉反馈来改善感觉运动的不协调。

(2) 镜像神经元的作用及运动前皮层:①镜子神经元是一些特别的神经细胞,在视觉信息转换称为活动行为时被激活。②镜子神经元不仅在观察自我运动时被募集,在观察别人的运动时也可以被募集。③在一些研究中已经证明通过镜子发射的被实行的运动可选择性激活同侧大脑半球运动区域。换句话说就是患侧肢体不动,健侧肢体的镜子治疗在患侧大脑半球的重要运动区域产生激活作用。而在其他情况下,患侧大脑半球只能通过患侧肢体的随意运动来激活。

(3) 视觉皮层及躯体模式图:①传入的关于躯体体位和躯体运动的信息在视觉联合区得到加工和分类。由此人们推测,在视觉联合区可以找到躯体模式图的内在模式。②单个躯体部位的皮层代表区,内在的躯体模式,不仅是在顶叶皮层,还分布在视觉联合区,也就是次级视觉大脑皮层。③内在的躯体模式在伴有忽略综合征的偏瘫患者以及慢性疼痛的患者和幻肢痛的患者身上可能被改变,由于躯体的内在模式发生了改变,许多患者患侧肢体的感知觉很差,在辨认躯体的左右侧时出现问题,这种被改变的躯体模式可能通过患侧躯体部位及其运动的"正常"视觉反馈,如通过镜子治疗得到改善。

3. **适应证**

(1) 脑卒中患者的肢体功能障碍。

(2) 幻肢痛,复杂性局域性疼痛综合征。

(3) 空间单侧忽略的认知障碍。

4. **治疗方法**

(1) 治疗前准备:①先充分向患者解释治疗的背景、作用机制及治疗目标。

②在治疗过程中患者应该有针对性地参与到视觉想象中，但是也要知道，这并不是其运动可能性的真实写照。③应该跟患者解释，情绪和自主神经的症状会出现，如出汗。④安静的房间，房间背景单一，避免在镜子背后出现声音的刺激。⑤镜子两侧手的姿势相同，镜子居中，患侧在镜子的后面，没有光的折射，健侧除去戒指、手表等装饰物。⑥运动训练。

(2) 治疗过程：①治疗师展示患者想要进行的运动。患者边看着镜子里的镜像，边模仿治疗师所展示的动作。②最好以一维的粗大运动开始，如用毛巾进行前后向的擦桌子运动。这个运动尽可能地在患者能够主动使用患肢的活动范围进行。然后逐渐地增加和变换训练的活动度、方向和速度。这些应按照每个患者的水平具体情况具体分析。按照每个患者的情况也可以或早或晚地在治疗中加入功能性的及精细活动的元素。③患者试图主动地尽可能好地进行上述双侧运动。如果这些运动已经使镜子里想象的强度增强，便可以交替地促进患肢的运动。④最后让患者进行一些不用镜子的锻炼活动，整合活动中正确的选择性运动，如把足背伸功能运用到步行当中。⑤感觉训练：当治疗师给予触摸刺激时，总是双侧触摸，触摸的信息必须在镜子前后是一样的。如果可以的话，可以配合使用刷子、刺猬球、抚摩、感觉盆浴、热疗或者冷疗进行镜子治疗。

(3) 运动训练的任务类型：①躯体姿势的复制；②治疗师帮助进行患侧肢体活动；③操作物体。

5. 注意事项

(1) 对患者的要求：具备充分的认知能力以理解和应用指示。

(2) 训练过程中的注意事项：①患者的注意力不要过多地投放在运动执行上，因为这样视觉想象的感知觉就可能被减少。②训练对于部分患者来说是很疲劳的，所以应该有足够的短暂的休息，保持患者高度的注意力。③训练要由易到难，根据患者情况而选择训练的难度，训练过程中，避免在镜子背后出现声音的刺激，镜子两侧手的姿势相同，镜子居中，患侧在镜子的后面，没有光的折射，健侧除去戒指、手表等装饰物。

（四）生物反馈疗法

1. 概述 生物反馈治疗法是利用现代生理科学仪器，通过人体内生理或病理信息的自身反馈，使患者经过特殊训练后，进行"意念"控制和心理训练，从而消除疾病、恢复身心健康的新型心理治疗方法。由于此疗法训练目的明确、直观有效、指标精确，因而求治者无任何痛苦和不良反应，深受广大患者欢迎。

生物反馈疗法又称生物回授疗法，或称自主神经学习法，是在行为疗法的基础上发展起来的一种新型心理治疗技术和方法。它利用现代生理科学仪器，通过人体内生理或病理信息的自身反馈，消除病理过程，使患者身心健康。

生物反馈疗法的运用一般包括两方面的内容：①让来访者学习放松训练以减轻过度紧张，使身体达到一定程度的放松状态；②来访者学会放松后再通过生物反馈仪，使其了解并掌握自己身体内生理功能改变的信息，进一步加强放松训练的学习，直到形成操作性条件反射，解除影响正常生理活动或病理过程的紧张状态，以恢复正常的生理功能。

运用生物反馈疗法，就是把求治者体内生理功能用现代电子仪器予以描记，并转换为声、光等反馈信号，因而使其根据反馈信号，学习调节自己体内不随意的内脏功能及其他躯体功能、达到防治身心疾病的目的。

2. 类别

(1) 肌电反馈仪：骨骼肌的活动是由中枢神经系统复杂的冲动引起的。这种冲动从脑、脊髓通过运动神经通路最终到达肌肉纤维，出现相继的肌肉收缩，当神经冲动减少后便出现肌肉松弛。伴随肌肉活动产生的电活动称为肌电。肌电常可以通过贴附在该部皮肤表面的电极测得。肌肉的紧张程度是与肌电的高低成比例的，因此，肌电是肌肉收缩或松弛的一个直接生理指标。肌电反馈仪把测得的肌电信号放大，然后整流、集合变成声、光信号，告诉被试者其肌肉是相对的紧张或松弛。被试者还可在声、光信号的提示下体会自身肌肉的细微变化，这些变化一般是感觉不到的。通过这种训练，可以使被试者对肌肉活动获得自我控制能力，这种控制能力对于紧张的肌肉松弛和恢复衰退肌肉的运动机能有特殊的意义。

(2) 皮电反馈仪：汗腺和其周围的组织形成了一个电的环路，如果汗腺经常出汗，就产生了相对于皮肤表面来说的负电势。当出汗增加时，皮肤表面和汗腺之间的电阻下降，造成皮肤导电性的增加。所以，皮肤导电性直接受汗腺影响，而汗腺又受控于交感神经。在紧张、焦虑、恐惧等情况下，交感神经兴奋，泌汗增加，因而使皮肤导电性能增加。皮电是情绪活动的一个重要指标。

(3) 脑电反馈仪：大脑活动时会不断地产生一些微弱的电信号，脑电反馈仪就是将个体觉察不到的脑电活动转换成直观的信号，并让被试者理解这些信号的意义。在被试者体验到这些直观信号与各种心理状态的关系后，学习按要求改变这些信号，实际上就是随意控制脑电活动。

(4) 皮温反馈仪：当交感神经被激活时，接近皮肤表面的血管壁的平滑肌就会收缩，致使血管管腔缩小，血流量减少，因此皮肤表面温度下降。相反，当交感神经的兴奋性下降时血管壁的平滑肌松弛，血管管腔扩张。血流量增加，皮肤温度上升。在环境因素恒定的情况下，皮肤的变化与交感神经系统的兴奋性密切相关，而交感神经的活动又能特别地反映出与情感有关的高级神经活动。

3. 操作方法　具体方法是让患者在安静的诊疗室里，躺在生物反馈仪旁，接上仪器的电极就可以进行治疗了。

第一步，进行肌感练习，以达到消除紧张的目的。患者一边注意听仪器发出的声调变化，一边注意训练部位的肌肉系统，逐步让患者建立起肌感。在进行训练时，要采取被动注意的态度，患者利用反馈仪会很快掌握这种技巧，迅速打破长期紧张的疾病模式而进入放松状态。

第二步，为了逐步扩大放松的成果，将仪器灵敏度降低，使者适应性提高。这就是所谓的塑造技术，此技术能将放松水平提高到一个新的水平上。最终，患者学会在没有反馈仪的帮助下，也能运用放松技术来得心应手地处理所遇到的各种事件。这就是将技能转换成完全适应日常生活的技术，可以使患者完全自觉地运用放松技术，也就达到了治疗的目的。

（五）经颅磁刺激治疗

1. 概述　经颅磁刺激技术（transcranial magnetic stimulation，TMS）是一种无痛、无创的绿色治疗方法，逐渐成为临床常规和广泛应用于神经、精神疾病的科研、诊断、康复、治疗、预后的基本技术，磁信号可以无衰减地透过颅骨刺激到大脑神经，实际应用中并不局限于头脑的刺激，外周神经肌肉同样可以刺激，因此现在都称之为"磁刺激"。其主要通过不同的频率来达到治疗目的，高频（> 1Hz）主要是兴奋的作用，低频（≤ 1Hz）则是抑制的作用。因其无痛、非创伤的物理特性，实现人类一直以来的梦想，即虚拟地损毁大脑探索脑功能及高级认知功能，与 PET、fMRI、MEG 并称为"21 世纪四大脑科学技术"。

2. 作用原理　经颅磁刺激克服了电流不能进入颅脑的缺陷。颅骨是不导电的生物体，采用传统的电刺激方法，电流无法进入颅内，也就无法刺激大脑。而电磁具备与生物组织磁导率基本一致的特点，磁力线很容易无创伤地穿透颅骨到达脑内较深层组织，电磁直接作用在脑细胞上生成感应电流，在适当加大电流的情况下，电场可有效改变细胞自身的膜电位，促使细胞轴突发生变化，通过重复性 rTMS 和不同频率的刺激，对大脑神经元和相关功能进行改善。这种通过改善细胞膜电位对神经元进行调整的效果，是传统的电刺激和其他物理方法无法实现的。

重复性 rTMS 与其他经颅磁刺激原理相同，但不同的是，rTMS 神经元不应期也可以刺激，所以能兴奋更多水平方向的神经元，不仅引起生物学效应，影响刺激局部和功能相关的远隔皮层功能，实现皮层功能区域性重建，而且产生的生物学效应可持续到刺激停止后一段时间。

3. 适应证

(1) 精神科包括药物难治性抑郁症、焦虑症、躁狂症、强迫症、创伤后应激障碍、精神分裂症、幻听、耳鸣、睡眠障碍等。

(2) 神经科包括癫痫病、阿尔茨海默病、帕金森病、肌张力障碍性疾病、运动神经元疾病、多发性硬化、偏头痛等。

(3) 康复科包括脑卒中、脊髓损伤、肌纤维痛、外周神经损伤、运动功能障碍、吞咽障碍、失语等疾病。

(4) 儿科包括孤独谱系障碍、脑瘫、多动症、癫痫。

4. 禁忌证

(1) 治疗部位 30cm 内存在金属异物，如人工耳蜗、内置脉冲发生器、动脉瘤夹、支架。

(2) 颅内高压、颅内感染。

(3) 严重心血管疾病，尤其是心脏起搏器、心脏支架安装者。

(4) 研究证明了低频 TMS 治疗的安全性，但过高的频率、过强的长时程刺激，可能诱发癫痫发作及其他不良反应。

（六）经颅直流电刺激治疗

1. 概述　相对于传统的康复治疗手段，经颅直流电刺激治疗通过极化电流直接作用于大脑皮层，促进大脑的功能重组，调节大脑皮层的可塑性，从而改善患者的功能障碍。

2. 作用原理　传统的经颅直流电刺激治疗设备主要包括两个凝胶海绵电极（阴极和阳极），一个电池供电设备（用来发送恒定低强应电流）以及一个用套设置刺激类型的输出控制软件。

刺激类型主要有三种：①阳极刺激；②阴极刺激；③伪刺激。

经颅直流电刺激治疗由放置于颅骨外的阴极和阳极两个表面电极片构成，以微弱直流电作用于大脑皮层。阳极可以增加大脑皮层兴奋性，使皮层神经组织得到易化，从而提高功能水平；阴极可以降低皮层兴奋性，对过度兴奋的皮层细胞起到抑制性作用。利用阳极兴奋性作用，可以使得受损皮层周围区的兴奋性增高，调节大脑各种神经递质和激素的分泌从而改善语言和运动等功能。

3. 适应证 在神经内科的应用主要是治疗癫痫、帕金森病、耳鸣等神经系统病变引起的疾病。

精神疾病也有着明显的作用，如抑郁、精神分裂症、阿尔茨海默病、成瘾。

脑损伤所致的运动功能障碍、失语症、吞咽障碍、痉挛状态、意识障碍促醒、认知功能障碍等。

4. 禁忌证 同经颅磁刺激治疗。

十一、运动疗法

（一）关节活动度训练

1. 概念 关节活动范围训练是指利用各种主动或被动运动的方法，达到维持和恢复关节活动功能的治疗技术，即关节活动技术。其目的是维持现有的关节活动范围或改善已受限的关节活动度，起到防止关节挛缩、畸形现象的发生，增强关节本体感觉意识，维持肌肉的伸展性和增强血液循环的作用。

关节活动范围的维持与改善可以徒手或利用器械，通过良姿位摆放、体位转换、主动活动、被动活动、牵拉、牵引、关节松动术等形式实现。

2. 基本原理和原则

(1) 基本原理：①正常关节活动度需要关节、关节囊、韧带、肌肉等组织保持良好的弹性，使结缔组织处于一种疏松的网状状态，这需要每天进行多次全关节活动度的正常活动。②因关节内外纤维组织挛缩或瘢痕、粘连引起的关节活动度受限，需要反复进行关节活动度训练来展长短缩的关节周围软组织，恢复软组织的弹性。③挛缩或粘连的软组织持续性展长是关节活动度恢复和增加的主要因素。挛缩和粘连的纤维组织主要由胶原纤维构成，胶原组织在一定的牵伸作用下可发生展长效应。展长效应中大部分为弹性展长，小部分为塑性展长，前者在牵张力量消失后可重新回缩，后者在持续较久的牵伸作用下方可产生和保持。

(2) 基本原则：①逐步反复多次的原则。反复多次、持续时间较长的牵张训练可产生较多的塑性展长，此训练应循序渐进地逐步开展以避免训练过程中发生疼痛或软组织损伤。②安全的原则。训练应在无痛或轻微疼痛、患者能耐受的范围内进行，避免发生软组织损伤。感觉功能障碍的患者由于对疼痛的敏感性较差，因此，进行关节活动度训练时应特别谨慎。③顺序原则。从远端向近端的顺序进行逐个关节或数个关节一起的训练。④综合治疗的原则。关节活动度训练中配合药物和理疗等措施，可增加疗效。

(3) 被动关节活动度训练：指患者完全不用力，依靠外力来完成关节活动的运动训练方法。外力主要来自治疗师、患者健侧肢体或各种康复训练器械达到增强瘫痪肢体本体感觉、刺激屈伸反射、放松痉挛肌肉、促发主动运动的目的，同时牵张挛缩或粘连的肌腱和韧带、维持和扩大关节活动范围，为主动运动做过渡性准备。

3. 常用方法

(1) 主动-辅助关节活动度训练：在外力的辅助下，患者主动收缩肌肉来完成关节活动的训练方式。助力可由治疗师、患者健肢、器械（如棍棒、滑轮和绳索装置）、引力或水的浮力提供，从而增大关节活动度，逐步增强肌力，建立协调动作模式。

(2) 主动关节活动度训练：通过患者主动用力收缩完成关节活动的运动训练。既不需要助力，也不需要克服外来阻力，以达到改善和扩大关节活动度，改善和恢复肌肉功能和神经协调功能目的的训练方式。

(3) 持续被动关节运动训练：持续性关节被动活动是指利用专用器械使关节进行持续较长时间的缓慢被动运动的训练方法。训练前可根据患者情况预先设定关节活动范围、运动速度及持续被动运动时间等参数，使关节在一定活动范围内进行缓慢被动运动。目的是预防制动引起的关节挛缩，促进关节软骨和韧带、肌腱的修复，改善局部血液、促进淋巴循环，消除肿胀、疼痛等症状。

(4) 牵拉技术：牵拉技术的目的是维持和改善关节活动范围，增加肌肉的柔韧性，训练后牵拉有利于减轻肌肉疲劳，预防肌肉损伤。

牵拉的类型可以广义地分为被动牵拉和自我牵拉。被动牵拉是由操作者操作完成的运动，因为在牵拉过程中操作者不能感觉到被牵拉者的感受，可能会过度牵拉肌肉，因此操作者与被牵拉者之间应该有密切交流。

自我牵拉是由牵拉者主动进行的运动，通常认为主动牵拉的形式更安全，因为牵拉者能够主观掌握牵拉的力度和持续时间，从而减少过度牵拉和损伤的机会。被动牵拉和自我牵拉是最常用的两种牵拉形式。此外，根据动作特征将牵拉技术分为静态牵拉、动态牵拉、易化牵拉等。其中静态牵拉是指需要牵拉的肌肉被缓慢地拉长（抑制牵张反射的激发）并保持在一个舒服的范围15～30秒。静态牵拉既可以是主动的，也可以是被动的。动态牵拉指缓慢、有控制地活动肢体来增加整个关节活动热身范围，通常作为热身的一部分。

牵拉的一般注意事项：牵拉时操作者和被牵拉者的体位，在牵拉终末位保持一定的时间，在无痛范围内最大限度地牵拉肌肉，被动牵拉时注意询问被牵拉者的身体感受。

牵拉开始之前应向被牵拉者说明牵拉方法、步骤及注意事项，取得配合。根据治疗目标需要确定牵拉方法，选择舒适放松的体位，牵拉过程需遵循 3S 原则，即：缓慢（Slowly）、牵拉（Stretch）、保持（Sustain）。

4. 适应证与禁忌证

(1) 适应证：各种原因导致的关节活动范围障碍。

(2) 禁忌证：①肌肉、肌腱、韧带有撕裂；②骨折未愈合；③肌肉、肌腱、韧带、关节囊手术后初期；④心血管病患者不稳定期；⑤深静脉血栓；⑥关节旁的异位骨化。

（二）肌力与肌耐力训练

1. 定义　肌力康复训练，指在康复过程中，通过主动运动或被动运动的方式，采用不同肌肉收缩形式恢复或增强患者肌肉力量的训练。

2. 运动的主要方式　从人体运动的力量来源可以将人体的运动分为被动运动和主动运动两种。

主动运动是人体通过主动收缩肌肉来完成的运动。根据其主动用力的程度，可分为辅助主动运动、主动运动与抗阻运动等。

被动运动则是人体运动完全通过外力作用来进行。外力包括治疗师的手法治疗、器械作用下的运动以及人体自身带动（重力和健侧肢体带动患侧肢体运动）等。被动运动通常是肢体瘫痪、肌力在 2 级以下不能进行主动运动的患者所采取的运动方式，用来维持关节活动度、防止肌肉粘连和关节挛缩、保持肌肉张力和弹性，为主动运动做准备。

3. 肌肉收缩的形式　根据肌肉收缩时肌长度和肌张力的变化，可将肌肉收缩分为三种形式。

(1) 等长收缩：等长收缩是指虽有肌肉收缩，肌张力明显增加，但肌肉长度基本无变化，不产生关节运动，是仅在静止状态下产生的肌肉收缩。等长收缩是由肌肉拉长的外力与肌肉本身所产生的最大张力相等所致。

(2) 等张收缩：等张收缩指肌肉收缩过程中，肌张力基本不变，但肌肉长度发生变化，从而引起关节的运动。根据肌肉起止部位的活动方向，可分为向心性收缩和离心性收缩两类。

向心性收缩是指肌肉收缩时，肌肉起止点彼此靠近、肌肉长度缩短，又称为短缩性肌收缩、克制性收缩；离心性收缩是指肌肉收缩时，肌肉起止点两端彼此远离，使肌肉长度增加。

向心性收缩常作用于关节，使关节产生运动。而离心性收缩常由对抗关节运动的拮抗肌产生收缩，其作用与关节运动方向相反，用于稳定关节、控制肢体动作或肢体坠落的速度等。

(3) 等速收缩：等速收缩指在全关节运动范围内，肌肉收缩的速度保持恒定不变的运动方式。等速收缩需要借助专用设备来控制肌肉收缩速度。等速练习中肌肉的长度在收缩过程中改变而肌肉收缩的速度不变。理论上，在运动过程中，等速训练仪器提供的阻力是最大阻力。在整个关节活动范围内肌肉都产生最大的张力，因此，可取得更好的训练效果。

肌力康复训练中，应根据不同的康复治疗目的和患者的肌力情况，选用不同的肌肉收缩形式来进行练习。等长收缩常用于骨关节损伤、骨关节病的早期康复治疗，如石膏固定期、关节炎症疼痛期，用以维持或恢复肌力。等张收缩适用范围较广，可在全关节活动范围内进行。等速收缩运动肌力训练则是高效锻炼肌力的方法，适宜 3 级以上的肌力条件进行。

4. 常用锻炼形式分类

(1) 开链运动：开链运动是指肢体近端固定而远端关节活动的运动，如步行时的摆动相。开链运动的特点是可单关节完成运动。如哑铃弯举进行肱二头肌训练时，肘部固定，手握哑铃做肘关节屈伸运动。

体育运动训练中，开链运动能够孤立地训练身体的某一块肌肉，所以在运动中常选用开链运动方式针对某块肌肉进行力量训练；开链运动时远端的运动范围大于近端，速度也快于近端，所以训练中常选用开链运动进行肌肉爆发力的训练。

肌力康复训练中，由于开链运动产生的剪切力要大于闭链运动，不应选择开链运动恢复功能，以免加重伤部负担。而在康复后期，当关节的功能性和本体感受通过闭链运动得到了一定的加强后，则可采用开链运动，针对关节附近的肌群进行性训练。

(2) 闭链运动：闭链运动指肢体远端固定而近端活动的运动，如步行时的支撑相。闭链运动的特点是需多关节协同运动。闭链运动参与的肌肉和关节较多，需多关节协同活动完成。

肌力康复训练中，闭链运动是不增加关节剪切力的多关节协同运动，可刺激关节本体感受器，产生肢体的运动和保护性反射弧活动，能充分训练关节整体的协调性和促进关节本体感受器功能恢复，从而促进关节稳定和功能康复，所以康复早期应选择闭链运动恢复功能。

5.常用肌力康复训练的分类及适应证与禁忌证

(1) 辅助主动运动指的是在外力的辅助下通过患者主动收缩肌肉来完成的运动或动作。其作为辅助力量的外力常见的有治疗师、患者健肢、器械、引力或水的浮力等。其中以主动用力为主辅助量以完成运动所必需的最小量为度。适用于肌力较弱尚不能独自主动完成运动的肌肉。

徒手辅助主动运动：当患者肌力为 1 级或 2 级时，治疗师帮助患者主动运动，主要利用治疗师的手法，无须任何器械帮助。随着患者肌力的改善，治疗师随时可以做辅助量的精细调节，不受任何条件的限制，训练效果较好。其缺点是治疗师与患者一对一训练，较费时费力。

悬吊辅助主动运动：悬吊方法是利用绳索、挂钩、滑轮等简单装置，将运动的肢体悬吊起来，在水平面上进行训练。可以利用变化的患者体位和不同位置的滑轮、挂钩设计出丰富多彩的训练方法。

滑面上辅助主动运动：这种训练是在光滑板面上利用撒滑石粉或固定小滑车等方法减少肢体与滑板之间的摩擦。调节辅助量的训练方法。另外，也可通过垫毛巾或加大滑板的倾斜度等方法加大摩擦力在板上做滑动运动。此训练在克服一定阻力下进行，比起徒手和悬吊的辅助方法难度有所提高。

浮力辅助主动运动：这种训练是利用水对肢体的浮力，或通过加漂浮物减轻肢体重力的影响，进行辅助主动运动。

(2) 主动运动：主动运动指患者主动以肌肉收缩形式完成的运动。运动时既不需要助力，也不用克服外加阻力。适用于肌力达 3 级以上的患者。注意训练中患者应取正确的体位和姿势，将肢体置于抗重力位，防止代偿运动。

(3) 抗阻力主动运动：指在肌肉收缩过程中，需克服外来阻力才能完成的运动。本法适用于肌力已达到 4～5 级，能克服重力和外来阻力完成关节活动范围的患者。抗阻力主动运动的常见方法有徒手抗阻力主动运动、重物抗阻力主动运动、重锤与滑车抗阻力主动运动、弹簧抗阻力主动运动、摩擦阻力抗阻力主动运动、水中抗阻力主动运动等。

其中徒手抗阻力主动运动的固定位置与辅助主动运动形式相同，固定关节近端。阻力的方向与运动肢体成直角，阻力的部位与姿势应适当变换。训练时，对骨折患者要注意加阻力的部位和固定的部位，阻力不要过大，以免再次发生骨折。

　　水中抗阻力主动运动利用浮力可协助运动，对抗浮力的运动就是抗阻运动，可在四肢末端拴上浮子，再向下方运动克服浮力的阻力。

　　(4) 等长收缩运动：等长收缩运动是指肌肉收缩时，无肌肉缩短或关节运动。适用于肌力 2～5 级的患者，尤其适用于石膏固定的肢体。这是一种静力性练习，也是增强肌力的一种有效方法。①等长收缩运动的优点为训练方法简单可靠，患者容易掌握；在家中容易进行，不需要购买任何器械；常用于手术后石膏固定的患者。②等长收缩运动的缺点有，对心血管造成的负担很大；只能在关节活动范围内某一角度进行肌力增强训练。③等长肌力训练方法为患者全力或接近全力收缩肌肉并维持 3～10 秒，一般保持 6 秒，每动作训练 3 次，中间休息 2～3 分钟，每日训练 1 次。

　　注意：可采用徒手等长运动，即受训肢体不承担负荷，可与自身体重或肢体重量相对抗。也可利用器具，如墙壁、地板和床等各种固定不动的器械和物品进行对抗。

　　(5) 肌力训练注意事项：①选择适当的训练方法，明确肌力的训练目的。关节活动是否受限，有无关节不允许活动的问题，如肌腱手术后、缝合术后、骨折后、石膏固定中等。充分考虑有无疼痛，姿势与体位是否受限等，肌力恢复的现有程度，肌肉收缩运动形式的区别。②选择合适的地点。肌力增强的训练在任何地点都可进行，病室、走廊都可持拐杖步行或在轮椅上进行。③对患者进行讲解和鼓励。向患者说明训练此肌肉的目的和方法，以期得到患者的积极配合，加强治疗效果，减少训练中的偏差。④注意阻力的施加与大小的调节。阻力通常加在需要增强肌力的肌肉附着部位远端。阻力的方向与关节发生运动的方向相反。阻力的强度平稳，能顺利完成全关节的活动范围。可降低阻力或改变施加阻力的部位为患者不能完成全范围的关节活动；加阻力的部位疼痛；肌肉出现震颤；出现替代或代偿性运动。⑤姿势、体位。选取防止代偿性运动的体位。⑥固定主要作用肌的起点。如手、沙袋、带子。⑦掌握正确的运动量。第二天不应感到疲劳和疼痛为宜。⑧在肌力的强化训练中应防止出现任何代偿运动。⑨做好正确详细的训练记录。⑩注意心血管反应。

　　等长抗阻运动，特别是对抗较大阻力时，具有明显升血压反应，加之等长运动伴有憋气，将对心血管造成额外负荷。因此，有高血压、冠状动脉粥样硬化性心脏病或其他心血管疾病者应严禁在等长抗阻运动时过分用力或憋气。

　　6. 肌耐力训练

　　(1) 与肌力训练的区别：耐力是肌力所能维持的时间，肌力训练和肌耐力训练的方法不同，为迅速发展肌力，要求在较短的时间内对抗较重负荷，重复次数并不需要很多（高强度，少重复）；而发展耐力则需在较轻负荷下，在较长时间内多次重复才能有效（小强度，多重复）。

(2) 与肌力训练的联系：肌耐力训练与肌力训练密切相关。在发展肌力时，如重复次数过多或持续时间过久，必然导致速度或肌力下降；在发展耐力中，如不增加负荷，则不可能较快地产生肌耐力，对肌力的增长也不利。因此，临床上常将发展肌力和耐力结合起来进行训练从而使肌肉做功更为合理。

（三）核心稳定性训练

1. 概述　核心稳定性训练是一种有别于传统力量训练的全新方法与训练理念。核心稳定性训练能提高人体在非稳定状态下的控制能力，增强平衡能力，激活深层小肌肉群，协调大小肌群的力量输出，增强运动功能。

在解剖学上，大部分研究将"核心"定义在腰椎 – 骨盆 – 髋关节上，因其处于上下肢结合部位，具有承上启下的枢纽作用。但也有一些研究认为，核心部位应包括胸廓和整个脊柱，将整个躯干视为人体的核心区域。

从功能角度上看，核心稳定性是指人体核心部位的稳定程度。身体核心部位在运动中的三个主要功能：产生力量、传递力量和控制力量。人体在运动中通过核心部位为四肢肌肉的发力建立"支点"，为上下肢力量的传递创造条件，为身体重心的稳动提供力量的身体姿态。

2. 核心稳定性训练的基本原理　从脊柱稳定性生理学的角度，根据脊柱周围肌肉功能的不同，将附着于脊柱的肌肉划分为局部稳定肌和整体原动肌两类。局部稳定肌通过离心收缩控制椎体活动，具有静态保持能力，控制脊柱的弯曲度和维持脊柱的机械稳定性，所以局部稳定性训练主要以深层肌的本体感受性反射活动为主。整体原动肌收缩通常可以产生较大的力量，通过向心收缩控制椎体的运动，这些大肌肉是控制脊柱运动的发力器，并且应付作用于脊柱的外力负荷，在某种程度上均参与脊柱运动和稳定性调节。

因此，核心训练应该是兼顾深层的局部稳定肌和表层的整体原动肌在内的力量训练。作为稳定肌群之一的多裂肌，其首要功能是本体感受和运动感觉，高度不稳定支撑状态下的力量训练成为激活、募集核心稳定肌的有效方式，所以核心稳定性训练成为核心力量训练的一个重要因素。传统的力量训练对表层的整体原动肌训练较多，忽视了深层稳定肌的训练，所以核心力量训练中增加的"不稳定因素"是其区别于传统力量训练的关键。

核心稳定性训练的目的是建立一个强大的核心肌群。在运动过程中核心肌群可以像束腰一样稳定脊柱并保证力量的有效传导。一个动作的完成通常是一个动力链的过程。在这个动力链中包括很多的环节，躯干就是其中的一个重要环节。当肢体发力时，躯干核心肌群蓄积的能量从身体中心向运动的每一个环节传导。强有力的核心肌群对运动中的身体姿势、运动技能和专项技术动作起着稳定和支持作用。任何竞技项目的技术动作都不是依靠某单一肌群就能完成，必须动员多个肌肉群协调做功。核心肌群在所有需要力量、速度的运动中，都扮演了一个传导力量到肢体的重要角色。在此过程中担负着稳定重心、环节发力、传导力量等作用，同时也是整体发力的主要环节，对上下肢体的协同工作及整合用力起着承上启下的枢纽作用。

核心稳定性训练影响着动作控制。动作控制指与人执行技能性动作有关的一系列神经学、生理学和行为学机制，其主要决定了动作的速度、动作的幅度、产生动作的力量以及动作的轨迹。在运动中涉及比较多的还是神经肌肉运动控制问题。核心稳定性训练可以充分调动神经肌肉控制系统，通过不稳定的支撑面练习，提高核心肌群的力量，改善神经肌肉控制的效率，顺利地完成对运动的控制。

3. 核心稳定性训练在上肢功能康复中的积极意义　核心力量训练基于运动链理论，在完成技术动作过程中，将参与完成动作的肢体连成一个"链"，参与动作完成身体的每一个部分则是链上的一个环节，技术动作的完成是依靠动量在各个环节间的传递实现的，核心力量就是动量在动力链的传递过程中发挥着"核心"作用，在上下肢的动量传递过程中起承上启下的枢纽作用。坚固稳定的核心稳定性可以将来自地面的力量有效传递至上肢，以达到对上肢或所持器械的最大加速或减速的作用，也可以将上肢动量传递给下肢，调整下肢肌群对地面的作用力度，从而提高上下肢或技术动作间的协调工作效率，所以核心力量训练突出了力量的传递、协调组合和控制肌肉能力的特点，体现出全身整体性的、多肌群在多个维度内同时参与运动的新理念。

4. 适应证与禁忌证

(1) 适应证：由于疼痛及卧床导致核心稳定性差的患者。

(2) 禁忌证：腰部肿瘤患者，腰椎不稳定骨折患者，其他不适应运动疗法的患者。

5. 注意事项

(1) 核心稳定性训练在每个练习动作中都必须严格控制身体姿势，强调神经系统的参与，关注锻炼者完成的质量，而不是完成的数量。

(2) 锻炼者都应维持节律性呼吸，使呼吸配合动作。

(3) 核心稳定性训练初始阶段的练习动作都是静力性等长收缩的动作,通过这一种练习方式使锻炼者体会核心的位置。在动作开始前,锻炼者先通过骨盆的前倾和后倾调整确定发力时的正确位置,在运动过程中腰背部保持平直,通过这种训练形式体会核心肌群收缩特点。在掌握核心肌群收缩后,核心稳定性训练的中后期练习都是核心肌群控制下的躯干运动。

(4) 随着锻炼者能力的提高逐渐加大训练的难度。

十二、作业疗法

作业疗法(occupational therapy, OT)是应用有目的的、经过选择的作业活动,对由于身体上、精神上、发育上有功能障碍或残疾,从而不同程度地丧失生活自理和劳动能力的患者,进行评价、治疗和训练的过程。

其目的是使患者最大限度地恢复或提高独立生活和劳动能力,以使其能作为家庭和社会的一员过着有意义的生活。这种疗法对功能障碍患者的康复有重要价值,可帮助患者的功能障碍恢复,改变异常运动模式,提高生活自理能力,缩短其回归家庭和社会的过程。

(一)改善关节活动度的作业活动

改善关节活动度的训练有传统的主动运动、被动运动、助力运动练习等,可以根据不同部位选择作业活动。

1. 上肢不同部位的训练方法

(1) 肩关节:肩肘伸屈作业训练,在台面上推动滚筒、擦拭桌面、磨砂板作业、手指阶梯、滑轮吊环训练、打捶作业、穿梭作业等。肩外展内收作业训练,绘图、拉线、肩关节回旋训练器;也可以利用治疗性游戏中的乒乓球、羽毛球、篮球等。

(2) 肘关节:肘伸屈作业训练,锤钉木板、体操棒与抛接球。前臂旋前旋后,拧铁丝、体操棒、前臂旋转练习器。

(3) 腕关节:①屈腕训练。将前臂安置于斜板上,腕关节位于顶端的外方,跳棋放置于桌面,毗邻斜板高的一端。患者必须尽最大可能屈腕,才能捡起跳棋,再将拾到的跳棋放入另一盒中。②伸腕训练。将前臂放置于斜板上,跳棋放置于斜板的最高端,同时肘部支撑于桌面。患者需要最大可能伸腕,才能捡到跳棋,再将捡到的跳棋放入另一盒中。③前臂旋前、伸腕训练。患者前臂旋后,将跳棋放入邻近盒中,当跳棋放回原位时,便训练了前臂旋前、伸腕动作。④腕关节屈、伸、旋转训练。将套有垫圈的铁丝制成形状各异的环圈，让患者设法将垫圈从铁丝的一端移动至另一端。⑤改善 MCP 关节和 IP 关节屈练习。患手从盒子孔中捡起某小件物品（如玻璃球），然后将该物品放回盒中，如此反复进行，并记录每次花费的时间。可改善腕关节、掌指关节、指间关节屈曲和手指灵巧度。轻触按钮或橡皮泥等练习亦有助于对掌、屈指、手指内收训练。

2.各训练的治疗重点

(1) 如果关节被动活动度正常，主动活动度受限，治疗重点是通过主动或助力运动改善关节主动运动活动度。

(2) 如果关节的主动和被动活动度受限程度相同，治疗重点应先改善关节被动活动度。

(3) 主动运动中姿势的调整会增强治疗的针对性。例如，在插孔板游戏中，将插孔板挂在墙上高于肩的位置，可增强肩关节前屈活动；在转移物品训练时，让患者将前臂平放在台面，避免耸肩、抬臂即可增强腕关节背伸活动。

3.注意事项

(1) 一般应完成全关节活动范围的所有运动，循序渐进，切忌过分用力。被动训练不得出现疼痛。

(2) 特定关节进行关节活动度维持训练应包括该关节所有的运动模式。

(3) 动作要平稳缓慢，速度以上肢默数 3～5 次为宜。每日训练 2 次，每次各运动模式重复 5～10 次。

(4) 当患者出现随意运动时，应及时将被动运动变为辅助运动或主动运动。

（二）增强肌力、耐力的作业活动

在治疗过程中，应逐渐增加肌力和耐力训练。在开始进行肌力训练时，必须让患者按照接近全范围关节活动度和尽可能无痛的原则进行。从非抗阻力主动运动到轻微抗阻力主动运动，再到中度和重度抗阻力主动运动的循序渐进原则设计合理的治疗方案。

抗阻力活动可以由作业治疗师或者患者通过徒手施加阻力进行（多在早期抗阻练习中应用），也可以选用橡皮泥、变形球、弹力治疗带、橡皮筋网、弹簧夹、钉钉作业以及手训练器具进行（重力滑车系统、计算机辅助训练器具等）。在训练时注意保护关节、避免过度训练，同时鼓励患者在日常生活中多用患手。

1.橡皮泥　根据早期、中期和后期的不同治疗目的，可调节橡皮泥的软硬度以提供分级阻力。

(1) 骨间肌肌力训练：将手指插入治疗泥中进行外展、内收运动。

(2) 蚓状肌和鱼际肌肌力训练：用手指将治疗泥捏成圆锥体。

(3) 手外肌肌力训练：将手指插入治疗泥中进行屈指、伸指运动。不仅可增强外在肌的肌力，同时也可对所有手内肌进行训练。

(4) 握力练：加强屈指和伸腕协同运动。

手部有未愈合伤口禁用治疗泥进行主动运动，可选用变形球、弹簧夹、橡皮筋网、弹力治疗带等器具，设计类似主动运动。

2. 变形球　变形球承受一定的外界压力后会变形并产生数目不等的类似葡萄样的小泡，受到的压力越大，产生的小泡越多，趣味性较强。利用变形球可做全拳、勾拳、侧捏、三指捏、对掌等作业活动，改善手部小肌肉的肌力。训练时注意稳定腕关节。

3. 弹力治疗带　弹力治疗带有多种弹力强度，选择不同强度的治疗带可进行分级别的抗阻力练习。

(1) 腕伸肌肌力训练：将适当强度的治疗带套在手背，患侧腕关节背伸，健侧手施加相反方向的力，使弹力带拉伸。

(2) 腕屈肌肌力训练：将适当强度的治疗带套在手掌，患侧腕关节掌曲，健侧手施加相反方向的力，使弹力带拉伸。

(3) 拇伸肌、拇外展肌肌力训练：将弹力圈套在手指上，做拇指外展及伸拇训练。

(4) 拇对掌肌肌力训练：将弹力带套在患侧拇指上，做拇指与其余手指尖相对运动，健侧手拉住弹力带另一端并给予适当相反的力。

(5) 指伸肌肌力训练：将弹力圈分别套在拇指与示指、中指、环指或小指上，同时伸两根手指；或者将弹力圈同时套在五根手指上，做伸指运动。

(6) 骨间背侧肌肌力训练：将弹力圈分别套在第二至五指每相邻的两个手指上，做分指运动。

(7) 蚓状肌肌力训练：将弹力带套在第二至五指近节指骨上，做屈曲掌指关节运动，健侧手拉住弹力带另一端并给予适当相反的力。

(8) 指屈肌肌力训练：将弹力带套在第二至五指中节指骨上，做屈曲近端指间关节运动，健侧手拉住弹力带另一端并给予适当相反的力。

（三）改善协调性的作业活动

协调（coordination）是指正确控制和稳定运动的能力。协调运动包括粗大运动（如肩、肘、腕关节活动）和精细运动（如掌指和指间关节活动）。反复、准确的练习是协调训练的关键。

1. 上肢的粗大运动练习　可以选择折叠衣服、推移物品、举球投篮、擦拭墙壁或窗户、将物品拾起并放到架子上、墙面控球和双手太极拳等运动。

2. 上肢的精细运动练习　精细运动是手部肌肉活动所产生的手和指的协调，用测定手－指协调性的9孔插板或串珠子等游戏进行精细运动练习。

(1) 9孔插板游戏：将9根插棒放入板旁一侧的浅皿中，让患者用患手每次1根地将木棒插入洞中，插完9根后再每次1根地拔出放回浅皿内，直至9根插棒全部放回浅皿中，计算所需的时间。

(2) 串珠子游戏：让患者将大小各异的珠子按要求串在圆柱上，并记录每次完成的时间。强化训练为①可增大各圆柱间的距离；②加高圆柱的高度。

(3) 其他游戏：可因地制宜地设计打绳结、拧螺丝、拾豆子、拾硬币、用镊子或筷子夹捏小物件、翻书、点钞等游戏活动，训练手的灵活性和协调性。随着手的灵活性和协调性提高，逐渐增加训练速度和准确性，在相对短的时间内完成诸如木工、金工或编织等活动。

3. 值得注意的问题　进行协调训练时，除了原动肌收缩，其他肌群尽可能放松，维持运动的平稳性，控制肌肉的疲劳程度。如果运动的速度和准确性下降，或者出现疼痛，应该立即停止活动。训练任务由易到难。作业治疗师先为患者确立一个较低的标准，通过反复练习，患者能够准确完成后，再逐渐增加练习的难度和次数。任务难度的设置可以通过加快运动速度、改变运动平面、改变使用物品大小和改变作业体位等方式来达到。

（四）以功能为导向的作业活动

1. 概述　以功能为导向的作业治疗基于ICF的观点，是指以功能作业为导向、在不同环境中、用矫正和适应的方法，来适应环境、改善障碍、参与社会。以功能为导向的作业治疗在强调患者主观参与和认识重要性的前提下，有目的地进行各项训练。

2. 以功能为导向的作业活动方法

(1) 治疗师选择不同环境、适当的作业活动进行训练。

(2) 以作业活动所需的功能为目标进行任务设置。

(3) 学习功能性够物的转移能力。

(4) 结合患者兴趣、需求、职业等鼓励其主动参与。

3. 注意事项

(1) 治疗中采用功能性的自然任务而非常规训练。

(2) 进行有目的的活动比集中于运动本身效果更好。

(3) 采用功能性任务疗效更好。

(4) 治疗中应辅以不同的工具、采用不同的环境背景。

(5) 对于运动控制不良者，应限制其自由度。

(6) 患肢不能再获得功能者，用限制诱导法。

第4章 手功能障碍相关疾病

第一节 神经系统疾病的手功能康复

一、偏瘫的上肢康复

（一）概述

偏瘫是指脑血管意外、脑外伤、脑肿瘤等原因导致的以半侧肢体运动和/或感觉功能障碍为主的一种常见病症，可同时伴有失语、失认、吞咽困难等症状。

偏瘫上肢功能障碍常见表现：上肢瘫痪、动作不协调、痉挛、麻木、肌肉萎缩、感觉知觉减退、消失等。

（二）偏瘫的上肢功能评定

1. 运动功能评定 偏瘫主要是运动系统失去了高级中枢的控制，使低级中枢原始的、被抑制的运动释放，产生患侧肢体肌群间的协调紊乱、肌张力异常，从而导致运动障碍。目前对偏瘫的评定以运动模式改变为标准，客观反映偏瘫的程度，并对康复治疗起指导性作用，主要方法有 Brunnstrom 运动功能分期、Bobath 评价法、上田敏评价法、Fugl-Meyer 评定法、卒中患者运动功能评估量表（MAS 评估法）等。详见第 2 章相关部分。

2. 感觉功能评定 包括深浅感觉、复合感觉等的评定。详见第 2 章相关部分。

（三）偏瘫上肢康复治疗

偏瘫上肢康复训练主要原则是抑制异常的、原始的反射活动，改善运动模式，重建正常的运动模式，协调粗大动作和精细动作的训练。其康复过程根据上肢功能评定的分期不同可分为五期：早期、软瘫期、痉挛期、相对恢复期和后遗症期。时期不同，治疗方法和目的也不同。偏瘫上肢的康复治疗应从早期开始。

1. 早期 此期主要目的是预防并发症和继发损害，侧重于预防肌肉萎缩、压疮、深静脉血栓形成、肩痛和肩关节半脱位等。主要方法如下。

(1) 被动运动：多做与痉挛相反的活动，在上肢如肩外展、外旋，前臂旋后，要循序渐进，缓慢进行。

(2) 良肢位摆放：预防和减轻上肢屈肌痉挛模式的出现和发展。①健侧卧位，患者胸前放一枕头，患侧肩前伸，肘关节伸展，腕、指关节伸展放在枕头上。②患侧卧位，患臂前伸、前臂外旋，患侧肩拉出，避免受压和后缩。③仰卧位，肩关节前伸，手臂伸展、前臂旋后、稍抬高，患侧臂放在体旁枕上，掌心向上，手指稍分开。

(3) 早期神经肌肉电刺激等物理治疗，针灸（可以选择巨刺法）、推拿等传统疗法均可运用，预防肌肉萎缩，促进相关功能恢复。

2. 软瘫期 该阶段对应患者 Brunnstrom Ⅰ 期，此期上肢功能恢复的重点是肩的控制与肩胛带的运动。

(1) 被动活动：①患者仰卧位，治疗师用双手托住患肢，保持伸展外旋位，推患者的肩胛向上向前。当肩胛带活动不再有阻力时，逐渐加大肩关节屈曲的角度，直到不再产生疼痛为止。②患者仰卧位，治疗师一手持患侧前臂，手掌朝上，另一手在患者腋下将肩上托，使肩与前臂外旋外展。当活动肩胛的阻力消失后，让患者向前上方主动伸直上肢。

(2) 双手抓握上举：患者双手交叉抓握，掌面接触，用健侧手带动患侧手上举，伸直患臂。治疗师可给予伸直上肢阻力以压缩肘关节，促进伸肌，改善伸肘、伸腕能力。

(3) 根据需要选择物理治疗，如神经肌肉电刺激，针灸治疗则以上、下肢阳明经腧穴电针为主，还可以配合头针。

3. 痉挛期 此期主要控制痉挛及异常运动模式，促进分离运动出现。

(1) 抗痉挛模式：包括整个上肢的伸展、外旋、外展上举，打破共同运动、联合反应、异常姿势构成的异常运动模式，恢复上肢精细运动。

(2) 上肢控制能力训练：①肘关节分离运动，坐位或仰卧位，保持上肢上举过头，控制患者屈肘用手摸头顶；再伸展过头，摸对侧耳朵、同侧肩的独立肘关节活动。患侧卧位时，上肢伸展，前臂完全旋后，肩关节充分向前，要求屈肘把手移至口鼻处，再回到伸展位。也可在坐位，前臂放在桌上，前臂旋后，肘关节屈曲，用手摸口鼻、对侧肩或耳部，避免屈肌共同运动。②改善腕伸展练习，双手交叉，手掌朝前，手背朝胸，伸展上肢超过头，再回到胸部或顶住墙上下滑动。

(3) 作业治疗：①作业中尽量使患侧手的活动不受健侧手影响，进行抑制联合反应的练习。②伸肘练习，患者坐于桌前，采用 Bobath 握手姿势，用双手推桌上横置的滚枕，然后再滚回。

（4）无论是物理治疗，还是针刺疗法，均要考虑脑中枢损伤后的痉挛模式，识别主动肌和拮抗肌，建议在肌腱移行部位刺激痉挛的肌肉，在肌腹部位刺激拮抗的肌肉。

4. 相对恢复期　逐渐修正错误的运动模式，产生正确的运动模式，出现选择性分离运动以及改善精细活动能力和速度的阶段，对应 Brunnstrom Ⅴ～Ⅵ期。手的训练多在作业治疗室进行，有以下基本动作。

（1）伸腕：坐位，前臂放在桌上，采用中立位，腕伸出到桌前沿前方，患者握住一杯子，治疗师固定其前臂，让患者用腕举杯向上，然后放回原位，再重复。

（2）旋后：前臂和腕均放在桌上，中立位握一棍，旋后让棍尖敲击桌面，或将橡皮球放在手背旋后，将球压成饼状。

（3）拇指与其他指对掌：前臂旋后，练习拇指与各指在掌面对合，成功后让患者用拇指分别与各指拾起桌面上的物品，然后放到一起。

（4）手的抓握和精细动作训练：利用水龙头、螺丝练习抓握放松，筷子夹黄豆练习精细动作。

（5）在现代康复治疗的同时，根据运动控制的需求，针灸处方以"治痿独取阳明"理论选穴，如肩部选肩髃穴、臂臑穴；还可以配合头针。

5. 后遗症期

（1）维持性训练，进行维持上肢功能的各种训练。

（2）辅助器具的使用，正确使用手杖等。

（3）充分练习健侧的代偿功能。

（4）对家庭环境做必要的改造。

6. 其他　还可以配合中药、推拿、传统体育运动（太极拳云手）等传统康复治疗。偏瘫患者可合并有肩关节半脱位、肩痛、肩手综合征等，具体康复方法详见后续相关章节。

二、颈段脊髓损伤的上肢康复

（一）概述

脊髓损伤（spinal cord injury，SCI）是导致运动、感觉和自主神经功能障碍的疾病。常因火器、刀伤等直接外伤及脊柱骨折脱位造成脊髓受压，甚至完全断裂所致，胸腰段损伤表现为不同程度的截瘫，其中颈段损伤造成四肢瘫，是一种严重的致残性损伤。

（二）颈段脊髓损伤的上肢康复评估

1. 脊髓损伤的神经学检查评定标准（ASIA） 脊髓损伤后及时准确的神经功能检查，对于判断损伤程度、制订治疗方案及推测功能预后具有重要的指导意义。目前使用的神经学检查分类方法是美国脊髓损伤协会 2019 版《脊髓损伤神经学分类国际标准》（图 4-1）。颈段脊髓损伤的上肢运动功能评分，涉及《脊髓损伤神经学分类国际标准》细则第一胸椎节段以上的双侧关键肌检查，采用 MMT 法测定肌力（详见第 2 章），得分与测得肌力级别相同，0～5 分不等。双侧上肢总分 50 分（表 4-1）。

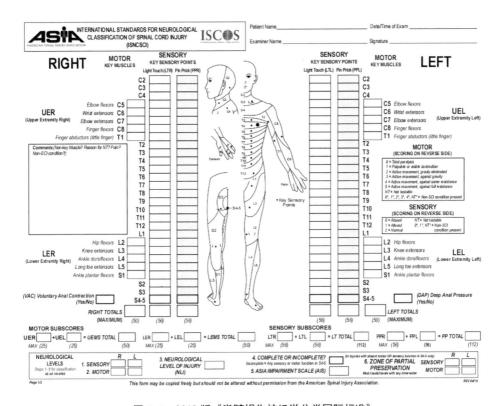

图 4-1 **2019 版《脊髓损伤神经学分类国际标准》**

表 4-1 双侧上肢运动关键肌

神经节段	关键肌
第五节颈神经	屈肘肌（肱二头肌、肱肌）
第六节颈神经	伸腕肌（桡侧腕伸长肌、短肌）
第七节颈神经	伸肘肌（肱三头肌）
第八节颈神经	中指屈指肌（指深屈肌）
第一节胸神经	小指外展肌

2. 其他评定

(1) 痉挛评定：痉挛是脊髓损伤后患者常出现的并发症之一，痉挛的评定方法参见第 2 章相关部分。

(2) 综合功能评定：常见的为日常生活能力评定和伤残程度评定，主要有功能独立性评估（FIM）、修订的 Barthel 指数（MBI）等。

（三）颈段脊髓损伤的上肢运动功能康复

1. 损伤急性期（伤后 8 周内）　以体位治疗、良肢位摆放、被动运动为主要方法，对有神经支配的肌肉应进行助力运动并逐渐过渡到主动运动，尽早进行独立的功能性上肢运动。

2. 恢复期康复　重点为生活自理能力练习，除了颈段损伤部位极高者，所有患者都应学习穿衣动作，四肢瘫痪患者需学习进食、饮水、梳头、刷牙、洗脸和剃须等活动。

3. 设计和使用相应的上肢功能性支具　利用上肢功能性支具辅助患者完成相应的日常活动动作。使用步行矫形器前，还应进行上肢肌肉力量的训练。

4. 神经及肌腱移植手术　近年来，神经移植手术在改善颈段脊髓损伤患者上肢功能方面的应用有新的进展，但其作用仍在确定之中。肌腱移植手术完善、可靠，并能显著改善功能，但需要数周的固定和限制四肢的使用。

5. 神经假体　神经假体为颈段 SCI 患者上肢功能的显著增强提供了一项有前景的方法。神经假体利用小电流激活周围运动神经，导致瘫痪肌肉的控制性收缩。对于康复需求很高的颈段 SCI 患者，植入神经假体提供了获得上肢功能恢复的机会。

6. 单手集中训练和双手集中训练　单手集中训练（unimanual massed practice，UMP）和双手集中训练（bimanual massed practice，BMP）可有助于实现颈段 SCI 患者上肢功能的恢复。这两种方法以任务为导向，强调主动参与与强化重复练习，每天 2 小时，每周 5 次，持续 3 周，训练单个上肢或双侧上肢。目前研究结果支持 UMP 和 BMP 在颈段 SCI 成人中的使用，但仍需进一步验证。

7. 传统康复治疗　在现代康复治疗的同时，配合电针疗法，取损伤平面上 1～2 个棘突、下 1～2 个棘突的督脉穴和夹脊穴为主穴，配以瘫痪肢阳明经腧穴组方治疗。也可以配合中药、推拿等。

三、帕金森病的上肢康复

（一）概述

1. 定义　帕金森病（Parkinson disease，PD），又称震颤麻痹（paralysis agitans），是一种常见的中老年的神经变性疾病，临床表现以静止性震颤、运动迟缓、肌强直和姿势步态异常等为主要特征。

2. 主要临床表现

(1) 静止性震颤（static tremor）：常为本病的首发症状，拇指与示指"搓丸样"动作，自一侧上肢开始，不对称。安静时出现，随意运动减轻，紧张时加剧，入睡后消失。

(2) 运动迟缓（bradykinesia）：随意运动减少和动作缓慢，在上肢功能上可表现为手指精细动作困难，如"写字过小症"。

(3) 肌强直（rigidity）：特点为伸肌和屈肌的张力同时增高，被动运动关节时阻力均匀一致增加，似"铅管样强直"；若肌强直，伴有静止性震颤，均匀阻力有断续停顿感，似转动齿轮，称"齿轮样强直"。

(4) 姿势步态异常：屈曲体姿，早期表现为下肢拖曳，上肢摆动减少；后期表现为小步态，启动困难；行走时，小步前冲的"慌张步态"。

(5) 其他症状：自主神经症状表现为多汗、顽固性便秘、直立性低血压、皮脂腺分泌亢进；精神方面有抑郁、焦虑、认知障碍。

（二）帕金森病的功能评估

1. 帕金森综合评定方法　主要有统一帕金森氏病评分量表（Unified Parkinson's Disease Rating Scale，UPDRS）、Hoehn-Yahr 分级法、韦氏帕金森病评定法（Webster's Parkinson's disease evaluation form）。表 4-2 为韦氏帕金森病评定法。

表 4-2　韦氏帕金森病评定量表

临床表现	生活能力	评分
手动作	不受影响	0
	精细动作减慢、取物、扣纽扣、书写不灵活	1
	动作中度减慢、单侧或双侧各动作中度障碍、书写明显受影响，有"写字过小症"	2
	动作严重减慢、不能书写、扣纽扣、取物显著困难	3
强直	未出现	0
	颈、肩部有强直、激发症阳性、单侧或双侧腿有静止性强直	1
	颈、肩部中度强直，不服药时有静止性强直	2
	颈、肩部严重强直，服药仍有静止性强直	3
姿势	正常，头部前屈＜10cm	0
	脊柱开始出现强直，头屈达12cm	1
	臀部开始屈曲，头前屈达15cm，双侧手上抬，但低于腰部	2
	头前屈＞15cm，单侧、双侧手上抬高于腰部，手显著屈曲，指关节伸直、膝开始屈曲	3
上肢协调	双侧摆动自如	0
	一侧摆动幅度减少	1
	一侧不能摆动	2
	双侧不能摆动	3
步态	跨步正常	0
	步幅44～75cm 转弯慢，分几步才能完成，一侧足跟开始重踏	1
	步幅15～30cm，两侧足跟开始重踏	2
	步幅＜7.5cm，出现顿挫步，靠足尖走路转弯慢	3
震颤	未见	0
	震颤幅度＜2.5cm，见于静止时头部、肢体，行走或指鼻时有震颤	1
	震颤幅度＜10cm，明显不固定，手仍能保持一定控制力	2
	震颤幅度＞10cm，经常存在，醒时即有，不能进食和书写	3

（续表）

临床表现	生活能力	评　分
面容	表情丰富，无瞪眼	0
	表情有些刻板，口常闭，开始有焦虑、抑郁	1
	表情中度刻板，情绪动作时现，激动阈值显著增高，流涎，口唇有时分开，张开＞0.6cm	2
	面具脸，口唇张开＞0.6cm，有严重流涎	3
言语	清晰、易懂、响亮	0
	轻度嘶哑、音调平、音量可、能听懂	1
	中度嘶哑、单调、音量小、乏力、口吃不易听懂	2
	重度嘶哑、音量小、口吃严重、很难听懂	3
生活自理能力	能完全自理	0
	能独立自理，但穿衣速度明显减慢	1
	能部分自理，需部分帮助	2
	完全依赖照顾，不能自己穿衣进食、洗刷、起立行走，只能卧床或坐轮椅	3

根据患者功能情况，每项得分均分为四级：0 为正常，1 为轻度，2 为中度，3 为重度。总分为每项累加分，1～9 分为轻度，10～18 分为中度，19～27 分为严重进展阶段

2. 其他评定方法　关节活动范围测量，肌力评定（MMT 法），肌张力评定（Ashworth 痉挛量表或改良 Ashworth 痉挛量表），参考第 2 章相关部分。

3. 心理功能评定　汉密尔顿抑郁量表、抑郁自评量表、汉密尔顿焦虑量表、焦虑自评量表等，具体可参见第 2 章相关部分。

（三）帕金森病的上肢功能康复

帕金森病的治疗应采取综合治疗，包括药物治疗、手术治疗、康复治疗、心理治疗及护理等；治疗目的是改善症状，减轻功能障碍的程度，提高患者活动能力及延长生活自理时间，预防畸形发生，适用于所有帕金森病患者，尤其是早中期患者，但不能阻止病情发展。

1. 物理治疗

(1)运动疗法：①松弛训练，头、下肢反向运动，双肩部反向运动，头、颈、肩、腰部组合运动。②维持和改善关节活动度训练。③平衡训练、协调训练等。

(2) 物理治疗：缓解肌强直为主要目的，包括水疗、热疗、离子导入治疗等。

(3) 维持治疗：手指体操、上肢体操、肩部体操、躯干体操等。

2. 作业治疗

(1) 手的训练：旋前、旋后练习，抓放训练，手精细运动训练等。

(2) 日常生活活动能力训练：①早期，重点选择穿脱衣物，坐、站转换，如厕、沐浴、携物行走等活动为训练内容；②中晚期，维持原有功能活动能力，加强安全性防护，提供简单、易操作、省力的方法完成活动。

3. 传统康复治疗　针刺疗法取督脉、手足少阳经穴为主，如百会、本神、风池、风府、外关、阳陵泉；也可以配合中药、推拿、传统体育运动（太极拳云手）等。

4. 心理治疗　改善患者心理状况，适应生活方式的调整，加强心理疏导。

四、吉兰－巴雷综合征的上肢康复

（一）概述

1. 定义　吉兰－巴雷综合征（Guillain-Barré Syndrome，GBS）又称"急性炎症性脱髓鞘性多发性神经病"（acute inflammatory demyelinating polyneuritis，AIDP），是一种免疫性脱髓鞘性周围神经疾病，累及脊神经根、周围神经、颅神经，导致对称性弛缓性瘫痪。确切病因不明，可能与病毒感染有关。

2. 临床表现和特点　在感染性疾病后 1～3 周，突然出现远端肢体的无力，其肌肉无力的症状会在数天至 4 周内持续性加重。约有一半的患者初始症状为手指或脚趾的感觉异常如麻刺感；约有 25% 的患者初始症状为感觉异常和肌肉无力。疼痛也是常见的症状，通常会出现在臀部、大腿或肩胛区。由于躯干肌无力，腰痛也是部分患者的首发症状。在症状持续性加重的最高峰时期，大部分患者会出现骨骼肌几乎均无力的情况，包括吞咽肌群、呼吸肌等，因此，有约 1/3 的患者需要插管上呼吸机进行辅助通气。双下肢无力的症状通常重于双上肢的症状。另外，吉兰－巴雷综合征属于自限性疾病，通常会在症状持续性加重到最高峰时期开始自行恢复。

3. 临床分型　GBS 通常分为三型：经典 GBS、急性运动轴索性 GBS 和运动感觉轴索性 GBS。

4. 病情严重分级　由中华神经精神科杂志编委会于 1993 年提出（表 4-3）。

5. 预后　10%～20% 的患者死于呼吸肌瘫痪。幸存者中，大部分患者在 3 个月之后可恢复步行功能。约 95% 的患者在 6 个月至 2 年内完全恢复，也有部分患者的

表 4-3　吉兰 – 巴雷综合征的病情严重分级

分　级	病　情
I	轻型：四肢肌力 3 级以上，可独立行走
II	中型：四肢肌力 3 级以下，不能行走
III	重型：IX、X 和其他颅神经麻痹、不能吞咽，同时四肢无力瘫痪，活动时有轻度呼吸困难，但不需要气管切开人工呼吸
IV	极重型：在数小时至 2 日，发展到四肢瘫痪、吞咽不能、呼吸肌麻痹，必须立即气管切开人工呼吸。伴严重心血管功能障碍或暴发型亦并入此型
V	再发型：数月（4～6 月）至 10 多年，可有多次再发，轻重如上述症状，应加倍注意，往往比首发重，可由轻型直接到极重型症状
VI	慢性型或慢性炎症脱髓鞘多神经病：由 2 个月至数月乃至数年缓慢起病，经久不愈，脑神经受损少，四肢肌肉萎缩明显，脑脊液蛋白质持续增高
VII	变异型：纯运动型 GBS；感觉 GBS；多脑神经型 GBS；纯全自主神经功能不全型 GBS；其他还有 Fisher 综合征，少数 GBS 伴一过性锥体束征和 GBS 伴小脑共济失调等

病程恢复时间在 2 年以上。完全恢复的患者可重新获得 4～5 级的肌力，全范围或接近全范围的关节活动度，能独立行走，恢复手的基本活动功能，感觉功能正常或接近正常，能独立进行日常生活活动、生产性活动和休闲娱乐活动。5%～20% 的患者会残留明显的功能障碍，影响他们回归生活。

（二）吉兰 – 巴雷综合征的上肢功能评估

(1) 肌力评估，如徒手肌力测试（MMT 法）。

(2) 关节活动度评估。

(3) 感觉评估，如浅感觉、深感觉、复合感觉。

(4) 身体耐力评估，如肌肉耐力、心肺耐力。

(5) 粗大运动功能评估，如步行、转移能力。

(6) 精细运动功能评估，如手功能评估。

(7) 日常生活活动能力评估。

（三）吉兰 – 巴雷综合征的上肢功能康复

1. 上肢 – 手功能康复治疗的目的　①预防并发症如关节挛缩、肌肉萎缩、畸形的发生。②增加关节活动度和肌力。③提高手精细功能。④改善并提高日常生活自理能力，促进患者回归家庭和社会。

2. 药物治疗　采用营养神经的药物进行治疗。

3. 物理治疗　对于肌力为 0～1 级的肌群进行神经肌肉电刺激，防止肌肉萎缩，维持肌肉 – 神经连接处的活性；对于肌力为 2～4 级的肌群进行功能性电刺激或电子生物反馈电刺激，让靶肌群进行消除重力位或抗重力位或抗阻力的主动运动，同时结合电刺激，强化肌肉的收缩作用。

4. 被动关节活动训练　从急性期即可开始被动关节活动度训练以防止关节挛缩。每天可进行 2 次被动关节活动训练，包括肩胛胸廓关节、盂肱关节、肘、前臂、腕、手指等上肢各关节的活动，下肢训练方法同上肢。注意关节对位对线，缓慢进行。

5. 无重力负荷下的上肢 – 手的运动康复　借助滑板、软排球、上肢悬吊带等训练设备，取坐位和侧卧位，在减重状态下对靶肌群进行肌力训练。也可以让患者自己翻杂志、打扑克、下象棋等，进行手功能的精细训练。

6. 抗重力的上肢 – 手的运动康复　通过调整训练体位，针对靶肌肉进行单独抗重力的力量练习。鼓励患者进行擦窗户、传递篮球、使用筷子或勺子进食等活动。

7. 抗阻力的上肢 – 手的运动康复　可利用弹力带、沙袋等增加阻力，训练靶肌肉的抗阻能力。

8. 从事日常生活活动　上肢 – 手功能对于日常生活活动的参与是至关重要的，不论在哪一阶段，治疗师都应鼓励患者将上肢 – 手应用到日常生活活动中去。可利用支具、进食辅具、悬吊带、前臂支撑矫形器（balanced forearm orthosis，BFO）（图 4-2）。

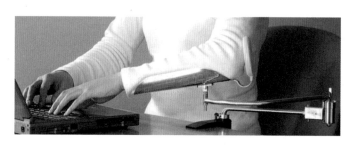

图 4-2　前臂支撑矫形器

9. 训练注意事项　在训练过程中要注意防止肌肉疲劳，一般以患者自我感觉、次日残存肌肉疲劳感及肌肉僵硬程度、疼痛等主观信息为参考，随时调整训练的负荷。

10. 传统康复治疗　在现代康复治疗的同时，配合电针疗法，取手足阳明经穴和夹脊穴为主穴组方。建议在瘫痪肌肉处选取穴位加以脉冲电刺激，也可以配合中药、推拿等。

五、脑瘫的上肢康复

（一）概述

1. 定义　脑性瘫痪（cerebral palsy，CP）简称脑瘫，是指出生前至出生后 1 个月由各种原因所致的一种非进行性脑损伤综合征。主要表现为中枢性运动障碍。脑瘫按照瘫痪部位分为单瘫、双瘫、三肢瘫、偏瘫、四肢瘫；按照肌紧张状态分为痉挛型、迟缓型、失调型；按照临床表现分为痉挛型、不随意运动型、强直型、共济失调型、肌张力低下型、混合型。

2. 临床表现　脑瘫的主要表现是中枢性运动功能障碍与姿势异常。功能障碍的特点表现为运动发育、反射、姿势、肌张力的异常等方面。脑瘫患儿通常会出现的上肢功能障碍有胸大肌和肩胛下肌的痉挛和挛缩，导致肩部内收内旋；肱二头肌短头和胸小肌的挛缩会导致肱骨头前方脱位或半脱位，在肘部、前臂、腕部、手指、拇指等部位也存在。脑瘫患儿还会存在抓握力、上举力低下，双上肢协调动作差，握力及上举力不协调，触觉、精细及粗大运动能力、认知能力和日常生活活动能力受损的现象。

（二）脑瘫的上肢功能评估

1. 上肢及手功能的评定　Jebsen-Taylor 手功能检查、Purdue Pegboard 测试、转移物品能力的评定、双手粗大协调性的评定、双手精细协调性的评定、手眼协调性的评定、MAS 痉挛评估量表、ROM 评定、Carroll 手功能评定、BOTT 量表、MUUL 评估量表、FMFM 量表、Peabody 运动发育量表。

2. ADL 评价　MACS 量表、CPQOL-Child 量表、KIDSCREEN-52 量表。

（三）脑瘫的上肢功能康复

1. 脑瘫的治疗目的　①防治关节挛缩等并发症。②抑制上肢过高的肌张力。③促进上肢的主动运动控制。

2. 脑瘫的上肢康复治疗　上肢关节挛缩的牵拉训练。①徒手牵拉训练，肩关节内收、内旋位，肘关节屈曲位，手屈曲位挛缩的牵拉训练。②负重训练，对肩关节内收、肘关节屈曲位挛缩的负重训练；对手屈曲、拇内收位挛缩的负重训练。③上肢支撑能力的训练，俯卧位姿势下的支撑训练；坐位姿势下的支撑训练。④手精细功能的训练，抓握训练、抓捏训练等。⑤肉毒素局部注射。⑥矫形支具治疗。⑦传统医学治疗，中药治疗、针灸治疗、推拿治疗等。

六、肩关节半脱位

（一）概述

肩关节半脱位（shoulder subluxation）是常见于偏瘫患者的并发症之一，发病率达50%～70%，好发于上肢Brunnstrom Ⅰ～Ⅱ期的患者。此时，患者上肢肌张力偏低，冈上肌、三角肌、肩胛周围的肌肉无力，上肢由于重力作用下垂，使肱骨相对关节盂向前下方位移，从而发生肩关节半脱位。

早期患者可无任何不适感，有些患者当患侧上肢在体侧垂放时间过久时可出现下坠的不舒服感或肩部疼痛，这种疼痛可以在上肢被承托支持时或被动上举使肩关节归位而得到缓解或消失。查体可见三角肌、冈上肌、冈下肌明显萎缩，关节囊松弛，肱骨头向前下方移位，呈"方肩"畸形，关节盂处空虚，肩峰和肱骨头之间可触及明显的凹陷。值得注意的是，肩半脱位并不会直接导致肩部疼痛，肩部疼痛的出现往往与肩部周围组织受到的继发损伤有关。

随着肩部周围肌肉力量的恢复，肩关节半脱位的体征和症状会有所改善。但是对于上肢肌张力持续偏低、肌力恢复不明显的患者，肩关节半脱位可能会作为并发症伴随他们很长一段时间。

（二）肩关节半脱位的功能评估

通过触诊发现肩关节半脱位。让患者躯干保持中立位稳定状态，将患者患侧上肢自然下垂，评估者用示指触诊肩峰下肩峰和肱骨头的间隙，以横指宽为单位判定肩关节半脱位的程度，记录为半横指、一横指、一横指半等。注意评估时应对双侧肩关节进行比较。

（三）肩关节半脱位的功能康复

1. 治疗目的

(1) 在治疗和护理的过程中保护易受伤的肩关节，防止继发性的损伤。

(2) 在不损伤关节及其周围结构的前提下保持肩关节无痛性的全范围被动活动度。

(3) 纠正肩胛骨的位置以恢复关节盂的位置。

(4) 刺激肩周围起稳定作用的肌肉张力及肌力。

2. 治疗方法

(1) 良肢位摆放：在卧位、坐位、站位时，将患侧上肢摆放在合适的体位，防止肩关节周围的软组织受到牵拉和挤压刺激。可借助枕头、桌面、轮椅餐桌、肩带等物品让患侧肩部得到良好的支持和承托。

(2) 在治疗和日常生活活动中保护肩关节：在被动活动上肢或进行其他治疗性活动时注意避免引起疼痛。在日常生活活动时，如进行床椅转移、床边移动、翻身起床等活动时避免对肩关节进行拖拽和挤压。

(3) 物理治疗：对肩半脱位患者的冈上肌、三角肌后束进行功能性电刺激，可有效改善肩部疼痛、增加肩关节活动度，对改善肩半脱位有短期效果。

(4) 维持肩关节无痛性的全范围被动活动度：在治疗活动中，治疗师要注意，一旦出现疼痛应立即减小活动度或改变支持的方法。被动活动时，不应只活动盂肱关节，还应同时活动肩胛胸壁关节，以顺应正常的肩肱节律。

(5) 纠正肩胛骨位置：抑制使肩胛骨下沉、后撤和向下旋转肌肉的肌张力，增加肩胛骨的活动性。

(6) 刺激肩关节周围稳定性肌肉：①滚筒训练有利于刺激三角肌的主动运动控制；②患侧上肢的负重训练和手法挤压刺激关节有利于刺激肩关节周围肌肉的肌张力；③患侧上肢肩关节水平外展 60°～90° 的维持训练有利于冈上肌的稳定性。

(7) 使用肩带：对肩带的使用尚存较大争议性。由于佩戴肩带的方法不正确、使用肩带的依从性较差等原因，对于肩带防治肩半脱位的有效性无法得到确认。另外，使用肩带还可能产生一些不良影响，如引起患者对患侧上肢的忽略，加重患侧上肢的痉挛模式，阻碍正常的感觉输入，影响步态，不利于患侧上肢的血液和淋巴循环。因此，对于佩戴肩带的治疗选择需要进行充分的综合考虑。

(8) 传统康复治疗：在现代康复治疗的同时，配合肩关节局部取穴针灸治疗；或配合按压肩周诸穴，广泛按揉肩关节周围三角肌、斜方肌、冈上肌等推拿手法。

七、肩手综合征

（一）概述

肩手综合征（shoulder-hand syndrome）是指患者患手突然浮肿疼痛及肩关节疼

痛，并使手功能受限。它可以是原发的，也可由不同因素促发，如轻微的周围神经损伤及中枢神经障碍、急性中风和脊髓损伤、内分泌疾病和心肌梗死。肩手综合征，目前该术语被较广泛的接受并使用，但文献中出现的命名未统一，包括反射性交感神经营养不良综合征（reflex sympathetic dystrophy syndrome，RSDS）、复杂性局部疼痛综合征（complex regional pain syndrome，CRPS）等。肩手综合征是引起残疾的主要原因，它通常影响单个肢体，但也可影响多个肢体或身体的任何部分，仅有 1/5 的患者能够完全恢复。

肩手综合征的临床表现：肩部、上肢及手的疼痛、肿胀、活动受限，后期出现手部肌肉萎缩、关节挛缩畸形、手功能丧失。

（二）肩手综合征的康复评估

(1) 关节活动度评定。

(2) 肌力评定。

(3) 感觉功能评定。

(4) 疼痛评定：视觉模拟评分法、数字评分法、Wong-Baker 面部表情疼痛量表等。

(5) 综合评定：外观、皮温、血液循环状态、自主神经症状及营养改变等。

（三）肩手综合征的康复治疗

1. *治疗原则*　早发现、早治疗。

2. *治疗目标*　恢复患肢功能、减少疼痛和失能，提高患者生存质量。

3. *治疗方法*

(1) 良肢位摆放。

(2) 向心性加压缠绕或加压冰敷治疗仪。

(3) 物理治疗：冰疗、冷 – 温水交替浸泡法、经皮神经电刺激、光疗、超声波治疗、生物反馈等。

(4) 运动疗法：主动运动如仰卧位上肢保持上举；被动运动如前臂旋后运动。主被动活动均应避免诱发疼痛。

(5) 作业治疗：根据患者功能障碍的程度、性质及范围，进行功能性作业训练，如磨砂板、肩梯、肩关节旋转器、滚筒、肋木等。

(6) 药物治疗：①类固醇激素和非甾体抗炎药；②治疗神经病理性疼痛的辅助药物，如加巴喷丁、普瑞巴林；③三环类抗抑郁药；④双膦酸盐类（可用于骨扫描显示摄取异常的患者）；⑤外用利多卡因乳膏或辣椒碱乳膏。

(7) 中医疗法：可配合针灸治疗，多取患侧肩关节局部腧穴为主，以疏通经络、调理气血，减少患肢水肿和疼痛。也可以祛风除湿、补益肝肾、舒经活络、益气活血为原则自拟方口服，或者熏洗。

(8) 神经阻滞及手术方法：①交感神经阻滞，包括星状神经节阻滞和外周交感神经阻滞，常用药物为利多卡因或布比卡因；②交感神经切除术。

八、废用综合征

（一）概述

废用综合征是指由于机体处于不能活动的状态而产生的继发障碍。发病多由各种原因造成的长期卧床，患者运动不足或基本不运动；因外伤或原发病导致的运动障碍；因严重的感觉障碍引起刺激减少导致活动减少；各种骨关节疾病引起的肢体活动范围减少所致。上肢及手的局部性废用可以导致肌无力、肌萎缩、关节挛缩、痉挛、骨质疏松及疼痛等，进一步导致上肢及手功能障碍。

脑卒中患者的废用综合征表现多种多样。其中肌肉萎缩、骨质疏松、体位性低血压等比较常见。此外，还会出现心肺功能下降、关节挛缩、肺感染、压疮、深静脉栓塞等，便秘早期就可出现。

（二）康复评定

(1) 关节活动度评定：主动关节活动度评定，被动关节活动度评定。

(2) 肢体围度：利用客观的测量器具评定肢体的围度。

(3) 肌力评定：徒手肌力评定等。

(4) 疼痛评定：视觉模拟评分法、数字评分法等。

(5) 综合评估：骨密度检查、血液循环状态、营养改变、日常生活能力评定等。

（三）康复治疗

通过积极的康复训练，大多数废用综合征是可以预防的。然而，一旦出现废用综合征的表现，即使接受过积极的康复训练，也只有部分废用表现是可逆的。

(1) 体位训练：早期卧床时定时变换体位，平卧时使头略高于脚，然后逐步抬高上半身，从 15°、30°、45° 直到 90°，也可采用电动起立床进行早期直立训练，逐渐提升倾斜角度，以患者能耐受为度。

(2) 良肢位摆放及被动活动：病情稳定后尽早行患侧肢体被动活动训练，进行良肢位摆放。

(3) 运动疗法：进行肌力、耐力和协调性的运动训练，强制性运动疗法、负重训练等。

(4) 肌功能性按摩、阳明经电针疗法及神经肌肉电刺激延缓肌肉萎缩进程。

(5) 关节挛缩者，可以使用牵伸技术，必要时配合关节松动术。

(6) 痉挛者，合理使用抗痉挛药物，同时配合被动运动、牵伸等。

(7) 便秘者，可以辨证使用火麻仁等通便中药，或四磨汤等中成药。

九、误用综合征

（一）概述

误用综合征（Disuse Syndrome）是指不正确的训练或治疗所造成的人为症候群，常见于脑卒中患者。偏瘫的患者经过正规的康复训练可以明显减少或减轻瘫痪的后遗症，但是错误的康复或护理方法可导致关节肌肉损伤、骨折、肩部和髋部疼痛、痉挛加重、异常痉挛模式和异常步态，以及足下垂、内翻等问题，即"误用综合征"。

（二）康复评定

(1) 关节活动度评定：主动关节活动度评定，被动关节活动度评定。

(2) 上肢与手的痉挛评估：改良 Ashworth 痉挛评定量表。

(3) 肌力评定：徒手肌力评定等。

(4) 疼痛评定：视觉模拟评分法、数字评分法等。

(5) 日常生活能力评定。

（三）康复治疗

(1) 误用综合征重在预防。

(2) 中枢运动神经瘫痪时，正确的康复方法必须遵循 Brunnstrom 恢复原则，避免不适宜的刺激增高肌张力；避免过早步行训练；避免用肌力训练代替运动控制和协调的训练，以加强异常运动模式等。

(3) 应避免粗暴的早期关节被动活动，避免不适当的护理操作，对于卧床患者应给予正确的良肢位姿势卧床。

(4) 对误用导致的肌肉酸痛等可用按、揉、推、拿、擦、摩等手法进行推拿治疗。

十、臂丛神经损伤

（一）概述

臂丛神经由第五节颈神经至第八节颈神经和第一节胸神经前支组成，分根、干、股、束、支五部分，最终成腋神经、肌皮神经、正中神经、桡神经和尺神经五大分支（图 4-3）。臂丛神经部分或全部损伤多由牵拉所致，上肢过度牵拉或过度伸展（如胎儿娩出时过度牵拉）、肩关节脱位、重物压上颈肩部等。臂丛神经损伤的分类如下。

(1) 臂丛神经根损伤，包括上臂丛（第五节颈神经至第七节颈神经神经根）、下臂丛（第八节颈神经至第一节胸神经神经根）和全臂丛根。

(2) 臂丛神经干损伤，包括上干（第五、六节颈神经神经根组合形成）、中干（第七节颈神经神经根单独形成）和下干（第八节颈神经至第一节胸神经神经根组合形成）。

(3) 臂丛神经束损伤，包括外侧束（上干和中干的前股合成）、内侧束（下干的前股独立形成）、后束（上、中、下三干的后股合成）。

（二）临床表现及诊断要点

1. **临床表现**　臂丛神经根型损伤的临床表现：①上臂丛神经根（第五节颈神经至第七节颈神经神经根）损伤：肩关节不能外展和上举，肘关节不能屈曲但能伸，腕关节屈曲肌力减弱。上肢外侧感觉缺失，拇指感觉减退，三角肌萎缩，前臂旋转受限。②下臂丛神经根（第八节颈神经至第一节胸神经神经根）损伤：Horner 征阳性（瞳孔缩小、眼睑下垂、眼球内陷、病变同侧的皮肤无汗），手骨间肌萎缩，爪形手，手指不能屈曲，拇指不能掌侧外展，前臂内侧及手部尺侧皮肤感觉丧失。③全臂丛根性损伤：早期，整个上肢麻痹；各关节被动运动正常，不能主动运动，但能耸肩；上肢感觉除臂内侧外，其余全丧失；上肢腱反射全部消失，温度略低，肢体远端肿胀；撕脱性损伤时常见 Horner 征阳性。晚期，上肢肌肉显著萎缩，各关节被动运动受限，以肩关节和指关节更为严重。

臂丛神经干型损伤的临床表现：①上干，同上臂丛神经根型损伤，但背阔肌及指总伸肌无麻痹；②中干，临床少见，仅有示指、中指指腹麻木，伸肌肌群肌力减

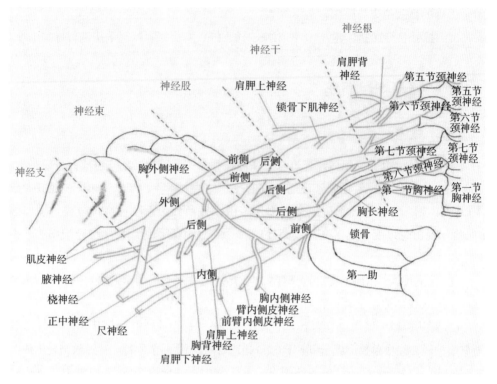

图 4-3　臂丛神经的走行分布

弱等；③下干，同下臂丛神经根型损伤。

臂丛神经束损伤表现：①外侧神经束，肘关节不能屈曲或肱二头肌麻痹，前臂能旋转但麻痹，腕关节能屈但麻痹，前臂桡侧感觉丧失；②内侧神经束，手指不能屈伸，掌指关节能伸直，拇指不能外展、对掌、对指，前臂内侧及手部尺侧感觉丧失，手呈扁平或爪形手；③后神经束，肩关节不能外展，上臂不能旋内，肘与腕不能背伸，掌指关节不能伸直，拇指不能伸直与桡侧外展，肩外侧、前臂背面、手背桡侧感觉障碍或丧失，三角肌、背阔肌、肱三头肌及前臂伸肌萎缩。

2. 诊断要点　有下列情况之一，应考虑臂丛神经损伤：①上肢五大神经（腋神经、肌皮神经、正中神经、尺神经、桡神经）中任何两组的联合损伤（非同一平面的切割伤）。②手部三大神经（正中神经、尺神经、桡神经）中，任何一根合并肩关节或肘关节功能障碍（被动活动正常）。③手部三大神经（正中神经、尺神经、桡神经）中，任何一根合并前臂内侧皮神经损伤（非切割伤）。

臂丛神经损伤部位：胸大肌锁骨部萎缩为第五节颈神经、第六节颈神经神经根损伤，胸大肌胸肋部萎缩为第八节颈神经、第一节胸神经神经根损伤，背阔肌萎缩为第七节颈神经神经根损伤。

（三）康复评定

(1) 肌力评定：徒手肌力评定、仪器测定法等。

(2) 手功能评定：Jebsen 手功能测试、Carroll 手功能测试等。

(3) 感觉评定：浅感觉、深感觉和复合感觉。

(4) 疼痛评定：目测类比法（VAS）、简化 McGill 疼痛问卷、压力测痛法等。

(5) 患肢围度评定。

(6) 关节活动范围评定。

(7) 自主神经功能检查：发汗试验等。

(8) 神经干叩击试验（Tinel 征）：叩击神经损伤或神经损害的部位或其远侧，引起其支配皮区的放电样麻痛感或蚁走感，为阳性，代表神经再生的水平或神经损害的部位（图 4-4）。

(9) ADL 评定，包括职业能力评定。

(10) 神经电生理测定：肌电图、神经传导速度、体感诱发电位、运动诱发电位。

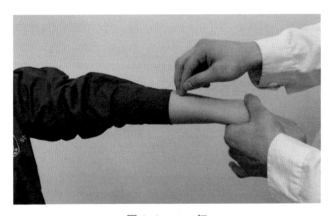

图 4-4　**Tinel 征**

（四）临床治疗

臂丛神经失用、轴突中断但内膜管完整或不完全损伤的神经功能有可能自行恢复，多为闭合性损伤，如挤压、牵拉、压迫，一般可观察 2～3 个月，期间定期进行动态观察及神经电生理测定。

完全性神经断裂伤、根性撕脱伤不可能自行恢复，多为开放性神经损伤，如切割伤、弹道伤、手术损伤、刺伤等，必须正确判断伤情，积极早期急救处理，并掌握臂丛手术探查指征，选择适宜的修复时机，进行不同的显微外科手术修复。必要时，在晚期可行功能重建手术。臂丛神经修复术后康复治疗流程见表4-4。

表4-4　臂丛神经修复术后康复治疗流程

阶　段	康复治疗流程
早期 （术前或术后 1～3个月）	(1) 药物治疗：使用神经营养药物等 (2) 物理治疗：①激光、红外线局部照射，以消除神经根水肿，减轻上肢肿胀。②经皮神经电刺激疗法（TENS）减轻疼痛。③低频电刺激疗法刺激瘫痪肌肉。④温水疗法改善上肢血液循环，减轻疼痛。⑤低强度的超短波可减轻局部炎症水肿，促进神经再生 (3) 运动疗法：①被动运动，被动活动上肢未固定的关节，逐个做屈伸被动运动，如无骨折，应尽早开始，每日2次。②推拿治疗，早期对瘫痪及萎缩的肌肉进行按、揉、推、拿、撩、摩等推拿手法，以防止关节粘连，手法应轻柔，以不引起疼痛为度。③主动运动，健侧协助患侧自主运动，臂丛早期损伤累及肩部的患者可进行钟摆式运动 (4) 根据术式使用外固定支架、动力支架、石膏等固定相应肢体。关节保持功能位，预防关节挛缩和变形。上臂丛神经损伤时，宜采用外展支架或者腋下垫一面纱卷支撑，手部用拇外展支具预防肩关节内收、内旋以及拇指内收挛缩，三角巾悬吊患肢，肘关节则屈曲90°；下臂丛神经损伤时，宜采用支具使腕关节固定在功能位，手呈半握拳状 (5) 感觉再训练：对上肢和手部神经损伤，特别是手部的感觉，包括痛觉、温度觉、触觉、两点辨别觉以及实体感觉障碍的时候，可以有计划地接触各种刺激来加以训练 (6) 定期检查肌电图，以观察神经修复状况
中后期 （术后3个月 及以后）	(1) 药物治疗：继续使用神经营养药物等 (2) 物理治疗：①功能性电刺激（FES）或中频治疗促进神经再生，改善局部血液循环，引起肌肉收缩，增加肌力，防止肌肉萎缩。②温水疗法改善上肢血液循环，减轻疼痛 (3) 运动疗法：健侧协助患侧进行被动或助力关节活动；用牵引和渐进性抗阻力法使挛缩关节拉开，增大活动度和加强肌力，累及肩部患者，可做肩带练习及矫正姿势练习 (4) 中医疗法：针灸治疗以肩关节周围诸穴组方，特别是臂丛神经损伤节段附近的腧穴，结合循经远端配穴；也可以继续推拿治疗等 (5) 外固定支架或矫形器：根据需要，选用静态支具、动力型支架、扩虎口支具等 (6) 作业疗法：进行ADL训练，包括自行穿衣、扣纽扣、自行端碗、使用筷子吃饭、自行铺床单、叠被子、自行开门、锁门等 (7) 感知觉训练：①实体觉训练。质地识别训练，形状识别训练，不同硬度、大小、粗滑度训练等。②定位觉训练：用音叉自近及远定位在手部感觉减退区刺激，训练患者准确识别刺激部位。③脱敏训练：在上肢敏感区逐渐增加刺激，由小弱至大强的顺序，进行脱敏治疗 (8) 职业康复：在治疗后期，鼓励患者重新回到工作岗位，经过职业咨询的指导，参加力所能及的工作，帮助患者克服残疾顾虑 (9) 心理治疗：心理支持、音乐治疗

十一、尺神经损伤

（一）概述

尺神经来自臂丛的内侧束，由第八节颈神经至第一节胸神经神经纤维组成，在腋窝位于腋动静脉之间，出腋腔后沿着肱动脉内侧下行，在上臂中段渐转至背侧，经肱骨内侧髁后的尺神经沟向下穿过尺侧屈腕肌，于尺侧腕屈肌和指深屈肌进入前臂的掌侧。而主干通过豌豆骨与钩状骨之间的腕管即分为深、浅两支（图 4-5）。尺神经支配尺侧腕屈肌和指深屈肌、小指展肌、小指对掌肌、小指短屈肌、小指和环指蚓状肌、拇收肌、骨间掌侧肌、骨间背侧肌的运动；支配手掌尺侧、小指全部和环指尺侧半的皮肤感觉（图 4-6）。尺神经损伤常见的原因为压迫、牵拉、手术、外伤等。

（二）临床表现及诊断要点

1. 临床表现

(1) 运动障碍。①尺神经在肘部损伤：前臂尺侧腕屈肌和指深屈肌瘫痪、萎缩，不能向尺侧屈腕及屈环指和小指远侧指间关节。手指放平时，小指不能爬抓桌面。手内肌广泛瘫痪，小鱼际萎缩变平坦，掌骨间明显凹陷，手握力减弱，灵活性下降。各掌指关节过伸，特别是环指和小指，呈爪状畸形。各手指不能内收、外展。拇指和示指间夹纸试验阳性（图 4-7）。②尺神经在腕部损伤：环指和小指掌指关节过伸，指间关节屈曲，不能在屈曲掌指关节的同时伸直指间关节，与肘部损伤比较，爪状畸形更明显。

(2) 感觉障碍。手掌尺侧、小指全部和环指尺侧半感觉消失。

2. 诊断要点

(1) 上肢外伤史。

(2) 典型的运动障碍。

(3) 典型的感觉障碍。

(4) 特殊检查：Froment 征阳性（拇指、示指远侧指间关节不能屈曲，即两者不能捏成一个圆圈，而是方形，见图 4-8）、Wartenberg 征阳性（小指不能内收，卡在袋口处，使手无法放进裤子口袋，见图 4-9）、Fowler 征阳性（用手指压住环指和小指近节指骨背侧，纠正掌指关节的过伸，爪形手消失，指间关节可伸直，见图4-10）。

(5) 神经电生理测定。

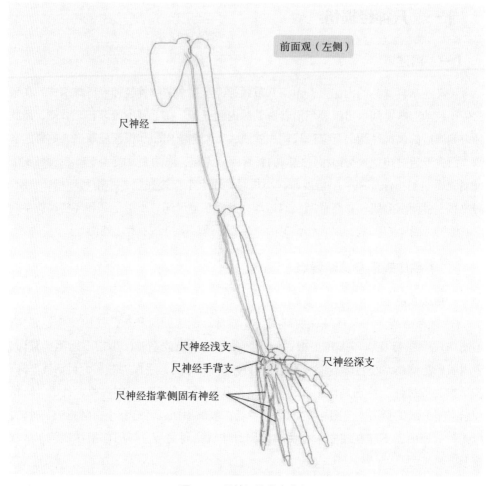

前面观（左侧）

尺神经

尺神经浅支
尺神经手背支
尺神经指掌侧固有神经

尺神经深支

图 4-5　尺神经的分布走行

（三）康复评定

(1) 肌力评定：英国 MRC 整条神经运动功能分级评定等，见表 4-5。

(2) 手功能评定：Jebsen 手功能测试、Carroll 手功能测试等。

(3) 感觉评定：英国 MRC 整条神经感觉功能分级评定等，见表 4-6。

(4) 疼痛评定：目测类比法（VAS）、简化 McGill 疼痛问卷、压力测痛法等。

(5) 关节活动范围评定。

(6) 自主神经功能：发汗试验等。

(7) 神经干叩击试验（Tinel 征）。

(8) ADL 评定，包括职业能力评定。

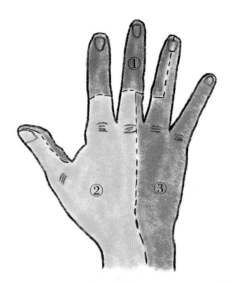
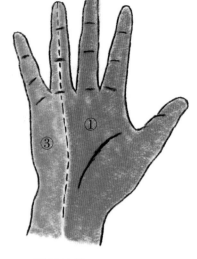

①正中神经　　　②桡神经　　　③尺神经

图 4-6　尺神经的皮肤感觉分区

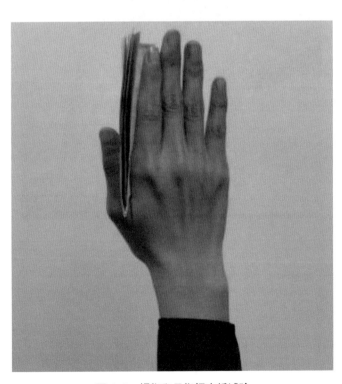

图 4-7　拇指和示指间夹纸试验

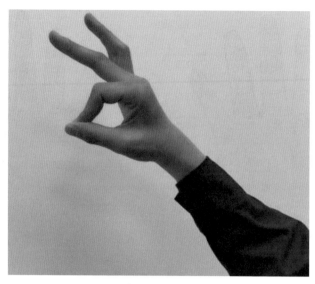

图 4-8　Froment 征

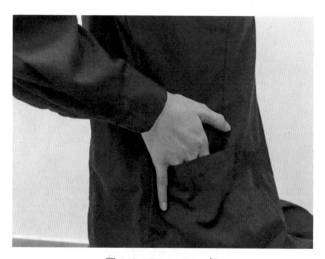

图 4-9　Wartenberg 征

(9) 神经电生理测定：肌电图、神经传导速度、体感诱发电位、运动诱发电位。

（四）临床治疗

(1) 药物治疗：使用营养神经药物等。

(2) 中医疗法：取第八节颈神经至第一节胸神经夹脊、极泉、少海、灵道、神门、小海、支正、阳谷、腕骨组方针刺，连接电针仪进行治疗。也可以在神经损伤节段

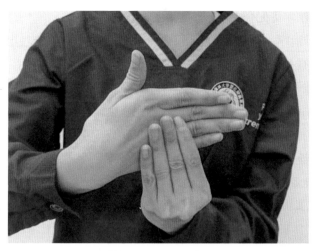

图 4-10　**Fowler 征**

表 4-5　英国 MRC 整条神经运动功能分级评定

恢复等级	评定标准
0 级（M0）	肌肉无收缩
1 级（M1）	近端肌肉可见收缩
2 级（M2）	近端、远端肌肉均可见收缩
3 级（M3）	所有重要肌肉能抗阻力收缩
4 级（M4）	能进行所有运动，包括独立的，或协同的
5 级（M5）	完全正常

表 4-6　英国 MRC 整条神经感觉功能分级评定

恢复等级	评定标准
0 级（S0）	感觉无恢复
1 级（S1）	深感觉恢复
2 级（S2）	浅感觉和触觉部分恢复
3 级（S3）	痛觉和触觉恢复，感觉过敏消失
4 级（S4）	感觉达到 S3 水平，两点辨别觉部分恢复
5 级（S5）	完全恢复

进行自血注射疗法。可配合中药、理筋手法等。

(3) 物理因子治疗：神经肌肉刺激仪、神经肌电促通仪、功能性电刺激(FES)等。注意干预部位的选择。

(4) 行手功能训练：受累肢体关节早期应做全范围各轴向的被动运动，视神经恢复情况，从被动运动、主动助力运动过渡到完全主动运动。期间需配合感觉功能训练和作业治疗（根据功能障碍程度，安排 ADL 训练、编织、打字等）。肌电图随访，3 个月为一期；若无效，由手外科医生决定是否手术治疗。注意受累部位的保护。

(5) 屈指功能重建：尺神经和正中神经同时损伤时，需要进行屈指功能重建。术后用石膏或者支具固定患者腕关节于轻度屈曲位，拇指和手指于屈曲位。3～4 周后撤除外固定或支具积极进行拇指伸屈、外展、内收以及拇指对掌功能锻炼和精细动作操练。

十二、桡神经损伤

（一）概述

桡神经来自臂丛后束，由第五节颈神经至第一节胸神经神经纤维组成，在腋腔内位于腋动脉的后方，并向外下与肱深动脉伴行，经肱三头肌长头和内侧头之间，继而经肱骨后方的桡神经沟至臂外侧，在肱骨外上髁上方穿过外侧肌间隔，到肱桡肌与肱肌之间，后继下行于肱肌与桡侧腕长伸肌之间。桡神经在肱骨外上髁前方分为浅支和深支两终末支（图 4-11）。桡神经支配肱三头肌、肱桡肌、桡侧伸腕长（短）肌、肘肌、旋后肌、指总伸肌、小指固有伸肌、尺侧伸腕肌、拇长（短）伸肌、示指固有伸肌、拇长展肌的运动；支配上臂下半桡背侧、前臂后部、手背桡侧半和桡侧三个半手指近节背面皮肤感觉（图 4-12）。桡神经损伤的常见原因有外伤、手术、骨折、酒醉后或极度疲劳后的睡姿不良等。

（二）临床表现及诊断要点

1. 临床表现

(1) 运动障碍：① 桡神经在肘关节以上损伤时，各伸肌广泛瘫痪，不能伸腕关节、掌指关节和指间关节，出现垂腕，拇指及各手指均下垂（垂指）；前臂不能旋后，出现旋前畸形；拇指内收畸形。尺侧腕伸肌与桡侧腕长伸肌瘫痪，腕部向两侧活动困难。肱桡肌瘫痪，屈肘不能。前臂背侧肌肉明显萎缩。若腋部损伤，还有肱三头

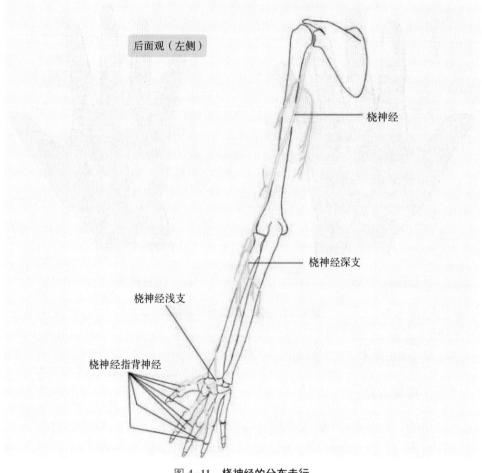

图 4-11　桡神经的分布走行

肌瘫痪。② 桡神经在肘关节水平损伤时，前臂旋后功能减弱，垂腕，垂指。③ 桡神经深支在前臂 1/3 部损伤时，拇指掌指和指尖关节及其他四指的掌指关节不能主动伸直，拇指桡侧外展障碍。

(2) 感觉障碍：根据神经损伤平面高低不同，从远端到近端可依次出现手背桡侧，前臂后部，及上臂下半桡背侧感觉减退或消失。

(3) 腱反射：桡骨膜反射、肱三头肌反射减弱或消失。

2.诊断要点

(1) 上肢外伤、异常体位压迫或手术。

(2) 典型的运动障碍。

(3) 典型的感觉障碍。

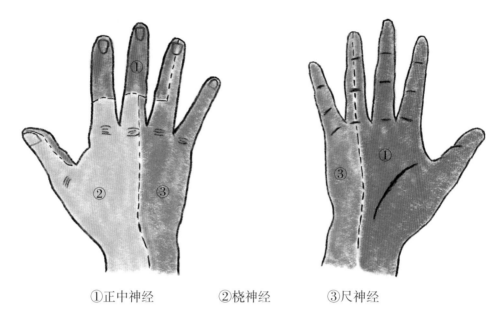

①正中神经　　　　②桡神经　　　　③尺神经

图 4-12　桡神经的皮肤感觉分区

(4) 神经电生理测定。

（三）康复评定

(1) 肌力评定：英国 MRC 整条神经运动功能分级。

(2) 手功能评定：Jebsen 手功能测试、Carroll 手功能测试等。

(3) 感觉评定：英国 MRC 整条神经感觉功能分级评定。

(4) 疼痛评定：目测类比法（VAS）、简化 McGill 疼痛问卷、压力测痛法等。

(5) 关节活动范围的评估。

(6) 自主神经功能检查：发汗试验等。

(7) 神经干叩击试验（Tinel 征）。

(8) ADL 评定，包括职业能力评定。

(9) 神经电生理测定：肌电图、神经传导速度、体感诱发电位、运动诱发电位。

（四）临床治疗

(1) 药物治疗：使用营养神经药物等。

(2) 中医疗法：取第五节颈神经至第一节胸神经夹脊、消泺、尺泽、支沟、外关、曲池、手三里、温溜组方针刺，连接电针仪进行治疗。也可以在神经损伤节段进行自血注射疗法。还可配合中药、理筋手法等。

(3) 物理因子治疗：神经肌肉刺激仪、神经肌电促通仪、功能性电刺激等。注意干预部位的选择。

(4) 可用伸腕伸指支具外固定，或用动力型伸腕伸指外固定。

(5) 手功能训练：选择手功能重建康复治疗，包括受累肢体关节被动运动到主动助力运动，再到主动运动等。注意受累部位的保护。肌电图随访，3 个月为一期，若1~3 个月无效，由手外科医生决定是否手术。

十三、正中神经损伤

（一）概述

正中神经由发自臂丛的内侧束和外侧束两根汇合而成，由第六节颈神经至第一节胸神经组成，出腋腔先行于腋动脉的外侧，在臂部沿肱二头肌内侧沟下行，途中，逐渐从外侧横过肱动脉到其内侧，伴随同名血管一起下降至肘窝，继而向下穿旋前圆肌和指浅屈肌腱弓后，在前臂正中下行于指浅、深屈肌之间，到达腕部，再从桡侧腕屈肌腱与掌长肌腱之间进入腕管，最后在掌腱膜深面分布至手掌，见图 4-13。正中神经支配旋前圆肌、桡侧屈腕肌、掌长肌、指浅屈肌、指深屈肌桡侧半（示、中指指深屈肌）、拇长屈肌、旋前方肌、拇短展肌、拇短屈肌、拇对掌肌、示指蚓状肌、中指蚓状肌运动；支配手掌桡侧 2/3 皮肤及桡侧 3 个半指皮肤感觉，见图 4-14。正中神经损伤的原因常见有骨折（如肱骨髁上骨折）、刀枪伤、肘关节脱位、腕管狭窄、腕部切割伤、腕管腔内容物增多等。

（二）临床表现及诊断要点

1. 临床表现

(1) 运动障碍：①腕部损伤时，拇对掌肌、拇短展肌及拇短屈肌浅头瘫痪，拇对掌受限，大鱼际肌萎缩，形成猿掌，若肘以上区域受伤，除猿掌外，还会出现拇、示指主动屈曲障碍，甚至前臂旋前功能障碍。②肘部损伤时，会同时伴有旋前圆肌、旋前方肌、桡侧腕屈肌、指浅屈肌、指深屈肌桡侧半、拇长屈肌及掌长肌瘫痪，故拇指和示指不能屈曲，握拳时拇指和示指仍在伸直位。有的中指能部分屈曲。

(2) 感觉障碍：在掌侧拇指、示指、中指和环指桡侧半，在背侧示指、中指远节丧失感觉。

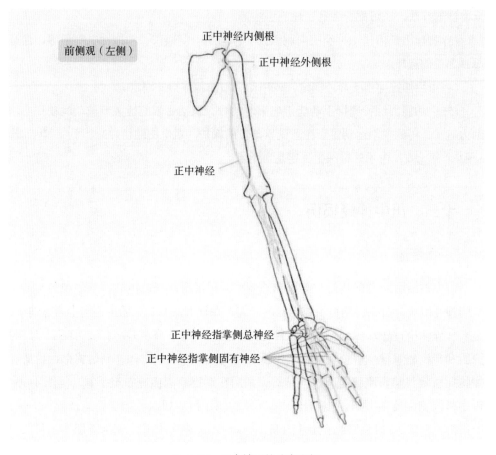

前侧观（左侧）

正中神经内侧根

正中神经外侧根

正中神经

正中神经指掌侧总神经

正中神经指掌侧固有神经

图 4-13　正中神经的分布走行

(3) 营养改变：手部皮肤、指甲均有显著营养改变，指骨萎缩，指端变得小而尖。

2. 诊断要点

(1) 上肢外伤史。

(2) 典型的运动障碍。

(3) 典型的感觉障碍。

(4) 神经电生理测定。

（三）康复评定

(1) 肌力评定：英国 MRC 整条神经运动功能分级。

(2) 手功能评定：Jebsen 手功能测试、Carroll 手功能测试等。

(3) 感觉评定：英国 MRC 整条神经感觉功能分级评定。

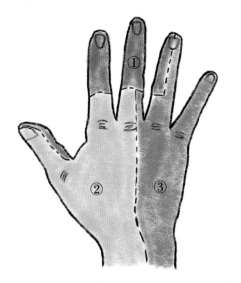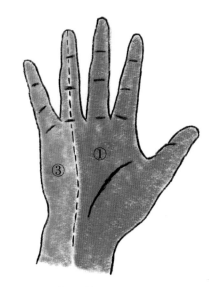

① 正中神经　　② 桡神经　　③ 尺神经

图 4-14　正中神经的皮肤感觉分区

(4) 疼痛评定：目测类比法（VAS）、简化 McGill 疼痛问卷、压力测痛法等。

(5) 关节活动范围的评定。

(6) 自主神经功能检查：发汗试验等。

(7) 神经干叩击试验（Tinel 征）。

(8) ADL 评定，包括职业能力评定。

(9) 神经电生理测定：肌电图、神经传导速度、体感诱发电位、运动诱发电位。

（四）临床治疗

(1) 药物治疗：使用营养神经药物等。

(2) 中医疗法：取第六节颈神经至第一节胸神经夹脊、极泉、曲泽、郄门、间使、内关、大陵、劳宫组方针刺，连接电针仪进行治疗。也可以在神经损伤节段进行自血注射疗法。还可配合中药、理筋手法等。

(3) 物理因子治疗：神经肌肉刺激仪、神经肌电促通仪等。注意干预部位的选择。

(4) 手功能训练：选择手功能重建康复治疗，包括受累肢体关节被动运动到主动助力运动，再到主动运动等。注意受累关节的保护。肌电图随访，3 个月为一期；1～3 个月无效，由手外科医生决定是否手术，包括神经吻合术、神经松解术等。

第二节　上肢骨与关节、软组织疾病的康复

一、肩锁关节损伤

（一）概述

肩锁关节是锁骨远端和肩胛骨的肩峰端、关节滑膜及纤维关节囊形成的微动关节。肩锁关节复合体非常稳定，其中由肩锁韧带（即上、下、前和后）提供水平稳定，喙锁韧带（即锥状韧带和斜方韧带）提供垂直稳定。其位置的特殊性使其容易受到直接创伤，常见于上肢及肩关节活动与负重要求高的运动项目的运动员。

（二）损伤机制

损伤机制主要分为直接暴力和间接暴力。直接暴力自上部向下部撞击肩峰，最常见的是摔倒时手臂处于内收位，肩关节着地的直接力造成，或坠落物直接砸在肩部上方。在这样的外伤中外力使肩胛骨和肱骨向下，产生向下的剪切力作用于肩锁关节，从而导致肩锁韧带或喙锁韧带断裂，或锁骨骨折。损伤的顺序为肩锁韧带→喙锁韧带→三角肌→斜方肌筋膜。若摔倒时患者上肢处于外展状态，此时更容易出现锁骨骨折。间接暴力是过度牵引肩关节向下，常见于体操运动员。

（三）临床表现及诊断要点

1. Rockwood 分型（1996 年）　根据锁骨远端移位的程度和韧带损伤的程度将肩锁关节损伤分为 6 型（表 4-7，图 4-15）。

2. 临床表现　患者一般都有肩关节直接受到外力撞击的外伤史。伤后上肢不能下垂，一般疼痛会逐渐加重，肩关节外展或上举时明显，提物时疼痛加重。查体，肩锁关节局部肿胀，损伤严重时锁骨远端明显突出，肩锁关节畸形。肩锁关节触痛，甚者喙锁韧带也有触痛。臂交叉内收试验阳性，即患侧肩关节前屈 90°，做手臂水平内收并越过身体活动，出现肩锁关节疼痛和（或）弹响（图 4-16）。

3. 辅助检查　肩关节前后正位片 X 线检查，进行两侧对比，可以通过肩锁间隙、喙锁间隙、锁骨远端与肩峰连线弧度的连续性等判断骨折、脱位等情况，并间接提示韧带的完整性。注意在患者疼痛耐受范围内，将上肢向下牵拉，有利于提高 X 线检查的准确率。MRI 检查对肌肉、韧带等的显示明显优于 X 线检查和 CT 检查，能

表 4-7　Rockwood 分型、临床表现及诊断要点

分　型	临床表现及诊断要点
Ⅰ 型	① 肩锁韧带轻度扭伤；② 肩锁或喙锁韧带无断裂；③ 轻度到中度触痛，无畸形
Ⅱ 型	① 肩锁韧带断裂；② 韧带断裂导致肩锁关节间隙增宽，（< 4mm 或 40% 差别），肩胛骨内旋；③ 喙锁韧带扭伤，但完整，在 X 线片上，喙锁间隙同正常侧；④ 关节触诊中度到重度疼痛，主动进行肩关节运动时出现小到中等疼痛
Ⅲ 型	① 喙锁和肩锁韧带断裂；② 肩关节复合体向下方移位；③ 喙锁间隙比正常大 25%～100% 或 4mm 距离；④ 外展时显著疼痛
Ⅳ 型	① 锁骨穿过斜方肌纤维向后移位；② 肩锁韧带和喙锁韧带断裂；③ 三角肌和斜方肌从锁骨远端撕脱；④ 肩关节运动时疼痛明显
Ⅴ 型	① 锁骨的垂直向上移位，超过 Ⅱ 型损伤（超过正常 100%～300%）；② 上肢下移，锁骨非常突出；锁骨远端疼痛
Ⅵ 型	锁骨脱位于喙突下方，联合腱的后方

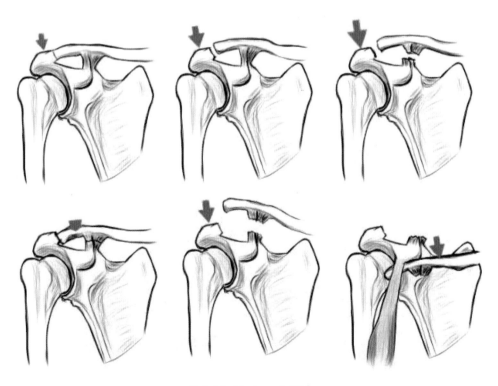

图 4-15　Rockwood 分型

清晰地显示肩锁韧带、喙锁韧带结构，以及周围三角肌和斜方肌等软组织的改变和骨骼隐匿性损伤。

（四）临床治疗

对于大多数患者，Ⅰ～Ⅲ型患者均可采用非手术治疗。大多数Ⅳ～Ⅵ型损伤则需要切开复位内固定。非手术治疗通常会遗留外观畸形，患者常难以接受，会主动选择手术治疗。

肩锁关节损伤的早期目标是稳定关节，管理疼痛，并逐步恢复肩关节的活动范围，待范围达到明显改善后，方可加大力量及稳定性的训练。早期肩锁关节的稳定性和疼痛的管理，一般以吊带保护为主，在提供稳定，减轻疼痛的同时，还可以通过肩胛带的训练恢复功能性的活动范围。三角肌和斜方肌上束纤维与肩锁韧带上方的纤维关系密切，因而注意增强肩周肌群力量以增加关节的稳定性。肩锁关节损伤的康复治疗流程见表4-8。

（五）传统康复治疗

1. 针刺疗法　循经近刺和远刺相结合，以行气活血、通经止痛为原则。取肩髃、肩贞、肩前、肩井、天宗、条口透承山等。针施泻法，久病可针后加灸。

2. 中药内服　损伤初期，肿痛明显，治宜行气、活血、止痛，方以舒筋活络汤加减。后期以肩部活动受限、局部酸胀痛为主，治宜祛风散寒、舒筋活络，方以三痹汤加减。

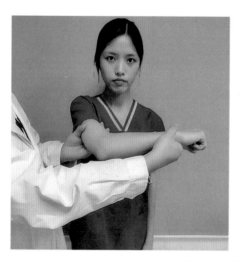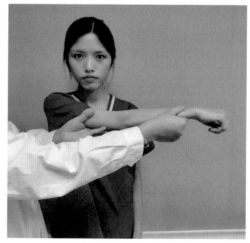

图4-16　臂交叉内收试验

表 4-8　肩锁关节损伤的康复治疗流程

分　型	康复治疗流程
Ⅰ 型	① 急性期除冰敷肩关节外，也可用超短波治疗以消炎和消肿。还可配合局部和远端组穴针刺镇痛 ② 非受累关节手指、腕关节和肘关节的主动活动，包括握拳、屈伸肘、屈伸腕等 ③ 2～3 天开始钟摆练习（小范围、无痛） ④ 7 天内使用肩关节吊带，需要时轻柔地活动吊带内休息的肢体，7～10 天疼痛症状明显减轻后，逐渐减少或停止使用吊带 ⑤ 去除吊带后逐步进行无痛范围内的肩关节（前屈、外展、后伸、内外旋）各方向的被动运动 ⑥ 2 周内禁止任何提重物动作，或从事运动项目 ⑦ 4 周后肩关节僵硬明显者可利用软组织的蠕变原理进行肩关节的持续牵伸训练（关注肩肱节律，避免代偿）；治疗前可用中药热奄包等温热治疗放松肌肉和筋膜，也可用筋膜释放术。需要注意：肩关节活动训练时范围由小到大，动作由被动，助动，再至主动逐渐过渡，需依据患者的疼痛耐受情况逐步增加训练强度。康复过程根据需求选用物理因子治疗。例如配合低、中频电刺激治疗刺激肌肉收缩，防止萎缩
Ⅱ 型	① 急性期除冰敷肩关节外，也可用超短波治疗以消炎和消肿。还可配合局部和远端组穴针刺镇痛 ② 7 天内使用吊带 ③ 开始轻柔的肩关节活动，上肢可以进行简单动作如穿衣、吃饭 ④ 7～14 天时逐渐减少或停止使用吊带 ⑤ 6 周内禁止任何提物、推、拉动作 ⑥ 牵伸训练、肩关节活动范围训练和物理因子治疗同上
Ⅲ 型	非手术治疗适用于不爱参加运动的患者和非体力劳动者 ① 急性期冰敷肩关节，早期疼痛明显可使用较缓和的止痛药，也可以针刺镇痛 ② 使用吊带 ③ 3～4 天开始进行日常活动 ④ 7 天时通过轻柔的关节被动活动，逐渐过渡到功能性活动范围 ⑤ 通过轻柔的关节活动练习，2～3 周时患者可以实现全范围的关节活动 ⑥ 牵伸训练、肩关节活动范围训练和物理因子治疗同上
Ⅳ～Ⅵ型	Ⅳ、Ⅴ、Ⅵ型损伤需要进行切开复位内固定手术。术后患者经过围手术期疼痛管理、切口管理等处理后，可逐步开始进行以上功能锻炼，角度由小至大，由被动，助动，再至主动逐渐过渡。注意事项同上

3. 中药外用　损伤初期，云南白药气雾剂、新癀片碾碎外敷等。后期红花油、跌打万花油等外擦，配合肩关节功能锻炼。

4. 推拿治疗　急性期过后，可以使用揉法、推法、按法等推拿手法施于局部肩关节周围软组织，以活血通络，消肿止痛，切忌暴力。恢复期可以用弹法、拨法等手法松解筋膜，缓解肌肉紧张，协助功能恢复。

二、肩袖肌腱炎

（一）概述

肩袖肌群由肩胛下肌、冈上肌、冈下肌、小圆肌四块起于肩胛骨体止于肱骨近端的肌肉组成，因其形状酷似袖口，又名肩袖。肩袖的功能：旋转肱骨头，维持肱骨头的稳定性，并在其他跨越肩关节的大肌肉收缩时维持盂肱关节的稳定。

肩袖随着年龄的增长和肩部的劳损，逐渐发生退行性变化，遂肩袖肌腱炎多发生于 40 岁以上的中年人。肩袖肌腱炎属于肩袖原发性损伤，有一些专业书将其等同于肩袖损伤，两者属于从属关系，需加以甄别。肩关节撞击综合征的范围更大，除了肩袖损伤，肱二头肌长头断裂、肱二头肌长头腱鞘炎等均属于该范畴。肩袖肌腱炎后可以继发滑囊炎，本章节将其放在一起阐述。

（二）损伤机制

肩袖肌腱炎的产生主要是由于肱骨大结节反复超范围的急剧转动（尤其是外展），劳损或牵扯并与肩峰和肩喙韧带不断摩擦所致。

肩袖间隙有大量滑囊，起到润滑和缓冲撞击的作用，其中肩峰下滑囊位于三角肌、大圆肌与肩袖之间，使肱骨大结节顺利地在肩峰下进行外展，当邻近组织发生病变，肩袖对肱骨头的压抑力量下降，肱骨头上移，肩峰下间隙变窄，肱骨头反复与肩峰前缘撞击，滑囊遭受磨损和撞击，继而出现炎症性反应。

（三）临床表现及诊断要点

1. 临床表现　肩痛是主要的症状，逐渐出现肩部活动受限、肌肉痉挛和肌肉萎缩。症状往往因病程的早晚、发病缓急，而表现程度不一。

(1) 慢性期：肩关节一般活动，或外展、内外旋抗阻运动时都不会疼痛，只有做反手摸背等复杂联合性动作时才会出现。病程较久者，冈上肌和三角肌萎缩，部分还伴有肩关节活动受限（冻结肩）。

(2) 亚急性期：常因多次损伤逐渐形成。多有肩关节持续隐痛，夜间尤其明显。肩关节主动或被动外展 60°～120° 时，或内、外旋时出现疼痛。但被动将上臂外展超过 120°，或用力牵拉上臂，再外展上臂时，则疼痛消失或减轻。查体示肱骨大结节部压痛。肩外展活动受限伴疼痛。阻抗式外旋检查和阻抗式内旋检查阳性，坐姿或站姿，患肢肘部靠在体侧，肘关节屈曲 90°，自行做肩部外旋或内旋动作，出现肌无力和（或）疼痛（图 4-17 和图 4-18）。

肩袖肌腱炎的疼痛弧需要与肩锁关节的疼痛弧鉴别。后者疼痛在肩锁关节，表现为外展＞ 90° 时出现疼痛，继续上举，疼痛不会减轻，反而增加。疼痛最明显的位置是外展 120°～180°（图 4-19）。

(3) 急性期：常因扭伤或运动过度突然发生。主要表现为急性肩部疼痛，肩关节活动受限。查体见肩的外形常因滑囊过度膨大，而使肩的轮廓改变。肩外侧相当于肩峰下的位置剧烈压痛。肩各个方向抗阻运动均有疼痛。

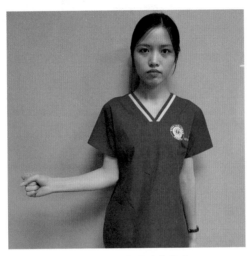

图 4-17　阻抗式外旋检查

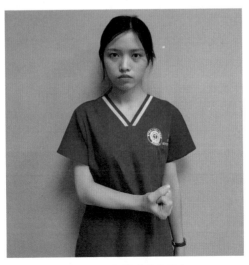

图 4-18　阻抗式内旋检查

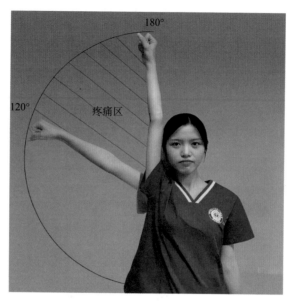

图 4-19　疼痛弧检查

2. 辅助检查　早期 X 线检查多未发现异常，但可与撕脱骨折相鉴别，后期 X 线检查有时可见肱骨大结节部有骨质硬化囊性变或肌腱钙化。中晚期可以通过肌骨彩超检查肩峰下滑囊是否增厚、肩袖肌腱是否有钙化灶等。

（四）临床治疗

1. 保守治疗　治疗原则是消炎止痛，防止肩关节冻结并恢复肩关节的功能。

急性期可冷疗，悬吊前臂，减少肌肉活动，以减轻疼痛。疼痛剧烈，口服并联合外用非甾体类消炎止痛药无效者，可行封闭治疗；对于钙化性肌腱炎者，可以在肌骨彩超引导下将针刺入肌腱的钙质沉积部注射，并使其破溃溢入肩峰下滑囊而渐被吸收，钙化较大者，捣碎后再抽吸。亚急性期及慢性期，可选用中频电刺激、激光、超声波等理疗，并开始练习肩关节的旋转和回环运动，注意在无痛范围下进行。对于三角肌和冈上肌萎缩者，应逐渐进行力量练习。后期康复需要加强肩关节的协调性和灵活性训练，以恢复运动技巧或体力劳动。肩袖肌腱炎的康复治疗流程见表 4-9。

2. 手术治疗　长期顽固性疼痛而非手术治疗无效时，可行肩峰下滑囊清理和肩峰成形术，对于钙化性肩袖肌腱炎还可在关节镜下行钙化灶清除。

（五）传统康复治疗

同"肩锁关节损伤"章节的相关内容，需注意辨证论治和辨病论治相结合。

表 4-9　肩袖肌腱炎的康复治疗流程

阶　段	康复治疗流程
第 I 阶段	在无痛范围内进行被动和主动辅助的肩关节活动度练习 ① 患肩前屈和外旋为主的关节活动度练习 ② 患肩伸展、内旋和交叉内收（跨过身体的中线） ③ 肩关节的松动手法，依据僵硬和疼痛程度选用松动等级 ④ 肩关节牵伸训练，牵伸强度逐步增高；治疗前行手法治疗或物理因子治疗以放松肌肉和筋膜 ⑤ 弹力带居家练习，练习包括外旋、内旋、屈曲和伸展 ⑥ 物理因子治疗可以参考上文，如低、中频电刺激治疗防止肌肉萎缩，运动后冰敷消肿
第 II 阶段	在患者疼痛和炎症表现逐渐减轻，关节活动度和力量有所提高后进行 ① 睡前侧卧肩关节内旋牵伸训练 ② 爬墙训练加强牵伸和外展活动范围 ③ 强化训练肘关节支持下的外展练习；肱二头肌和肱三头肌强化训练；前伸、回缩等肩胛部强化训练，并根据需要选择物理因子治疗
第 III 阶段	在肩关节达到全范围活动度，并且无痛后进行 ① 俯卧位肩关节外旋时水平外展，俯卧位肩关节外旋时上抬，站立位肩关节外旋时等肩关节练习 ② 杠铃等不同负荷设施下的负重练习
第 IV 阶段	应该继续进行肩袖、三角肌和肩胛部的练习 ① 弹力带下运动特异性抗阻练习，注意躯干和上肢异常姿势的纠正训练 ② 神经肌肉控制能力训练、肌肉力量训练和本体感觉训练，如抛接球

三、肩袖撕裂

（一）概述

肩袖撕裂是肩部疼痛和功能受限中最常见的原因。其发病率随着年龄的增长而升高。撕裂程度亦如此，年龄＜ 40 岁患者，全层撕裂的现象并不常见，但老年者显著增加。此外，年龄大小和撕裂程度也是影响肩袖修补后愈合的重要因素。

（二）损伤机制

大多数患者都先有肩袖肌腱的退行性改变，再因扭伤、拉伤或挫伤而引起断裂。个别患者，特别是青少年，易在跌倒时手外展着地，或手持重物，肩关节创伤导致。

（三）临床表现及诊断要点

多见于 40 岁以上患者，特别是重体力劳动者。

1. 分类　肩袖断裂分为部分断裂和完全断裂两大类。部分断裂仅发生在肩袖

237

某一部分，即肩峰下滑囊侧或关节侧撕裂。完全断裂是整层肌腱袖破裂，关节腔与肩峰下滑囊直接相通。全层撕裂可以根据撕裂的大小（cm^2）予以分类，常用 Post（1983）分类法。范围在 $0\sim1cm^2$ 为小型撕裂，$1\sim3cm^2$ 为中型撕裂，$3\sim5cm^2$ 为大型撕裂，$>5cm^2$ 为巨大型撕裂。

2. 临床表现

(1) 完全撕裂：受伤当即呈一过性疼痛，随后逐渐加剧，出现肩关节前侧、前外侧疼痛，并向三角肌外侧发散，疼痛持续 $4\sim7$ 天，肩不能自由活动，需健侧扶持、协助。查体，肩外形正常。肱骨大结节和肩峰间隙压痛明显。被动使肩关节外展至 $90°$ 时出现剧烈疼痛。

伤后 $7\sim10$ 天疼痛逐渐减轻，为肩部自发性钝痛，严重者夜间痛甚，影响睡眠。患臂可上举，但外展疼痛明显，无力。查体，局部压痛和活动痛仍旧存在。肩关节活动范围均有不同程度的受限。病程久者，会出现冈上肌和冈下肌萎缩。

(2) 部分撕裂：症状与肩袖肌腱炎相同。不同的是用普鲁卡因封闭时，肌腱炎患者能主动将患肩外展至 $180°$，不痛且有力；部分断裂的患者，患肩关节虽活动不痛，但不能自动将患臂外展至 $180°$，或外展无力。

3. 临床检查

(1) 特殊检查：①落臂试验，被动外展患侧上臂至 $90°\sim120°$ 范围后，撤除外力支撑，患肢不能自主支撑而发生坠落和疼痛，即为阳性，表示肩袖严重撕裂或完全断裂（图 4-20）。②空罐试验，患者双侧肩关节外展 $90°$，再内旋并向前 $30°$，然后肘关节完全伸直，前臂旋前使拇指指尖向下后，嘱同时向上抬起双侧上肢，以对抗检查者施于腕部向下的压力，出现患肩疼痛和无力，即为阳性（图 4-21）。③肩撞击试验，向下压患侧肩峰部，被动上举患臂，在上举 $60°\sim120°$ 出现肩峰下间隙部位疼痛，或上举受限，即为阳性（图 4-22）。④普鲁卡因封闭试验，1% 普鲁卡因 10ml 封闭压痛点后，患者仍不能主动外展肩关节，表示肩袖严重撕裂或完全撕裂，若可主动外展，则表示肩袖未撕裂（肩袖肌腱炎）或仅为部分撕裂。

(2) 辅助检查：X 线检查可以显示关节退行性改变的情况，或与肩袖撕裂关节病相一致的骨塌陷，还有助于消除骨折或脱位等其他潜在的病理情况。MRI、肌骨超声或 CT 常用于明确诊断、量化撕裂程度的大小（肌腱数量，回缩程度等）和肌肉质量（肌肉萎缩、脂肪浸润），其中 MRI 是目前检查肩袖撕裂最有效的影像学检查方法。

(3) 其他潜在的病因检查：其他潜在的病因检查应作为鉴别诊断的一部分。第 $5\sim6$ 颈神经根病变患者可能出现隐匿性的肩关节疼痛、肩袖无力、冈上窝和冈下窝的肌肉萎缩。在这些区域的肌肉萎缩，也可见于肩胛上神经的卡压。

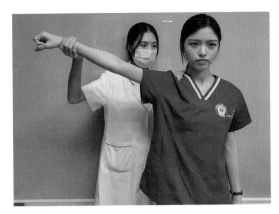

图 4-20 落臂试验

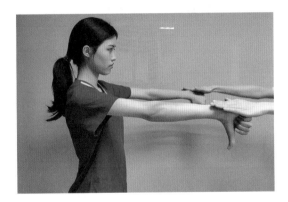

图 4-21 空罐试验

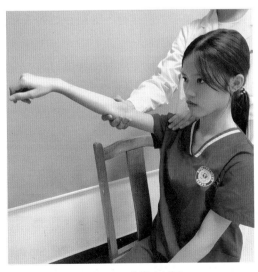

图 4-22 肩撞击试验

（四）临床治疗

1. 保守治疗　适宜小到中度撕裂，病程较短，或年龄较大不能耐受手术治疗者。治疗方案包括采用休息制动，非甾体抗炎药物治疗，封闭疗法，冷疗、热疗，康复锻炼，以及肌肉功能和力量的逐渐恢复。其目标在于恢复正常的关节活动度和功能。

2. 手术治疗　肩袖修复术目标包括缓解疼痛，阻止肩袖的进一步损伤，改善肩关节的功能。对于非手术治疗 3～6 个月无效，或年龄小于 50 岁，活动积极的急性全层肩袖撕裂患者可进行手术治疗。肩袖大型撕裂，甚至完全断裂者，或急、慢性肩袖断裂突然加重的患者，除年迈体弱、对功能要求不高，或伴有严重内科疾患不宜手术者，均应争取早期手术。全层肩袖撕裂，伴随明显肌力降低和肩袖后部受累的急性创伤者，特别是伴有撕脱性骨折，也应早期手术。肩袖撕裂的康复治疗流程见表 4-10。

（五）传统康复治疗

同"肩锁关节损伤"章节的相关内容，需注意辨证论治和辨病论治相结合。

四、肩关节上盂唇损伤

（一）概述

肩关节的盂唇是包绕着关节盂，加深关节盂的环状纤维软骨结构。它通过增加肱骨头的接触面积而保持盂肱关节的稳定性，并防止肱骨头移位；同时还为关节囊韧带提供附着点，维持肩关节的稳定性。

盂唇上端较松弛，形如半月板，前侧的胶原纤维与肱二头肌腱交织，是上盂唇损伤的好发部位。肩关节上盂唇损伤（SLAP 损伤）指肱二头肌长头腱在上盂唇止点从前至后的损伤，病理表现为盂唇撕脱和肱二头肌长头腱撕裂等。

（二）损伤机制

肩关节直接撞击受伤或反复的牵拉是 SLAP 损伤的主要原因。

（三）临床表现及诊断要点

1. 分型　SLAP 分型有很多种，最常采用的分类法是 Snyder 的 4 分法（图 4-23）。① Ⅰ型：关节上盂唇磨损、变性退化，肱二头肌长头腱完整。② Ⅱ型：上盂唇及肱

表 4-10　肩袖撕裂的康复治疗流程

治疗方法 / 治疗阶段		康复治疗流程
保守治疗		① 患肩制动休息，固定在功能位 ② 物理因子治疗：超声波治疗，中频脉冲电治疗、光子疗法 ③ 建议活动后常规冰敷。夜间疼痛者，可配合局部腧穴、阿是穴和循经取穴进行针刺 ④ 药物：口服和（或）外用非甾体抗炎药及活血化瘀药，以抗炎退热消肿止痛 ⑤ 疼痛、肿胀等症状控制后，可行肩关节功能及力量训练 ⑥ 肌肉力量练习，肌肉耐力，及运动协调性和本体感觉训练
手术治疗	第 I 阶段 （1～4 周）	① 佩戴吊带，尽可能保护肩关节 ② 活动后常规冰敷。夜间疼痛者，可配合局部腧穴、阿是穴和循经取穴进行针刺 ③ 非受累关节（腕关节 / 肘关节 / 指关节）ROM 训练、抓握训练（弹力球） ④ 无痛范围下肩关节 PROM 训练（借助体操棒） ⑤ 钟摆运动（健侧辅助，逐步增大角度） ⑥ 爬墙训练（2 周内不超过 90°） ⑦ 中低频电刺激肌肉收缩，消肿，预防肌肉萎缩 注意：3 周内不宜主动活动肩关节；4 周内不宜进行肩关节后伸、内收及内旋；出现不适需减少或停止治疗
	第 II 阶段 （4～6 周）	① 肩关节中度保护。手术切口已完全愈合，疼痛减轻，继续第 I 阶段训练内容，ROM 逐步加大 ② I～II 级关节松动，治疗前可采用揉法等推拿治疗或筋膜松解术等放松局部 ③ 无痛肩关节 PROM 训练（前屈、外展、内旋、外旋） ④ 辅助下做肩关节主动活动训练 ⑤ 辅助下徒手肩胛带稳定训练 ⑥ 肩袖及肩肘肌群等长收缩练习 ⑦ 依据患者恢复情况逐步过渡至等张收缩练习 注意：可拆除吊带，但不可提重物；避免在日常训练中引起疼痛，运动后冰敷
	第 III 阶段 （6～12 周）	① PROM 训练、AROM 训练：逐步恢复至全关节活动范围 ② 关节松动技术 III、IV 为主 ③ 辅助下肩胛骨稳定训练 ④ 心肺耐力训练：功率自行车等 ⑤ 治疗前用中药热奄包热敷、筋膜释放术等放松局部软组织，训练后冰敷 注意事项：逐步加强力量及稳定性训练；防止活动角度超过头顶；避免提重物；避免耸肩，肩胛骨代偿活动
	第 IV 阶段 （12 周以后）	① 使用哑铃、弹力带等进行增强式力量训练 ② 肩胛骨稳定训练 ③ 肩胛骨后缩与外旋组合训练 ④ 训练后依据肿胀情况可进行冰敷 ⑤ 肩关节自我牵伸训练和躯干、上肢异常姿势的纠正训练 ⑥ 回归日常工作训练 ⑦ 恢复至完全 ROM，肌力恢复到正常关节强度及正常肩胛骨运动时，可开始回归体育项目训练

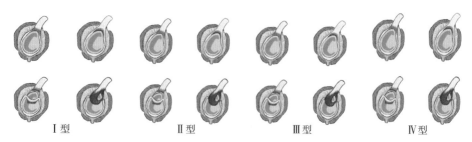

Ⅰ型　　　　　　　Ⅱ型　　　　　　　Ⅲ型　　　　　　　Ⅳ型

图4-23　**Snyder的四分法**

二头肌长头肌腱自关节盂上方从前到后撕脱。此型最常见，占SLAP损伤的50%以上。Morgan又将Ⅱ型SLAP损伤分成3个亚型，撕裂仅累及关节盂前方；撕裂仅累及关节盂后方；撕裂累及关节盂前方和后方。③Ⅲ型：关节上盂唇桶柄状撕裂，肱二头肌长头腱尚完整，仍连续于关节盂上。④Ⅳ型：关节上盂唇桶柄状撕裂，肱二头肌长头腱仍连续于关节盂上，但肱二头肌长头腱内存在撕裂。

2. 临床表现　好发于有投掷运动等过头运动爱好的患者，或肩外展、外旋且肘伸直位着地的患者。肩关节深部钝痛，肩外展、外旋进行过头活动时疼痛加重。查体示肩关节前上方或前侧压痛。可伴有肩关节前屈、外展活动受限。特殊检查阳性。

(1) 旋后抗阻试验（Yergason试验）：坐位，患者屈肘90°，前臂旋前，上臂固定于体侧。检查者一手扶住患者肘部，一手扶住腕部，嘱患者用力屈肘、肩外展和外旋抵抗阻力。结节间沟处出现疼痛为阳性（图4-24）。

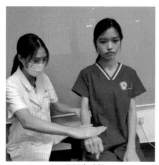 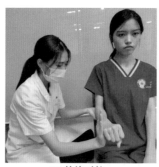 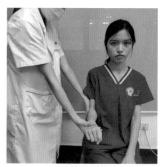

(1) 屈肘对抗　　　　　　　　(2) 外旋对抗　　　　　　　　(3) 外展对抗

图4-24　**旋后抗阻试验**

(2) 疼痛激惹试验：坐位，患者上肢外展90°~100°，肩关节被动外旋，前臂先极度外旋，再极度内旋，当前臂内旋时更痛或只有前臂内旋时痛的情况，则为阳性（图4-25）。

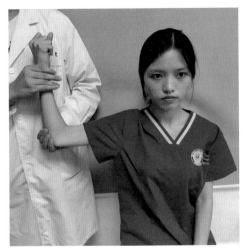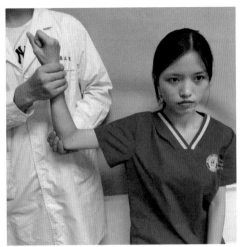

图 4-25 疼痛激惹试验

(3) O'Brien 主动挤压试验：患者患肢前屈 90°，肘关节伸直，并相对于肩胛骨平面内收手臂 10°～15°，手臂先内旋使拇指向下，检查者站在患者后侧给患者手臂施加向下的力，然后患者手掌向上，检查者再次下压。当第 1 次抗阻疼痛严重，而第 2 次减轻或不痛时，在肩关节上方或肩锁关节出现的疼痛就是肩锁关节的问题，在盂肱关节产生的疼痛或疼痛性弹响就是盂唇的问题（图 4-26）。

（四）临床治疗

1. 保守治疗　目的减轻局部疼痛，增强肩周肌群力量，增加肩关节的稳定性。①休息、制动：患肩休息，避免肩关节外展、外旋活动。运动员要适当降低训练量。②药物治疗：使用非甾体抗炎药消炎止痛。疼痛严重者，可以在肩关节内注射。需注意严格把握适应证和治疗次数。

2. 手术治疗　对于明确诊断为 SLAP 损伤，症状明显影响到日常生活或运动的患者，对肩功能要求高的运动项目运动员，通常非手术治疗 3 个月，如无效应接受关节镜手术治疗。①单纯 SLAP 损伤刨削术，适合 I 型和 II 型 SLAP 损伤。② SLAP 损伤缝合修复术，适合 II、III、IV 型 SLAP 损伤。肩关节上盂唇损伤的康复治疗流程见表 4-11。

（五）传统康复治疗

同"肩锁关节损伤"章节的相关内容，需注意辨证论治和辨病论治相结合。

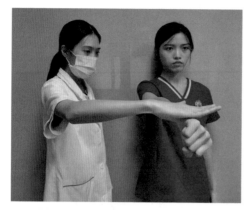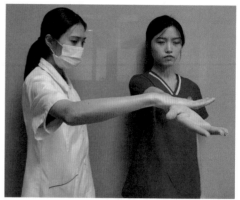

图 4-26　**O'Brien** 主动挤压试验

五、粘连性肩关节囊炎（冻结肩）

（一）概述

粘连性肩关节囊炎以肩关节周围慢性疼痛，伴有各向主动和被动活动受限为症状特点的肩关节周围无菌性炎症，也称冻结肩、五十肩、肩周炎。本病为自限性疾病，症状完全恢复需要 1～3 年。

（二）损伤机制

目前报道有很多因素会导致粘连性肩关节囊炎发病，其中包括创伤、免疫失调、自主神经病变、肩关节制动、神经卡压病变、肩胛上神经损伤、心理障碍等。关节囊及周围韧带组织的慢性炎症和纤维化是粘连性肩关节囊炎主要的病理改变。炎症反应是发病过程中的早期反应，随后大量炎性细胞会诱导成纤维细胞的增殖，导致纤维化的发生，从而使关节囊挛缩和关节腔容积缩小，以致盂肱关节各个方向的活动范围减小。

（三）临床表现及诊断要点

1. 临床分期　临床分为 3 期。Ⅰ期，疼痛期，延续 3～9 个月；Ⅱ期，僵硬期，盂肱关节功能受限，持续 4～12 个月；Ⅲ期，解冻期，肩关节活动功能逐渐恢复，需要数月到数年的时间。

2. 临床表现　40—70 岁的中老年人较多见，其中患病者多为妇女和患有甲状腺疾病或糖尿病的成年人。

表 4-11　SLAP 损伤的康复治疗流程

阶　段	康复治疗流程
第 I 阶段 （1~4 周）	盂肱关节的功能训练 ① 手部功能活动：握拳，伸指及腕屈伸运动 ② 肘关节的屈伸和前臂内外旋的主动练习 ③ 钟摆运动：健侧上肢辅助下做小范围的摆动，情况允许可适度增加范围 ④ 肩上举 AROM 到 90°，尽量保持肩胛骨运动良好 ⑤ 轴向负荷 AROM 训练：强化盂肱关节的一致性且有效减少上肢的内源性重量 ⑥ 短力臂的闭链运动训练：如低位划船和下滑动作等 ⑦ 肩关节被动活动训练：逐渐达到 90° 的外展和前伸 ⑧ 建议活动后常规冰敷。夜间疼痛者，可配合局部腧穴、阿是穴和循经取穴针灸 ⑨ 必要时进行物理治疗，如中低频刺激肌肉收缩，消肿，预防肌肉萎缩 注意事项 ① 前 10~14 天悬吊制动，后 2~3 周可逐渐脱离吊带 ② 减少上斜方肌的利用率，强调肩胛骨向内侧和下方的运动 ③ 在后上盂唇修复术后，避免超过中立位的外旋 ④ 合并肱二头肌腱炎的患者，避免任何肱二头肌的发力
第 II 阶段 （5~8 周）	功能训练 ① 加强 AROM 训练，每日逐渐增加角度，努力达至 120°~140° 的外展和前屈以及 40° 的外旋 ② 在不同的平面和角度下利用伴随髋和躯干运动的挥拳练习，以增加肩袖肌群的负荷 ③ 强化内旋角度缺失的训练：肌肉和关节囊的牵伸。牵伸前注意放松局部筋膜和肌肉 ④ 7~8 周可开始进行肩袖肌群等张肌力训练 ⑤ 辅助下肩胛平面向前上抬和内旋动作 ⑥ "打开上肢运动链"，持续利用功能动作模式和远端关节的补充运动 ⑦ 强化所有平面的运动。注意避免在日常训练中引起肿痛，运动后冰敷 ⑧ 6~8 周，当患者已经取得全范围的 AROM 且具备良好的肩胛骨控制能力和肩袖肌群力量，开始增强式训练 ⑨ ROM 逐渐达到 120°~140° 的外展、前屈以及 40° 的外旋 注意事项 ① 避免外旋 / 水平外展动作时超过身体冠状面 ② 6 周内，不在用外展 90° / 外旋 90° 姿势完成外旋来避免盂唇剥离机制
第 III 阶段 （8 周后）	① 肩袖肌群的共同收缩和离心力量训练 ② 同步单腿和水平面动作提升本体感觉的训练 ③ 多组次、低负荷训练：强化肌肉的耐力和本体感觉 ④ 上肢力量和耐力训练 ⑤ 肱骨头的动态稳定性训练 ⑥ 轻阻力重复多次的等张运动，渐进增加训练强度 ⑦ 术后 12 周可以开始进行站立位或俯卧位多组次、长力臂的训练

粘连性关节囊炎症状的严重程度和查体结果将取决于疾病所处阶段。疼痛期，肩关节出现弥散性疼痛，进行性加重，夜间更甚，疼痛导致肩关节活动不利。僵硬期，患者由于疼痛，减少肩关节的活动，关节活动逐渐受限，以触及后背、头顶或体前内收的动作受限为主，肩关节活动后有持续性钝痛。缓解期，疼痛逐渐减轻，肩关节活动度缓慢恢复，但较难达到正常范围。

查体：肩关节前方、后方、肩峰下和三角肌止点处均有压痛。肩关节各方向活动受限，不能完成肩外旋动作，尤其是被动外旋受限，是冻结肩的特征性体征，其次累及外展、前屈和内旋。病程久者出现三角肌萎缩。外旋试验有助于鉴别冻结肩和肩袖损伤，冻结肩患者全方位活动受限，主要表现为外旋受限；而肩袖损伤往往外旋不受限制。

3.影像学检查　粘连性关节囊炎的 MRI 检查，可以鉴别肩关节其他病变。肌骨彩超表现为喙肱韧带增厚，肩袖间隙中存在部分低回声血管软组织，冈上肌肌腱向肩峰方向滑动受限。

（四）临床治疗

临床治疗主要是对症治疗，减轻疼痛，训练肌力，恢复关节活动度。给予药物治疗、康复治疗、关节腔注射等非手术治疗后好转。若时间超过 2 年，则为顽固性冻结肩，建议麻醉下手法松解。粘连性肩关节囊炎的康复治疗流程见表 4-12。

（五）传统康复治疗

1.针刺疗法　循经近刺和远刺相结合，以行气活血、通经止痛为原则。取肩髃、肩贞、肩前、肩井、天宗、条口透承山等。阿是穴注重以痛为腧。针施泻法，久病可针后加灸。

2.中药内服

(1) 风寒型：可见病变各期。宜祛风散寒、舒筋通络，用三痹汤加减。

(2) 瘀滞型：多见于疾病早、中期。宜活血化瘀、行气止痛，用身痛逐瘀汤加减。

(3) 亏虚型：多见于疾病后期。偏气虚者，宜益气舒筋活络，用黄芪桂枝五物汤加减；偏血虚者，宜养血舒筋通络，用当归鸡血藤汤。

3.中药外用　早期可以用新癀片碾碎外敷、云南白药气雾剂等；恢复期用中药方舒筋活血散等熏洗、热敷、外擦，配合肩关节功能锻炼。

4.推拿治疗　可在局部用理筋手法松解筋膜，缓解肌肉紧张，协助功能恢复。

表 4-12　粘连性肩关节囊炎的康复治疗流程

阶 段	康复治疗流程
第 I 阶段 （8 周内）	目标：缓解疼痛，恢复活动
	疼痛控制 ① 加强肩关节各方向的功能活动训练 ② 药物：口服 / 外用非甾体抗炎药；关节腔注射（注射药物前应充分了解患者的既往病史，避免不良反应的产生）；口服类固醇药物 ③ 物理因子治疗：治疗前的热疗，治疗后的冰敷。也可以选择经皮神经电刺激，红外线治疗，中频电刺激等，或者近端配合远端组穴针刺镇痛
	肩关节活动 ① 目标：恢复有力的主动关节活动度训练；注意关节活动终末端的牵拉训练 ② 肘关节屈曲 90° 下的前屈及内外旋训练 ③ 无痛范围内进行肩关节被动关节活动度练习（前屈、后伸、外展、内收、内外旋） ④ 主动辅助关节活动度练习，活动方向同上 ⑤ 主动关节活动度训练，活动方向同上 ⑥ 持续牵伸练习，时间频次逐步增加 ⑦ 治疗前辅助热疗（中药封包、热奄包），治疗后根据局部皮温、炎症反应适当给予冷敷 注意：必要时进行物理治疗，如中低频刺激肌肉收缩，消肿，预防肌肉萎缩
第 II 阶段 （8~16 周）	目标：提高肩关节各方向活动范围，提高肩袖和关节囊稳定肌的力量和耐力
	疼痛控制：减少疼痛和不适仍是此阶段恢复治疗中的关键，疼痛控制方法同上
	肩关节活动 ① 目标：肩关节屈曲 140°，外旋 45°，朝向第十二胸椎棘突的内旋 ② 被动关节活动度训练→主动辅助关节活动度训练→主动关节活动度训练 ③ 肩袖的强化训练 ④ 肘关节屈曲 90° 位于体侧的内旋、外旋、外展和前屈闭链式等长肌肉强化训练 ⑤ 逐渐过渡为使用弹力带的开链式强化训练 ⑥ 利用弹力带进行肩关节向心和离心式的等张肌肉收缩训练 ⑦ 利用哑铃进行小负荷的肩关节内旋、外旋、外展和屈曲的等张肌肉收缩训练 ⑧ 肩胛稳定肌的强化训练 ⑨ 闭链式强化训练逐渐过渡为开链式强化训练
第 III 阶段 （4 个月后）	① 临床症状如果明显改善，继续维持原有功能训练项目，逐步增加训练强度（家庭康复训练计划、肩关节活动度训练、肩袖强化训练、肩胛稳定肌强化训练） ② 6~9 个月预计可以获得最大的进步 ③ 如果出现活动明显下降、存在持续的疼痛。建议应该返回到最早期的训练阶段中，在疼痛方面加强治疗 ④ 如果出现活动丧失，疼痛持续，建议进行外科手术治疗，包括麻醉下的手法治疗和关节镜下的手术治疗

六、肩关节置换

（一）概述

由于先天性、退行性、创伤性、代谢性等因素造成的顽固性肩关节疼痛和活动障碍，经保守治疗（物理因子疗法、药物治疗、运动疗法等）无效，可以考虑进行肩关节置换术。关节置换术的手术方式可以选择肱骨头置换术（通常称作半肩关节置换术）、半肩关节表面置换术和全肩关节置换术。对于肩袖撕裂患者，还可以使用反向肩关节置换术。

（二）适应证和禁忌证

1. 适应证

(1) 半肩关节表面置换：累及肱骨头的关节炎和不累及盂唇的骨坏死，而严重的肱骨近端骨折则是半肩关节置换术更普遍的适应证。

(2) 全肩关节置换：骨关节炎，炎症性关节炎，累及盂唇的骨坏死以及关节退行性疾病。要求必须有完整的肩袖结构，否则应当选择其他假体手术。

(3) 反肩关节置换：适合骨关节炎患者及肱骨复杂骨折伴有广泛肩袖损伤的患者。或传统肩关节置换术不能解决患者的肩关节问题。

2. 禁忌证 解剖型肩关节置换和反向肩关节置换术的禁忌证包括感染、三角肌萎缩、三角肌无力、不可修复的骨缺损，以及存在严重并发症和依从性差者。

（三）康复治疗

术后康复对决定肩关节置换术后的效果至关重要。术后区别解剖型肩关节置换和反向肩关节置换很重要。因为肩袖康复是解剖型肩关节置换术后早期康复，以及获得长期功能效果的关键部分。而大多数反向肩关节置换术患者因肩袖存在功能缺陷或缺失，三角肌康复及未损伤肩袖的功能训练更为关注。

此外，假体设计的结构对肩部稳定性和活动的影响，也是术后康复应该关注的。解剖型肩关节置换术要求稳定的关节囊和肩袖以固定盂肱关节，为肩部在各方向上获得最大不受限活动范围提供可能性。而球窝关节的约束性和反向肩关节置换的设计在提高盂肱关节稳定性的同时，可能会限制肩关节活动。肩关节置换术后的康复治疗流程见表4-13。

表 4-13　肩关节置换术后的康复治疗流程

术式与阶段		康复治疗流程
解剖型肩关节置换术	术后 0～6 周	① 佩戴支具 ② 2 周内常规冰敷，患肢抬高，必要时弹性绷带加压消肿 ③ 手部、手腕、前臂，肘主动运动训练；站立位自我辅助下肩内旋至后背，辅助下肩关节小范围钟摆运动；仰卧位自我辅助下做肩关节被动前屈、外展、水平内收方向活动；禁止上肢和肩胛部代偿 ④ 维持颈椎正常活动范围内的关节活动度训练 ⑤ 行肩胛提肌和斜方肌上方肌肉的伸展训练，以防止因使用支具而引起的颈椎/肩胛疼痛 ⑥ 肩胛骨稳定性训练：收缩、伸展和抬肩训练等 ⑦ 可根据瘢痕情况进行扭压，疼痛肿胀等症状基本消失，逐步过渡至恢复性训练。预防瘢痕化瘢痕增生，预防肌肉萎缩；低、中频电刺激预防肌肉萎缩 ⑧ 术后 4～6 周，手法松解，超声波等治疗软化瘢痕。术后第 6 周肩关节被动前屈至 100°，主动前屈超过 90°，被动外旋至 40°，被动内旋可至腰椎下段
	术后 7～12 周	① 停止使用支具，开始小强度的日常生活能力训练 ② 继续自我辅助肩关节活动训练来保持和改善肩部活动 ③ 开始仰卧位减重下主动抬肩，也可以借助滑车装置。在垂直位上辅助进行主动抬肩训练 ④ 进行三角肌（前、中、后束）等长训练，肩关节内旋、外旋活动，以及温和肩关节的力量强化训练 ⑤ 肩胛骨稳定训练 ⑥ 从闭链训练逐步过渡至开链训练 ⑦ 在这个阶段，患者主动训练较上一阶段高级，需要注意避免高强度阻力 ⑧ 术后 12 周的活动范围目标是肩前屈达到 140°，外展＞45°，内旋至腰椎上段 ⑨ 训练后若有肿痛，可根据病情，选择物理因子治疗，例如冰敷
	术后 12 周后	① 以伸展运动为主，继续优化肩部运动 ② 用低强度弹力带进行等张力量的运动训练

（续表）

术式与阶段		康复治疗流程
反向全肩关节置换术	术后 0~6周	①常规佩戴轻度外展位支具，治疗训练时间除外 ②他人协助下穿衣和完成卫生活动 ③减重下进行钟摆环形练习 ④在肩胛骨平面自我辅助下被动抬肩和肩外旋（肩胛下肌和肩袖后部修复良好前提下进行） ⑤禁止肩关节主动活动 ⑥进行肘、前臂、手腕、手和手指主动辅助运动 ⑦维持颈椎正常活动范围内的关节活动度训练 ⑧肩胛稳定训练：收缩、伸展和抬高训练等 ⑨预防脱位：避免外展－内旋，避免外展－内旋，伸展位置 ⑩第5周：仰卧位，开始自我辅助下被动做ROM训练，在肩胛骨平面进行肩前屈、外旋和水平外展，站立位内旋到后背 ⑪如果手术采用三角肌分离入路法，则推迟三角肌的主动活动时间 ⑫术后4~6周疼痛症状基本消失，被动肩前屈角度应该>90°，可逐步开始进行外旋训练 此阶段建议频繁进行冰敷以减轻肿胀，疼痛带来的对恢复的影响，瘢痕处理可用超声波等，预防肌肉萎缩可用低、中频电刺激
	术后 7~12周	①停止佩戴支具 ②在仰卧位开始主动抬肩以减轻重力的影响 ③提高肩关节各个方向的ROM ④借助滑轮装置辅助抬肩 ⑤三角肌等长练习，肩关节主动内旋和外旋训练 ⑥仰卧位、三角肌肌力加强训练 ⑦肩胛稳定训练
	术后 12周后	①继续进行伸展运动，使肩部运动达到最大，注意不宜进行内旋牵伸 ②使用弹力带进行抗阻训练，逐步加大阻力 ③进行三角肌力量训练，从闭链过渡到开链，进行肩关节内外旋训练

（四）传统康复治疗

术后伤口愈合和疼痛取局部腧穴与循经远端腧穴（合谷、太冲）相配合进行针灸治疗；此外，术后排气、术后恶心和呕吐、术后腹胀、术后便秘、术后癃闭的围手术期问题，也可以采用针灸治疗、中药内服和外用等传统康复治疗技术。

七、肱二头肌长头腱炎

（一）概述

肱二头肌分为长头和短头，长头腱起自肩胛骨的盂上结节，经结节间沟被腱滑液囊包裹，后出关节囊，协助肱二头肌完成屈肘，前臂旋后，以及协助肩关节屈曲。肱二头肌长头腱是肩关节周围滑动的肌腱之一，在肱骨结节间沟内滑动，当肩关节内收、内旋及后伸时肌腱滑向上方，而肩关节外展、外旋、前屈时肌腱滑向下方，遂在肩关节活动时容易受到损伤，发生创伤性无菌性炎症，称为肱二头肌长头腱滑膜炎，常简称为肱二头肌腱鞘炎。本病好发于 40 岁以上的劳动者或上肢运动较多的运动员，是导致肩关节疼痛的主要原因之一。

（二）损伤机制

损伤机制主要为变性和外伤，临床上多在外伤或劳损后发病。

(1) 肌腱在肱骨结节间沟内遭受磨损：在日常生活和工作中，上臂常位于身体前侧并处于内旋位，使肱二头肌长头腱被挤向结节间沟内侧壁，遭受磨损而发生退变。

(2) 肌腱长期遭受肩峰下撞击：当肩关节进行外展活动时，肱二头肌长头腱的关节内部分与喙肩穹之间可发生磨损、撞击，久之使肌腱发生退行性改变。

(3) 继发于肩关节炎症：任何肩关节的慢性炎症，都可引起肱二头肌长头腱腱鞘充血、水肿、细胞浸润，甚至纤维化、腱鞘增厚、粘连形成，使肌腱滑动功能发生障碍。

（三）临床表现及诊断要点

1. 临床表现　主要症状是肩部疼痛和肩关节活动受限。疼痛主要位于肩前部的肱骨结节间沟处，可牵涉至三角肌附着点或肱二头肌肌腹，有时难以指出确切部位。劳累后加重，休息后可减轻。夜间加剧，影响睡眠。查体示结节间沟及其上方肱二头肌长头腱压痛。肩活动受限，患者常将上臂置于体侧，避免旋转活动。肱二头肌抗阻力试验（Yergason 征）阳性，即抗阻力屈肘旋后时，肩部前内侧出现剧烈疼痛。三角肌、斜方肌、斜角肌，有时前臂肌也可有不同程度的肌痉挛，与疼痛有关（图 4-27）。

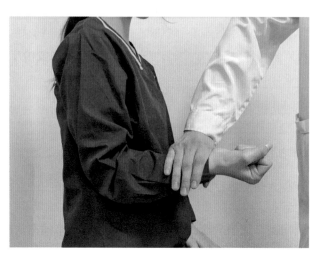

图 4-27　肱二头肌抗阻力试验

急性发病，常有外伤史。慢性发病，病程较长，疼痛和功能减退常可耐受。唯有过多使用上臂或有轻微外伤时加剧。严重者可有肩关节功能障碍，保守治疗通常无效。

有些患者病变进展迅速，活动进一步受限，但无冻结肩表现。手术探查，在肩峰下间隙时，可见二头肌腱与喙肱韧带处关节囊粘连。也有患者经突发外伤后，疼痛减轻，活动范围显著增加，与肱二头肌腱在其肩关节的出口处近侧发生断裂有关。

2. 辅助检查　肩部后前位 X 线检查，部分患者可见结节间沟变浅、狭窄、沟底或侧面沟边有骨赘形成等。

（四）临床治疗

1. 保守治疗　患者应避免过度使用肩关节，疼痛较重者可用三角巾悬吊前臂加以保护。在不加剧疼痛情况下，注意肩部活动练习。消炎止痛类药物可减轻疼痛，局部理疗或热敷有助于辅助消炎。也可以采用传统康复治疗。

(1) 针刺疗法：循经近刺和远刺相结合，以行气活血、通经止痛为原则。取肩髃、肩前、肩贞、肩井、天宗、阿是穴等。针施泻法，久病可针后加灸。

(2) 中药内服：宜行气活血、消肿止痛，用正骨紫金丹加减。

(3) 中药外用：急性期，云南白药气雾剂、新癀片碾碎外敷等。慢性期可以用中药方舒筋活血散等熏洗、热敷、外擦，配合功能锻炼。

(4) 推拿治疗：以揉、捏、搓、擦等手法施与局部及周围肌群，以活血通络、消肿止痛，忌暴力，恢复期可用揉、弹、拨、摇肩、牵抖手法松解粘连，恢复功能。

肩关节封闭治疗效果良好，上述保守治疗无效后，可用曲安奈德等皮质类固醇，直接注射到肱二头肌长头腱腱鞘内，每周 1 次，共 2～3 次，疼痛一旦缓解，即应开始主动肩关节活动练习，以防发生冻结肩。

2. **手术治疗**　肱二头肌长头腱鞘炎经 3～4 个月以上保守治疗无效者可行手术治疗。手术目的是将肩关节囊内肿大之肌腱切除或切断，在原处将肱二头肌长头腱固定在肱骨上端。对于因肩峰下撞击所致肱二头肌长头腱鞘炎者，应将长头腱固定在结节间沟或移至喙突上，同时行前肩峰成形术，以消除肩部撞击病因。

八、肱骨外上髁炎

（一）概述

肱骨外上髁炎，俗称网球肘，是一种反复牵拉引起肱骨外上髁伸肌总腱处慢性损伤所产生的无菌性炎症。以桡侧伸腕短肌的慢性撕拉伤最为常见。

（二）损伤机制

由于刷油漆、使用锤子或螺丝刀等日常工作或活动时受到反复应力而引起，或网球、羽毛球、棒球等运动员在投球、击球、发球和扣球时反复而有力的肌肉收缩引起伸肌附着点局部瘢痕组织形成及包裹在瘢痕组织中的微小撕脱性骨折。

（三）临床表现及诊断要点

1. **临床表现**　多数发病缓慢，有患肢过度活动病史。患者肘关节外上方活动时疼痛，特别是前臂旋转（如拧毛巾、织毛衣等）活动时疼痛明显，休息可缓解。查体，局部无红肿，肘关节活动度正常，但肘关节外上方压痛明显，疼痛常向前臂放射。Mills 试验阳性（图 4-28），即嘱患者伸肘，握拳、屈腕，前臂旋前，出现外上髁疼痛。伸腕抗阻时可诱发肱骨外上髁处疼痛。需借助捏 - 握征（图 4-29）与肘部掌侧骨间神经卡压征鉴别，患手拇指与示指尖对捏并成环形，如不能成环形，而成鸡头状则为阳性。

2. **辅助检查**　超声诊断肱骨外上髁炎的敏感性和特异性很高。X 线检查一般无异常。重者可出现肱骨外上髁增生。MRI 检查可见桡侧腕短伸肌等肘部肌肉充血水肿，甚至肌腱处部分断裂。部分患者还可见肱骨外上髁处异常信号。

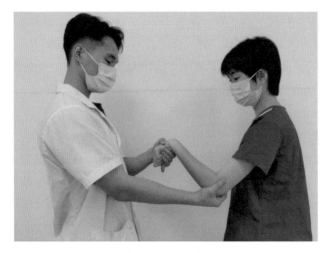

图 4-28　Mills 征

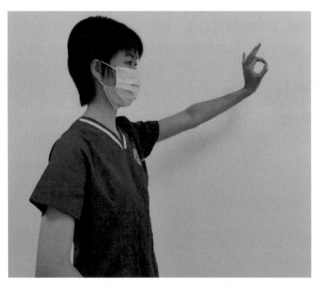

图 4-29　捏 - 握征阳性

（四）临床治疗

1. 保守治疗　症状轻微者，给予适当休息，避免有害活动。配合理疗和药物治疗可以缓解。

（1）局部封闭：痛点局部封闭注射治疗，常用曲安奈德，目的是消除水肿炎症，抑制纤维组织增生及粘连。

(2) 物理治疗：采用激光、中频脉冲电治疗等消炎镇痛，缓解无菌性炎症。采用冲击波等松解组织粘连，镇痛。

(3) 支具：佩戴专用网球肘护套（图 4-30），让受伤组织得到修复。

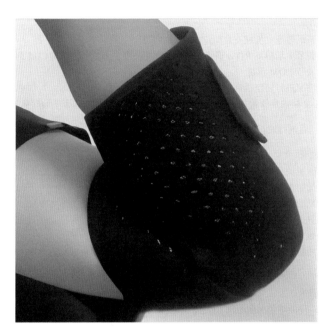

图 4-30　网球肘护套

(4) 传统康复治疗：取阿是穴、曲池、肩井、手三里、合谷等穴位行毫针针刺，或温针灸。也可用弹拨法等理筋手法刺激桡侧腕伸肌和肱桡肌。还可局部用中药熏蒸或外敷，如急性期可以用新癀片碾碎外敷局部。

2. 手术治疗　肱骨外上髁炎是一种自限性疾病，当顽固性的肱骨外上髁炎保守治疗无效，严重影响患者生活质量时，一般行桡侧腕短伸肌腱附着点松解、延长术。肱骨外上髁炎的术后康复治疗流程见表 4-14。

九、肱骨内上髁炎

（一）概述

肱骨内上髁炎，俗称高尔夫肘，是一种反复牵拉引起肱骨内上髁屈肌肌腱处慢性损伤所产生的无菌性炎症。以旋前圆肌和前臂屈肌的慢性撕拉伤多见。

表 4–14 肱骨外上髁炎的术后康复治疗流程

阶　段	康复治疗流程
第 I 阶段 （0～2 周）	目标：保护修复组织；减少疼痛和炎症；预防肌肉萎缩；避免早期伸肌群的力量训练，保护组织的修复
	治疗措施 ① 用悬吊带或夹板或支具固定在 90° 屈肘位 ② 肘关节主动辅助 ROM 训练（佩戴活动型支具，每周逐渐增加伸展 5°，增加屈曲 10°） ③ 腕关节 ROM 训练 ④ 视情况进行轻度的瘢痕松动术 注意：2 周内建议常规冰敷治疗，避免患侧肢体负重，物理因子治疗见上文
第 II 阶段 （3～4 周）	目标：逐渐增加至全范围 ROM；促进组织的修复；增加肌肉力量
	治疗措施 ① 移除肘关节制动的支具，腕关节夹板固定 ② 继续第 I 阶段的所有康复治疗 ③ 开始肘关节和腕关节的主动 ROM 训练，逐渐过渡到腕关节（前屈／背伸／尺侧／桡侧）和肘关节（伸直／屈曲）低强度抗阻运动 ④ 开始轻度腕关节屈曲／伸展牵伸，逐步增加牵伸时间和频次 ⑤ 开始肩关节主动 ROM 训练，再循序渐进行低强度的肩胛群力量训练 注意：关注肩关节的力量及活动范围训练；若仍有疼痛，注意训练强度，必要时局部冰敷
第 III 阶段 （5～6 周）	目标：逐渐增加至全范围 ROM；促进组织的修复；增加肌肉力量
	治疗措施 ① 停止使用肘关节支具，使用腕关节支具，减少肌肉收缩对伸肌腱的过度反复牵拉 ② 继续低强度的腕关节和肘关节抗阻运动 ③ 进阶肩关节训练，可以开始使用轻哑铃进行肩关节的力量训练，同时强化肩袖和肩胛肌群的力量训练，注意先从等长收缩训练到离心收缩训练，再到向心收缩训练
第 IV 阶段 （7～18 周）	目标：增加肌肉力量、耐力和爆发力；保持肘关节全范围 ROM；逐渐开始体育活动和功能性活动
	治疗措施 ① 继续前面所有的康复治疗 ② 肘关节力量进阶训练 ③ 逐渐开始肩关节外旋力量训练 ④ 逐渐开始肘关节前臂／腕关节的等张收缩训练 ⑤ 逐渐返回体育活动及工作所需要的活动；行颈胸和肩胛骨异常姿势纠正训练

（二）损伤机制

搬家工人、木匠、美发师等由于日常工作或活动时受到反复应力所引起，或保龄球、高尔夫球等运动员因反复而有力屈伸及前臂旋转活动引起屈肌肌腱附着点出血，形成血肿，血肿机化或局部损伤性炎症造成局部组织粘连。

做投掷动作，或扑倒时手掌撑地，肘关节伸直伴随前臂外翻，可使前臂屈肌及旋前圆肌附着点部分撕裂。

（三）临床表现及诊断要点

1.临床表现　起病缓慢，多无急性损伤病史。主要症状为肱骨内上髁疼痛，即肘关节内侧疼痛，运动后加重，有时局部着凉或夜间温度下降疼痛可加剧。疼痛呈钝痛、酸痛或疲劳痛，可沿尺侧向下，放射到前臂内侧。典型体征是肘关节内侧压痛，压痛点最明显在内上髁远端5～10mm处。尺侧腕屈肌和指浅屈肌亦可有广泛压痛。抗阻力屈腕试验阳性，即抗阻力前臂旋前和屈腕时会诱发肱骨内上髁处疼痛（图4-31）。

2.影像学检查　肌骨超声检查肱骨内上髁炎的敏感性和特异性很高；X线检查意义不大，可发现腕屈肌-旋前肌肌群附着点附近的钙化；MRI检查可见前臂屈肌充血水肿，肌腱附着点炎症表现，部分患者可见肱骨内上髁处异常信号，还可排除引起肘关节内侧疼痛的其他疾病。

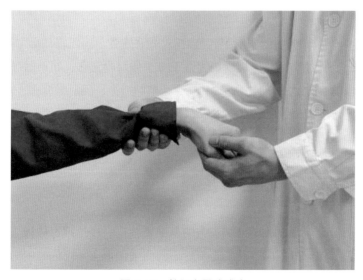

图 4-31　抗阻力屈腕试验

（四）临床治疗

1. 保守治疗　可用颈腕吊带或石膏托固定，使局部休息，症状缓解后去除外固定，限制做重劳动或投掷动作，一般预后良好。

(1) 药物治疗：急性期采用局部封闭治疗，常用曲安奈德。

(2) 物理因子疗法：采用激光、中频脉冲电治疗等消炎镇痛，缓解无菌性炎症。采用冲击波等松解组织粘连，镇痛。

(3) 中医传统治疗：局部和循经远端配穴行毫针针刺或温针灸；也可用弹拨法等理筋手法刺激前臂屈肌和旋前圆肌。还可局部用中药熏蒸或热敷，如急性期可以用新癀片碾碎外敷局部。

(4) 限制用力握拳屈腕为主要动作的腕关节活动，并佩戴高尔夫肘护套。

2. 手术治疗　顽固性的肱骨内上髁炎，如保守治疗6～12个月症状无法缓解，严重影响生活质量，可以考虑手术治疗。肱骨内上髁炎的手术治疗和肱骨外上髁炎有相似的原则。因为比较靠近尺神经，较多外科医师偏爱使用开放式手术来治疗肱骨内上髁炎。肱骨内上髁炎的术后康复治疗流程见表4-15。

十、肘关节内侧副韧带损伤

（一）概述

肘关节内侧副韧带是尺侧副韧带，连接尺骨和肱骨。内侧副韧带主要包括两束，前束起自尺骨高耸结节，止于肱骨内上髁下方，伸肘时紧张，屈肘时松弛。后束起自肱骨内上髁的后方，止于尺骨近端和高耸结节的后方，屈肘时紧张，伸肘时松弛。前束是内侧副韧带结构中最重要的部分（图4-32）。

内侧副韧带损伤常见于投掷运动员，其中以棒球投手最为常见，与投掷时肘关节受到较大的外翻应力有关，常伴有尺神经损伤。

（二）损伤机制

内侧副韧带是限制肘关节外翻应力的最主要结构。在投掷、体操、举重等运动中任何使肘关节被动外翻时，特别是接近于内侧副韧带实际拉伸强度的反复极度外翻应力，可以引起韧带的炎症和轻微撕裂，最终引起韧带损伤、失效，同时应力还牵拉着内侧尺神经，使尺神经出现慢性半脱位或脱位，滑出尺神经沟，加之旋前－屈肌肌群的肥大，尺神经受到卡压，可以引起尺神经损伤。当肘关节不稳定时，若继续进行相关运动，可能会引起肘关节的退行性变。

此外，跌倒时用手撑地，手臂呈伸直外展位，应力也会集中在尺侧副韧带，容易导致此韧带损伤，甚者应力可以转化为肱桡关节的纵向压力，引起肱骨外髁骨折，或桡骨小头部骨折。

表 4-15　肱骨内上髁炎的术后康复治疗流程

阶　段	康复治疗流程
第 I 阶段 （0～2 周）	目标：保护修复组织；减少疼痛和炎症；预防肌肉萎缩；避免早期屈肌群的力量训练，保护组织的修复
	治疗措施 ① 用悬吊带或夹板或支具固定在 90° 屈肘位 ② 2 周内肘关节常规冰敷，避免患侧肢体负重 ③ 肘关节主动辅助 ROM 训练（佩戴活动型支具，每周逐渐增加伸展 5°，增加屈曲 10°） ④ 腕关节 ROM 训练 ⑤ 需要时行物理因子疗法，如中低频刺激肌肉收缩，消肿，预防肌肉萎缩 ⑥ 视情况进行轻度的瘢痕松动术
第 II 阶段 （3～4 周）	目标：逐渐增加至全范围 ROM；促进组织的修复；增加肌肉力量
	治疗措施 ① 移除肘关节制动的支具，腕关节夹板固定 ② 继续第 I 阶段的所有康复治疗 ③ 开始肘关节和腕关节的主动 ROM 训练，逐渐过渡到腕关节（前屈 / 背伸 / 尺偏 / 桡偏）、肘关节（伸直 / 屈曲）和前臂（旋前 / 旋后）低强度抗阻运动 ④ 开始轻度的腕关节屈曲 / 伸展牵伸，逐步增加牵伸时间和频次 ⑤ 开始肩关节主动 ROM 训练；再循序渐进行低强度的肩胛肌群力量训练；视疼痛调整程度
第 III 阶段 （5～6 周）	目标：逐渐增加至全范围 ROM；促进组织的修复；增加肌肉力量
	治疗措施 ① 停止使用肘关节支具，使用腕关节支具，减少肌肉收缩对屈肌腱的过度反复牵拉 ② 继续低强度的腕关节和肘关节抗阻运动 ③ 进阶肩关节训练，可以使用轻哑铃对肩关节进行抗阻力量训练；同时强化肩袖和肩胛肌群的力量训练；注意先从等长收缩训练到离心收缩训练，再到向心收缩训练
第 IV 阶段 （7～18 周）	目标：增加肌肉力量、耐力和爆发力；保持肘关节全范围 ROM；开始体育活动和功能性活动
	治疗措施 ① 继续前面所有的康复治疗 ② 肘关节力量进阶训练 ③ 逐渐开始肩关节内旋力量训练 ④ 逐渐开始肘关节前臂 / 腕关节的等张收缩训练 ⑤ 逐渐返回体育活动及工作所需要的活动；行颈胸和肩胛骨异常姿势纠正训练

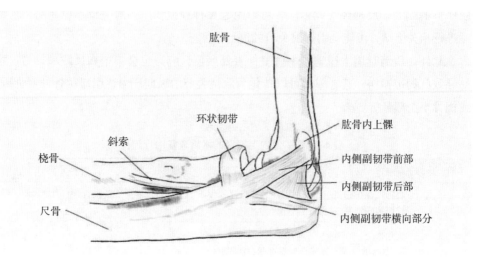

图 4-32 肘关节及其周围韧带

（三）临床表现及诊断要点

1. 临床表现　有跌倒时用手撑地，手臂呈伸直外展位，或伸直外展和后伸位拉伤病史。后者多见于长期需用肘部活动的运动员，需要反复投掷或举手过头发力。

肘关节周围疼痛，以内侧关节间隙部最明显。部分患者有肘关节肿胀，关节内侧为著，可伴有不同程度的瘀斑。肘关节活动受限，难以完全伸直和屈曲，若被动完成肘关节全范围活动，可引起肘部剧烈疼痛。肘部力量减弱。伸肘抗阻力肘外翻试验阳性：嘱患者伸直肘关节后，医师一手推肘的外侧向内用力，另一手使其前臂外展，内侧出现疼痛（尺侧副韧带前束损伤，见图 4-33）。屈肘抗阻力肘外翻试验阳性：嘱患者肘屈曲 90° 后，同样按上法检查，内侧出现疼痛（尺侧副韧带后束损伤，见图 4-34）。上述两种检查仅出现疼痛为损伤，若同时有松弛开口感则为断裂。一般外翻角度在 30° 以上时，提示肘关节内侧副韧带断裂。抗阻握拳肘外翻试验阳性：嘱患者用力握拳，医师做肘外翻侧扳试验，若肘内侧有开口感，说明肘内侧韧带和肘内侧屈肌群都有断裂。若不需用力，也有肘内侧开口感，则说明只有肘内侧韧带全断裂（图 4-35）。

2. 影像学检查

(1) X 线检查：若肘关节内侧副韧带损伤合并撕脱性骨折、异位骨化、桡骨小头骨折或鹰嘴部骨折等，可做出间接的诊断。也可以用于可疑肘关节尺侧副韧带断裂者，在局部麻醉后，伸直患者肘关节，做肘外翻应力位 X 线检查，测量肱尺关节间隙，若增宽 > 0.5mm，则存在损伤。

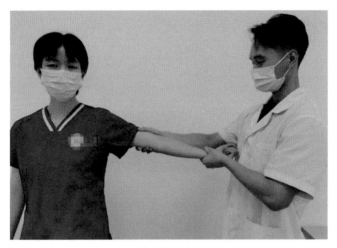

图 4-33　伸肘抗阻力肘外翻试验

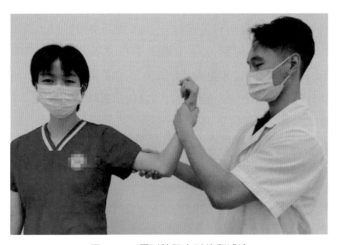

图 4-34　屈肘抗阻力肘外翻试验

(2) MRI 检查：MRI 可以提高肘关节运动损伤的早期诊断率。在冠状位下扫描，可较好地显示肘关节韧带，其影像表现为低信号，当内侧副韧带断裂，则其连续性中断。

(3) 关节镜检查：冠状突和肱骨滑车内侧间隙增宽超过 1mm 时，有助于诊断。

（四）临床治疗

1. 保守治疗

慢性损伤的患者可做理疗、针灸（局部和循经远端配穴行毫针针刺或温针灸）、

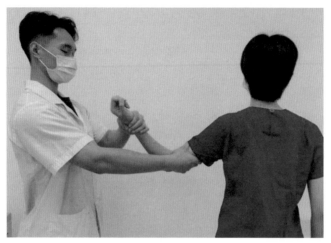

图 4-35　抗阻握拳肘外翻试验

局部按摩和中药外用（如云南白药气雾剂），也可局部封闭治疗。训练中应尽量控制损伤机制的动作。急性损伤患者，单纯尺侧韧带断裂不必手术，可冰敷，保持屈肘70°～90°位，支具、石膏固定 3 周后开始关节活动度和功能练习。期间，注意增强肩袖肌群耐力及肩胛骨的稳定性，最终进行改良的投掷训练。

2. 手术治疗

急性内侧副韧带前束损伤及起止点损伤，前束和后束均断裂，韧带损伤严重，肘外翻畸形明显者，可采用内侧副韧带重建术。肘关节内侧副韧带损伤的康复治疗流程见表 4-16。

十一、三角纤维软骨复合体损伤

（一）概述

三角纤维软骨复合体（TFCC）是由手掌尺侧的三角纤维软骨（或称半月盘）、尺腕半月板、尺侧伸腕肌腱鞘深层、韧带（腕尺侧副韧带、桡尺背侧韧带、桡尺掌侧韧带、尺月韧带和尺三角韧带）等组成的复合体结构（图 4-36），具有缓冲暴力、稳定远侧桡尺关节和尺侧腕骨的作用。三角纤维软骨复合体是一个相对无血管的盘状结构，中央部的缺损或撕裂很难愈合，而更靠近周边的损伤愈合率高很多。

表 4-16　肘关节内侧副韧带损伤的康复治疗流程

阶　段	康复治疗流程
第Ⅰ阶段 （0～4 周）	目标：保护损伤组织；减少疼痛和炎症；开始恢复肘关节活动范围至 30°～115°
	治疗措施 ① 1 周内屈肘 90° 位石膏制动 ② 支具保护下行主动活动（第 2 周：30°～100°，第 3 周：15°～115°，第 4 周：10°～120°） ③ 肩关节周围肌群等长训练 ④ 非受累关节腕及手指关节的主动活动及握拳训练 ⑤ 2 周后肩关节内旋训练和前臂旋前训练 注意：2 周内建议常规冰敷治疗，抬高患肢；2 周拆线后，可根据瘢痕情况进行加压、手法松解、超声波等软化瘢痕、预防瘢痕增生治疗；低、中频电刺激消肿，预防肌肉萎缩
第Ⅱ阶段 （5～8 周）	目标：逐渐达到肘关节的全范围活动；保护重建韧带的稳定性；增加上肢、肩关节和躯体的肌肉功能
	治疗措施 ① 支具保护下肘关节主动活动（第 5 周：5°～130°，第 6 周：0°～130°，6 周后可停止使用支具，进行运动或仍有局部不适时除外） ② 无痛范围内肘关节和肩关节的等长肌力训练 ③ 肩胛稳定性训练 ④ 需要时进行物理治疗；低、中频电刺激治疗防止肌肉萎缩，超短波治疗促进消肿 注意：关注瘢痕对关节活动范围的影响，必要时使用上述物理治疗
第Ⅲ阶段 （9～12 周）	目标：维持肘关节活动范围；恢复上肢肌力至正常；开始恢复上肢耐力
	治疗措施 ① 持续肘关节主动活动 ② 肘关节牵伸训练。牵伸前注意放松局部筋膜和肌肉 ③ 肩关节外展 45° 内，行肘关节和肩关节的等张肌力训练 ④ 采用离心训练增强力量，同时增加肘关节的运动控制 ⑤ 8 周后，在肘关节中立位，开始肩关节内旋 / 外旋轻强度抗阻训练 ⑥ 需要时进行物理治疗，如中低频刺激肌肉收缩，消肿，预防肌肉萎缩 注意：避免在关节恢复过程中，使用暴力牵拉，预防异位骨化；避免引起肿痛，常规冰敷
第Ⅳ阶段 （13～16 周）	目标：完全恢复力量和柔韧性；恢复正常的神经肌肉控制运动；准备恢复活动
	治疗措施 ① 改善前臂内旋 / 外旋至 90° 位 ② 上肢肌肉肌力及耐力增强训练（借助弹力带、哑铃等） ③ 完全恢复上肢柔韧性训练 ④ 躯干核心训练
第Ⅴ阶段 （4～9 个月）	目标：恢复运动；避免再损伤
	治疗措施 ① 4 个月时开始间断投掷训练 ② 5 个月时开始间断击球训练 ③ 持续进行力量训练和柔韧性练习

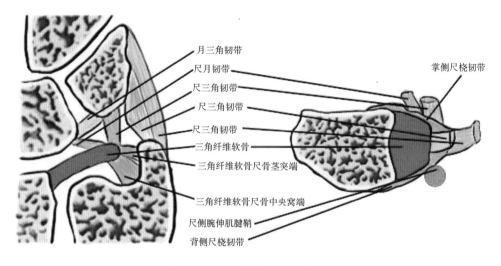

月三角韧带

尺月韧带

尺三角韧带

尺三角韧带

尺三角韧带

三角纤维软骨

三角纤维软骨尺骨茎突端

三角纤维软骨尺骨中央窝端

尺侧腕伸肌腱鞘

背侧尺桡韧带

掌侧尺桡韧带

图 4-36　三角纤维软骨复合体示意

（二）损伤机制

TFCC 损伤常见原因是外伤和退行性变。外伤性 TFCC 损伤，常由于上肢外伸位或从高处跌落手撑地、前臂猛烈旋转，或腕关节尺侧轴向过度负重，或腕尺侧牵张损伤导致。退行性变 TFCC 损伤为腕尺侧反复负重所致，特别是尺骨相对较长时。

（三）临床表现及诊断要点

1. 分型　常用 Palmer 分类，分为创伤性和退变性。详见表 4-17，图 4-37 和图 4-38。

2. 临床表现　外伤者有明确腕部损伤史。慢性劳损则以中年或老年为主，有反复腕部活动经历。以腕关节尺侧疼痛为主症，活动时弹响，尤其在前臂旋转、抓握或腕关节尺偏时。有时伴腕部酸胀、无力。查体示 TFCC 背侧或掌侧压痛。前臂旋转可受限。腕尺侧挤压试验阳性（图 4-39）。

表 4-17　TFCC 损伤 Palmer 分类法

创伤性 TFCC 损伤分类	退变性 TFCC 损伤分类
A：TFC 中心穿孔 B：TFC 尺侧撕裂 C：TFC 远端撕裂 D：TFC 桡侧撕裂	A：TFC 磨损 B：TFC 磨损 + 月 / 尺骨头软骨软化 C：TFC 穿孔 + 月 / 尺骨头软骨软化 D：TFC 穿孔 + 月 / 尺骨头软骨软化 + 月三角韧带撕裂 E：TFC 穿孔 + 月 / 尺骨头软骨软化 + 月三角韧带撕裂 + 尺腕关节炎

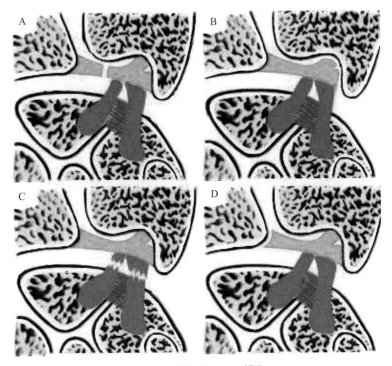

图 4-37　创伤性 TFCC 损伤

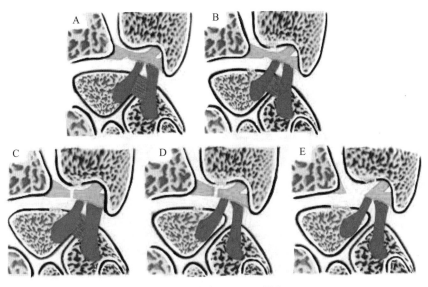

图 4-38　退变性 TFCC 损伤

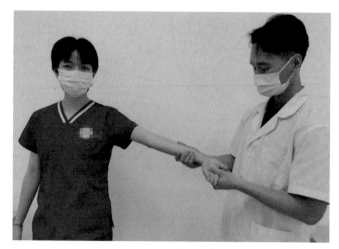

图 4-39　腕尺侧挤压试验

琴键征：前臂完全旋前，固定桡骨远端，推动尺骨，有浮动感，如同是钢琴键的运动（图 4-40）。

3. 影像学检查

(1) X 线检查：可观察是否有尺骨位置改变。对于有外伤史患者，可观察是否有骨折。

(2) MRI 检查：具有较高的准确性，可显示 TFCC 损伤及其程度。

(3) 关节造影：可发现造影剂从损伤三角软骨部位溢出。

(4) 腕关节镜：了解 TFCC 损伤程度的重要依据，诊断腕关节损伤的"金标准"。

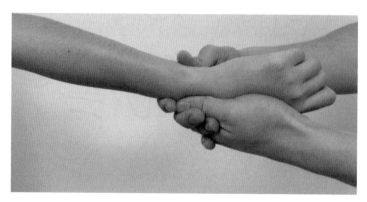

图 4-40　琴键征

（四）临床治疗

1. 保守治疗　用腕关节支具固定 4～6 周制动。口服非甾体抗炎药，同时配合冰敷（2 天内）、激光、超短波等理疗消炎止痛，必要时局部注射激素类药物，期间也可以适当配合针灸、中药外敷法等中医药疗法。制动结束后开始运动治疗，可进行主动辅助和被动 ROM 练习；进而逐渐开展腕关节活动练习和抗阻训练；继之增强式训练和运动特异性练习。

2. 手术治疗　保守治疗无效，时程超过 12 周的 TFCC 损伤可考虑手术治疗，如果只进行关节镜下 TFCC 清创手术，术后不需要制动。如果进行了关节镜下 TFCC 的修复，术后需要佩戴腕关节中立位支具制动 4～6 周。6 周后开始循序渐进的被动关节活动练习和轻柔的主动力量练习，10～12 周逐渐恢复日常生活活动，半年后逐渐恢复体育活动。三角纤维软骨复合体损伤的康复治疗流程见表 4-18。

十二、前臂筋膜间室综合征

（一）概述

前臂筋膜间室综合征是指桡骨、尺骨、前臂骨间膜、肌间隔和深筋膜所构成的筋膜间室内的肌肉、神经和血管等组织因缺血、缺氧，导致功能紊乱，继而出现的一系列临床综合征。它是前臂和肘部骨折，或软组织损伤后的一种严重并发症，若在发病早期不及时予以处理，将严重影响上肢功能，出现伤肢永久性功能障碍或截肢。

（二）损伤机制

各种危险因素造成的筋膜室内容物容积骤减或增多均可能引起前臂筋膜室内微循环障碍，导致受创组织灌流不足，进而造成该组织的低氧血症。缺氧、氧化应激增加和组织中低血糖引起细胞内三磷腺苷缺乏，关闭 Na^+-K^+-ATP 通道，随后细胞水肿，细胞膜电位丧失，Cl^- 内流，诱导细胞肿胀和坏死。组织不断肿胀进一步恶化缺氧状态，并形成正反馈回路，发生缺血 - 水肿恶性循环。

（三）临床表现及诊断要点

发病早期，及时诊治，就有可能中止病程发展，从而减轻伤残，部分患者可能完全恢复其功能。

表 4-18　三角纤维软骨复合体损伤的术后康复治疗流程

阶　段	康复治疗流程
第 I 阶段 （0～6 周）	目标：减轻水肿和关节渗出；早期制动腕关节和肘关节，后期腕关节轻柔的活动；避免肩关节的活动丧失
	治疗措施 ① 0～7 天腕关节和肘关节制动，联合冰敷和抬高患肢减轻肿胀 ② 0～7 天开始手指屈曲 / 伸直练习，防止肌腱粘连短缩 ③ 0～7 天开始肩关节的被动活动，再过渡至主动 – 辅助活动 ④ 7 天后开始解除肘关节制动，开始肘关节屈曲 / 伸直练习 ⑤ 2 周内进行常规冰敷消肿，避免患侧肢体提重物 ⑥ 2～4 周改用可移除的支具，每天移除两次支具，进行腕关节轻柔的屈伸 ⑦ 拆线后，可根据瘢痕情况进行加压、手法松解、超声波等软化瘢痕、预防瘢痕增生的治疗 ⑧ 4 周后调节石膏或支具适应肿胀，继续肘关节屈伸活动，避免前臂旋前 ⑨ 轻柔的腕关节屈伸练习 ⑩ 逐渐开始阻力较强的挤压球练习
第 II 阶段 （6 周～3 个月）	目标：恢复腕关节和前臂 ROM；增加手腕力量和耐力；恢复正常的神经肌肉控制运动
	治疗措施 ① 根据情况去除石膏，改用腕关节中立位夹板 ② 6～8 周内主动在无痛范围内旋前 / 旋后 ③ 8 周后，腕关节在 6 个方向上开始渐进的主动和被动 ROM 练习；一旦 ROM 练习无痛，就应开始借用哑铃强化腕关节 6 个方向的活动练习、上肢 4 个方向的斜线活动和前臂 – 旋前肌锻炼 ④ 手指抓握橡胶管的抗阻训练 ⑤ 上肢增强式训练 ⑥ 运动特异性练习 ⑦ 投掷练习
第 III 阶段 （3 个月后）	目标：脱离支具恢复运动
	治疗措施：专项的运动训练

1. 急性前臂筋膜间室综合征

(1) 疼痛：是常见症状和重要主诉，也是最早的发病信号，在缺血早期即可出现。疼痛深在、广泛而剧烈，呈进行性，甚者用止痛剂也无法缓解。儿童不能清晰表述疼痛症状，出现"3A"征，即烦躁、焦虑和镇痛药物需求持续增加，应高度怀疑。

(2) 患肢感觉异常：受累神经分布区感觉过敏、感觉减退或消失。其中，触觉异常常最早出现，压力觉次之，本体觉最迟出现。两点辨别觉可用来帮助判断神经组织缺血情况。

(3) 手指被动牵拉痛：因缺血手指肌肉挛缩呈半屈曲位，被动牵拉（伸屈）手指则引起剧痛，是早期诊断的敏感体征。

此外，受累筋膜间室肿胀、压痛、皮温升高，早期可出现水疱；肢体苍白或发绀，甚至出现大理石花斑；桡动脉搏动消失或减弱等，也可作为参考。

2. 已形成的筋膜间室综合征　前臂已形成筋膜间室综合征，因功能障碍不同，分掌侧筋膜间室综合征和背侧筋膜间室综合征。

(1) 掌侧筋膜间室综合征的典型症状是前臂旋前，腕及指骨间关节屈曲畸形，被动活动困难，但在腕关节掌屈状态时手指可被动伸直。轻、中度畸形者，手部各关节尚有部分屈伸活动。重度患者，腕及指骨间关节极度屈曲畸形，掌指关节过伸，只有轻微的活动，甚者手功能完全丧失。

(2) 背侧筋膜间室综合征的典型症状是前臂旋后，腕关节背伸畸形，掌指关节过伸，指骨间关节半屈曲，拇指略呈外旋。

两个筋膜间室综合征可同时存在，兼有两间室肌肉挛缩的特征，畸形严重。若合并手内在肌麻痹和挛缩，其表现更为复杂。轻中度挛缩畸形以正中神经损害表现为主，尺神经损害较轻。重者，正中神经和尺神经可同时受累。

（四）临床治疗

1. 手术治疗

(1) 急性期（发病 24～48 小时）：应尽快解除筋膜间室内高压，行筋膜切开减压术。若合并患肢有血运障碍，应在切开筋膜的同时探查血管，并采取相应的治疗措施。一般在发病后 6～8 小时内恢复血运，则预后良好；若超过此时限将发生不可逆变化。

(2) 亚急性期或早期（发病数周至 3～6 个月）：此期对神经、肌肉减压，或早期做坏死肌肉切除存在争议。发病数周内（1～3 个月），肌肉变性、坏死和再生的界限不清，早期切除坏死肌肉，有将再生能力的肌肉同时切除的危险。另外，手术本身会妨碍侧支循环的建立，不利于肌肉的再生。

遂此期仍应以神经、肌肉的减压为主，以改善肌肉、神经的血供，以利其再生，待变性坏死的肌肉逐渐为纤维化瘢痕组织所替代，神经受到瘢痕的压迫和绞窄，再行神经松解术。

(3) 晚期（6～12 个月）：此期以功能重建为主。在切除坏死纤维化组织，松解神经后，根据情况进行肌腱移位，重建患肢重要功能。

2. 康复治疗

术后应积极进行康复综合治疗，包括中低频刺激肌肉收缩，消肿，预防肌肉萎缩；拆线后，可根据瘢痕情况进行加压、手法松解、超声波等软化瘢痕、预防瘢痕增生治疗；针对损伤神经所支配各种肌肉的肌力进行等长收缩训练以及僵硬的关节进行被动运动、主动辅助运动、主动运动、渐进性抗阻力运动等，直至恢复手功能。期间也可以适当配合针灸、中药外敷法等中医药疗法。

十三、桡骨茎突腱鞘炎

（一）概述

腱鞘由纤维鞘及其内侧的滑液膜所组成。腱鞘炎是临床中常见疾病之一，常以指屈肌腱、桡骨茎突部最为常见，多与腕部和手指反复单一操作所致。其中桡骨茎突腱鞘炎由瑞士外科医生 Fritz de Quervain 在 1895 年首次提出，占手和手腕腱鞘炎病例的 1/3 以上，与过度使用拇指的运动有关；女性发病率比男性高 4 倍，且多在中年期 35—55 岁发病，与优势手相关。

（二）损伤机制

在较长的滑膜鞘包裹下，拇短伸肌腱和拇长展肌腱穿过位于桡骨茎突表面的腕背第一筋膜室。当怀抱小孩、弹琴、机械性操作、电脑打字等动作在腕关节尺偏同时持续用力或反复外展拇指，可使上述肌腱与腱鞘互相摩擦，产生累积性劳损，发生纤维变性，致使腱鞘变厚、粘连，引起鞘管狭窄，肌腱在鞘管内的活动受到限制，从而产生无菌性炎症，最终形成桡骨茎突狭窄性腱鞘炎。

（三）临床表现及诊断要点

1.临床表现　多见手腕部反复活动的运动员，或者职业工作者。以腕关节桡侧疼痛为主症，特别是桡骨茎突上方的手背部。疼痛会向拇指及前臂远端放射，也可随拇指的运动而加重。拇指伸直、外展无力。查体见桡骨茎突处肿胀、压痛。拇指及腕部活动障碍。Finkelstein 试验（握拳尺偏试验）阳性，即拇指握于掌心，手腕尺偏，可诱发患者剧烈疼痛感（图 4-41）。拇指抗阻伸展可诱发疼痛，并加重症状。

(1) 鉴别诊断：拇指腕掌关节炎，桡骨与舟骨关节炎，舟骨与大多角骨关节炎，舟月不稳定，腕部交叉综合征，桡神经炎，舟骨骨折，桡侧感觉神经的医源性损伤，反射性交感神经营养不良等，可和桡骨茎突狭窄性腱鞘炎同时存在。

(2) 影像学检查：①肌骨彩超，可见桡骨茎突表面的腱鞘水肿、增厚。②X 线检查，可以协助排除损伤性桡骨茎突腱鞘炎，包括舟骨骨折。

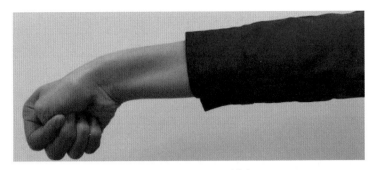

图 4-41　Finkelstein 试验

2. 临床治疗

(1) 教育：告知患者该区域的基本解剖知识，以及可能加重症状的功能活动，如扭动腕关节和用拇指捏的动作。可对患者进行姿势纠正，使之符合人体工程学，以便适应腕关节和手部等活动时处于中立位。

(2) 保守治疗：①制动。用桡侧拇指人字形夹板制动，将腕关节置于中立位，拇指外展位，注意保持指间关节完全自由活动。制动应持续到疼痛消退，通常是 2~4 周。②抗炎药物。常用 NSAID 类药物，与其他治疗方法联合。单独应用 NSAID 类药物通常无效。NSAID 开始时可定时或按需给药。③物理治疗。急性期可选用超短波、短波治疗，电极对置，无热量，10~15 分钟，每日 1~2 次。冲击波疗法也可以缓解疼痛。④传统康复治疗。可采用局部结合循经远端取穴配合理筋手法推拿治疗，或中药外用（如云南白药气雾剂）。⑤封闭治疗。疼痛严重的患者，或是经过制动和理疗，加或不加 NSAID 治疗仍不能缓解症状时，可向前臂第 1 背侧鞘管周围的腱鞘内注射皮质类固醇和局麻药。

(3) 手术治疗：当保守治疗和缓解疼痛的封闭治疗失败后，可以考虑实施第一背侧室的减压手术。桡骨茎突腱鞘炎的术后康复治疗流程见表 4-19。

十四、掌指关节损伤

（一）概述

与其他手指关节不同，掌指关节的掌骨头为双凸状关节面，在矢状位上看，由背侧向掌侧形成曲率半径逐渐增大的曲线。当掌指关节伸直时，关节周围韧带处于松弛状态；当掌指关节屈曲时，掌骨头的掌侧关节面会逐渐扁平化，关节周围韧带紧张。遂掌指关节在屈曲状态下的稳定性要高于伸直状态，当过伸、侧向或旋转暴力时，容易引起

表4-19　桡骨茎突腱鞘炎的术后康复治疗流程

阶　段	康复治疗流程
第Ⅰ阶段 （0～3天）	① 用夹板进行制动，鼓励患者拇指和其他自由手指指间关节的活动 ② 术后敷料可在2～3天内移除。鼓励腕及拇指肌腱滑动练习和轻微的主被动活动练习，每天3～5次 ③ 中低频刺激肌肉收缩，消肿，预防肌肉萎缩；肿痛可以采取局部冰敷
第Ⅱ阶段 （3～14天）	① 可继续佩戴夹板 ② 继续上述活动练习 ③ 物理治疗：超声波可有助于处理水肿和瘢痕，缓解疼痛 ④ 拆线后，可根据瘢痕情况进行加压、手法松解等软化瘢痕、预防瘢痕增生治疗。必要时可在瘢痕部位使用硅胶或其他衬垫 注意：2周内建议常规冰敷治疗
第Ⅲ阶段 （2～6周）	① 增加主动活动范围练习 ② 增加拇指及腕部的等长收缩强化练习 ③ 开始握力和捏力的渐进性治疗 ④ 患者慢慢脱离夹板 ⑤ 根据需要进行物理治疗 ⑥ 全过程关注瘢痕情况，必要时干预 ⑦ 注意纠正颈胸和上肢异常姿势

掌指关节损伤，即掌指关节副韧带等韧带损伤及关节囊撕裂，甚者掌指关节脱位。

（二）损伤机制

掌指关节损伤与手指受到背伸的力量有关。掌板与掌横韧带相连续，其近端附着于掌骨头，稳定性相对薄弱。当手指极度背伸时，同时受到剪切力，不仅造成掌板和一侧或两侧的侧副韧带损伤，同时掌骨头会穿破掌侧关节囊，出现掌指关节脱位。掌指关节脱位常见为背侧脱位，好发于高处坠落，或殴打时的扳手动作。在体育运动中，跳高和跳马时手指触地受伤也易造成掌指关节脱位，以拇指和示指常见。

有明确手指外伤史。掌指关节部可见肿胀、疼痛、瘀血、畸形。手指活动障碍。查体见掌指关节大多呈过伸畸形，局部压痛明显。掌指关节活动受限，指间关节伸直不能。X线检查可见掌骨头移向掌侧，而近节指骨基底部向背侧移位，较少合并骨折。

（三）临床治疗

1. 保守治疗

(1)急性单纯侧副韧带损伤：韧带不完全断裂，关节稳定，侧向无异常活动度者，以石膏托固定掌指关节于伸直位，待 3～4 周后行拇指主动和被动活动等渐进功能锻炼，应注意避免外翻。期间也可以采用中药内服和外用等传统康复治疗技术。

(2) 掌指关节背侧脱位：在麻醉下进行闭合复位后，用背侧石膏托固定掌指关节于半屈曲位，待 3 周后行功能锻炼。期间也可以采用中药内服和外用等传统康复治疗技术。

2. **手术治疗**

(1) 侧副韧带损伤：单纯性侧副韧带损伤，在接受系统的保守治疗 6 个月后，疼痛、无力感等症状无明显缓解者，可行手术治疗。若合并较大撕脱性骨折块，或骨折移位2～3cm，或拇内收肌腱膜嵌入回缩的韧带之间，应切开复位，进行韧带修复，重建韧带止点，固定骨折，恢复其原有的张力。

(2) 掌指关节背侧脱位：手法复位不成功，应尽快手术切开，克氏针内固定复位。对于不可复位性脱位，一般直接行切开复位。术后用背侧石膏托或手夹板对掌指关节进行固定，防止过伸。注意不建议绝对制动。拇指掌指关节尺侧副韧带修复康复治疗流程见表4-20。

表 4-20 拇指掌指关节尺侧副韧带修复康复治疗流程

阶 段	康复治疗流程
第 I 阶段 （0～3 周）	① 佩戴石膏托 ② 中低频刺激肌肉收缩，消肿，预防肌肉萎缩 注意：2 周内建议常规冰敷治疗
第 II 阶段 （4～6 周）	① 使用克氏针固定掌指关节者，拔除克氏针 ② 佩戴腕连拇指的静止型夹板 ③ 拆线后，可根据瘢痕情况进行加压、手法松解、超声波等软化瘢痕、预防瘢痕增生治疗
第 III 阶段 （6～7 周）	① 开始拇指主动活动和轻柔的被动活动 ② 避免任何对拇指掌指关节的侧方应力 ③ 非治疗时间，继续佩戴夹板 ④ 根据需要进行物理治疗：超声波可有助于处理瘢痕及肌腱粘连
第 IV 阶段 （8～11 周）	① 停止使用夹板 ② 开始侧捏力量训练、指尖对捏力量训练等渐进性强化训练 ③ 根据需要进行物理治疗
第 V 阶段 （12 周后）	① 恢复掌指关节全范围活动 ② 全过程关注瘢痕情况，必要时干预

十五、指间关节扭挫

（一）概述

指间关节两侧有侧副韧带固定。关节屈曲时，侧副韧带松弛；伸直时，侧副韧带紧张。当手指向侧方偏曲或过伸性扭伤时，容易引起指间关节扭挫伤。指间关节扭挫伤是运动员常见的损伤，尤以篮球、排球类运动员多见。伤后多影响功能，常因对本病未足够重视，或处理不当，而造成不良后果。

（二）损伤机制

本病多为球类运动或意外碰撞，力量间接传到指间关节，使其过度伸直和扭转等而致侧副韧带损伤或掌板损伤，关节囊撕裂，甚者出现关节脱位。

（三）临床表现及诊断要点

1. 近侧指间关节损伤　有明确的手指外伤史。伤后近侧指间关节疼痛，屈伸活动明显受限。查体，若近侧指间关节侧方成角畸形，手指关节凸向伤侧，多见侧方脱位；若指间关节凸向掌侧成角，甚至形成旋转畸形，多为背侧或旋转脱位。侧方脱位者可见指关节伤侧有压痛、肿胀、瘀血。被动侧向活动时疼痛加剧。侧副韧带断裂者，指关节不稳，并有侧方活动。指间关节侧扳试验阳性（图4-42）。若伴有撕脱性骨折，可有轻微的骨摩擦音。

X线检查或可见末节指骨基底部侧方撕脱小骨片，骨折片可进入关节腔内。

2. 远侧指间关节损伤　有明确的手指外伤史。伤后手指末节局部疼痛，末节手指活动明显受限。查体可见"锤状指"畸形，手指末节伤侧压痛、肿胀、瘀血，患指功能障碍。

X线检查或可见末节指骨基底有撕脱骨片，远侧指间关节脱位和拇指指间关节脱位。

（四）临床治疗

1. 近侧指间关节损伤

近侧指间关节损伤的每种损伤有不同的受伤机制和各自特有的并发症。其治疗取决于损伤的稳定性。近侧指间关节损伤的临床治疗和康复治疗见表4-21。

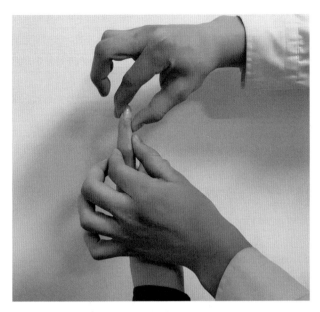

图 4-42 指间关节侧扳试验

2. 远侧指间关节损伤

(1) 临床治疗：背侧脱位通常直接闭合复位，随即佩戴支具将关节固定在中立位或微屈曲位 1～2 周，门诊随诊。若有伸肌腱断裂见下文伸肌腱损伤。

(2) 康复治疗：①使用手指支具对关节进行制动保护，并辅以加压冷敷，控制肿胀及缓解疼痛。②在 4～6 周开始患指的被动关节活动训练。若有侧副韧带损伤，应该避免桡侧或尺侧压力。③循序渐进行手指主动屈曲活动。④根据需要使用物理治疗。⑤采用中药内服和外用等传统康复治疗技术。

十六、伸指肌腱损伤

（一）概述

手部伸指肌腱损伤分为 8 个解剖区域（图 4-43），其中 Ⅰ 区、Ⅲ 区、Ⅴ 区、Ⅶ 区与关节对应，分别为远侧指间关节区、近侧指间关节区、掌指关节区、腕关节区；Ⅱ 区、Ⅳ 区、Ⅵ 区、Ⅷ 区与骨干对应，分别为中节指骨区、近节指骨区、掌骨区、前臂区。

表 4-21　近侧指间关节损伤的临床治疗和康复治疗

损伤类型			治　疗
单纯扭伤			冰敷，并指贴扎，辅以 NSAIDs；早期开始关节活动度训练
近端指间关节背侧脱位	Ⅰ型		复位，并指贴扎，制动 3~5 天，随后进行关节活动度训练；早期辅以非甾体类消炎止痛药物（NSAIDs），或中药外敷、外洗，X 线检查随访
	Ⅱ型		与Ⅰ型相同
	Ⅲ型	稳定型骨折脱位	① 由手外科医师进行闭合复位后，佩戴近端指间关节屈曲 30° 的背侧阻挡夹板（DBS）固定 3 周 ② 中低频刺激肌肉收缩，消肿，预防肌肉萎缩 ③ 3 周后，DBS 每周调整一次，增加近端指间关节伸直角度，每周增加约 10°；第 6 周夹板应调整到中立位，然后停止使用 ④ 开始主动关节活动度训练，并根据需要使用动力型伸直夹板；6 周时开始渐进的强化练习 ⑤ 根据需要使用物理治疗 注意：2 周内建议常规冰敷治疗
		不稳定型骨折脱位	① 由手外科医师进行切开复位内固定 ② 术后 3 周拔除克氏针，佩戴近端指间关节屈曲 30° 的 DBS 进行固定 ③ 拆线后，可根据瘢痕情况进行加压、手法松解、超声波等软化瘢痕、预防瘢痕增生治疗 ④ 开始在 DBS 限制内进行主动和主动–辅助关节活动度训练 ⑤ 5 周时停止使用 DBS，继续主动和被动伸直练习 ⑥ 6 周时若未恢复完全被动伸直，用动力型伸直夹板 ⑦ 根据需要使用物理治疗
侧位脱位			进行主动关节活动度训练时，若关节稳定且平整，治疗与Ⅰ型和Ⅱ型背侧脱位相同
近端指间关节掌侧脱位	直接掌侧脱位		由有经验的手外科医师进行闭合复位，若不能达到闭合复位，或持续半脱位，则建议行切开复位内固定术 闭合复位术后 ① 佩戴支具，将近端指间关节固定于中立位 ② 循序渐进行掌指关节和远端指间关节被动及主动关节活动度训练；6 周内不允许近端指间关节活动 ③ 6 周后开始近端指间关节主动关节活动度训练，辅以白天间断及夜间连续佩戴夹板 2 周
	尺掌侧或桡掌侧脱位		切开复位内固定术后 ① 在伤口愈合后 2~4 周拔除克氏针 ② 佩戴伸直沟形夹板固定近端指间关节 6 周 ③ 拆线后，可根据瘢痕情况进行加压、手法松解、超声波等软化瘢痕、预防瘢痕增生治疗 ④ 剩余部分方案与上文闭合复位术后类似 注意：2 周内建议常规冰敷治疗

注：近端指间关节背侧脱位分型，Ⅰ型表现为过伸，掌板撕脱，侧副韧带轻度撕裂；Ⅱ型表现为背侧脱位，掌板撕脱，侧副韧带重度撕裂；Ⅲ型表现为骨折脱位，以骨折块是否包含 40% 关节面，分稳定型和不稳定型骨折脱位

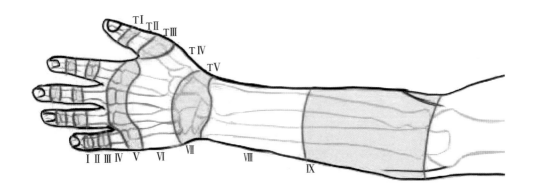

图 4-43　手部伸指肌腱损伤分区

（二）损伤机制

伸指肌腱损伤可发生于直接撕裂伤、复杂的开放性损伤或闭合性损伤，其中开放性损伤以切割伤多见，可同时伴随皮肤撕脱损伤；闭合性损伤则多发生在伸指肌腱止点，因无意撞击所致的戳伤。

（三）临床表现及诊断要点

有明确手指部外伤史。受伤当即出现剧烈的撕裂样疼痛，伴随断腱响声，并在手指相应部位出现肿胀。手指伸直活动受限，或者不能伸直。查体见手指受伤部位肿胀、压痛。伸肌腱不同部位断裂，其相应关节主动伸直功能障碍，并可出现畸形。有时肌腱不完全断裂，关节虽仍能活动，但做抗阻力试验时无力、疼痛。手指出现"锤状指"（因伸指肌腱末端断裂，末节指骨不能背伸，指端下垂，呈屈曲畸形，见图 4-44）、纽扣畸形（在中节指骨基底部的伸指肌腱中央纤维断裂，但两侧的肌腱纤维束完好，使末节指骨出现过伸，形似鹅脖子，见图 4-45）。

X 线检查，多用于排除手掌、手指的骨折，部分患者可见肌腱止点的撕脱骨折。肌骨彩超检查，观察伸指肌腱肿胀、撕裂、关节积液等情况。

（四）临床治疗

闭合性损伤，若远侧指间关节脱位，或骨片超过关节面的 1/3，需早期手术切开，并行克氏针内固定，或用铆钉固定骨折片，术后外用石膏或铝片夹板将患指适当制动。期间也可以采用中药内服和外用等传统康复治疗技术。对于开放性损伤，在条件允许下，如在 12 小时之内，伤口较整齐，污染不严重，肌腱没有或很小缺损等，都应该争取早期清创后缝合肌腱，术后外用石膏或铝片夹板固定 4～6 周。陈旧性损伤，如晚期锤状指，若出现明显的功能障碍，或外观不良，可切开行肌腱断端缝接或重叠缝合，术后固定于上述位置。伸指肌腱损伤的术后康复治疗流程见表 4-22。

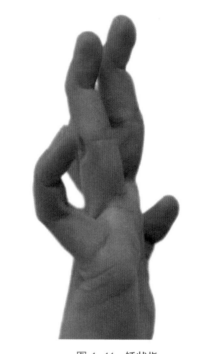

图 4-44　锤状指

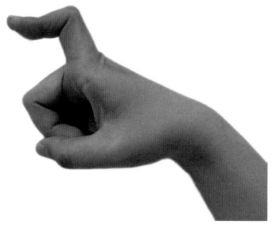

图 4-45　纽扣畸形

十七、屈指肌腱损伤

（一）概述

手部屈指肌腱损伤依据其解剖特征分为 5 个区（图 4-46），其中 Ⅰ 区从中节指骨的中部到远节指骨基底（仅有指深屈肌肌腱）；Ⅱ 区从远侧掌横纹至中节指骨中部（包括指深屈肌肌腱和指浅屈肌腱）；Ⅲ 区从腕掌横韧带远侧到远侧掌横纹（包括 4 条指浅屈肌腱、4 条指深屈肌腱及蚓状肌）；Ⅳ 区居腕管内在坚强的屈肌支持带下方（包括指深屈肌、指浅屈肌及拇长屈肌 9 条屈肌腱）；Ⅴ 区是肌腱起点到腕管一段，肌腱间都有单独的腱周组织包裹。

（二）损伤机制

手部屈指肌腱损伤多为开放性，以切割伤较多，常合并相应部位神经损伤或骨折等，也可有闭合性撕裂伤。

表 4-22 伸指肌腱损伤的术后康复治疗流程

类型 / 阶段		康复治疗流程
Ⅰ 区、Ⅱ 区损伤	第 Ⅰ 阶段（0～6 周）	① 术后持续穿戴支具，固定患指的远侧指间关节于轻度过伸位，近端指间关节于伸直位。门诊随诊，视肿胀程度而修改支具。3 周后调整支具，开放近端指间关节，固定远端指间关节于轻度过伸位 ② 患指制动，防止伸肌腱二次损伤 ③ 每天取下支具清洗 2～3 次。清洁支具时，需注意将患指放在桌面上，并保持在伸直位 ④ 指导患者使用弹性绷带缠绕患指帮助消肿。也可根据需要使用物理治疗，如局部红光照射治疗 ⑤ 辅以非甾体类消炎止痛药物（NSAIDs） ⑥ 中低频刺激肌肉收缩，消肿，预防肌肉萎缩 ⑦ 拆线后，可根据瘢痕情况进行加压、手法松解、超声波等软化瘢痕、预防瘢痕增生治疗 注意：2 周内建议常规冰敷治疗
	第 Ⅱ 阶段（6～8 周）	① 睡觉继续使用支具固定患指 4～6 周 ② 取下支具，如果远侧指间关节伸直正常，则可以开始主动活动 ③ 进行超声波治疗促进局部愈合，缓解疼痛
	第 Ⅲ 阶段（8～12 周）	① 进行远侧指间关节渐进性抗阻训练。若远侧指间关节伸直不能，需要重新制动和推迟康复计划，但若是关节僵硬导致，加行手法轻度牵伸等物理治疗 ② 引导患者在日常生活和工作中使用患手 ③ 进行超声波治疗等软化远端指间关节周围软组织 ④ 全过程关注瘢痕情况，必要时干预

（续表）

类型/阶段		康复治疗流程
Ⅲ区、Ⅳ区损伤		① 闭合性损伤，一般将近侧指间关节固定在0°位6周，对于开放性损伤，行手术修复后的患者适当提前，固定3～4周 ② 随后开始关节活动训练。在开始活动的第1周，近侧指间关节维持在0°～30°，不能过度屈曲。在伸直正常的情况下，第2周可以增加到1°～50°。此后每周增加20° ③ 可根据需要使用物理治疗，如局部红光照射治疗 注意：2周内建议常规冰敷治疗，处理患者肿痛，必要时使用药物等
Ⅴ区、Ⅵ区损伤	第Ⅰ阶段（0～3周）	① 术后持续穿戴支具制动，以固定患侧腕关节于背伸位35°～40°，掌指关节、指间关节于伸直位。单纯的示指伸肌或小指伸肌损伤者，远端只需要固定一个手指。若损伤位置在腱间联合近端者，其余手指需要固定在伸直位；若损伤位置在远端者，其余手指允许有0°～30°的屈曲活动 ② 密切关注掌指关节的僵硬程度。若出现掌指关节僵硬，可将静态支具改成动态支具，让掌指关节有更多的主动屈曲活动训练，但需要注意仍是被动伸指 ③ 可根据需要使用物理治疗，如局部红光照射治疗 注意：2周内建议常规冰敷治疗，若肿痛明显，可以配合淋巴回流手法等
	第Ⅱ阶段（3～4周）	① 为防止伸肌腱的张力过大，将腕关节放置在40°以上的背伸位下，开始进行轻微的主动助力活动或主动活动。注意掌指关节的屈曲角度不宜超过50°。注意腕关节和掌指关节的协同运动，腕关节屈曲时，掌指关节伸展；腕关节伸展时，掌指关节屈曲 ② 拆线后，可根据瘢痕情况进行加压、手法松解、超声波等软化瘢痕、预防瘢痕增生治疗 ③ 中低频刺激肌肉收缩，消肿，预防肌肉萎缩
	第Ⅲ阶段（4～6周）	① 可以进行复合屈曲训练，包括爪形抓握和每个关节的锁定练习。如果复合屈曲还不到位，使用弹性绷带轻柔地进行"拳击手套"缠绕 ② 若掌指关节屈曲不到30°，则使用动态屈曲支具，将掌指关节固定在伸直位 ③ 可根据需要使用物理治疗，如超声波治疗
	第Ⅳ阶段（6～10周）	① 开始腕关节的渐进性抗阻训练 ② 可根据需要使用物理治疗
	第Ⅴ阶段（10～12周）	① 肌腱完全愈合后，可以开始较大强度的运动训练 ② 可根据需要使用物理治疗
Ⅶ区损伤		① 康复方案与Ⅴ区、Ⅵ区的方案类似，但极易产生粘连，遂应该注重早期的被动活动和肌腱滑动练习 ② 术后使用动态支具将腕关节固定在40°背伸位，将掌指关节固定在0°位。休息时，掌指关节也处于0°位 ③ 早期的腕关节活动应在屈曲10°到背伸20°的范围内进行，否则较大的活动范围容易影响肌腱愈合 ④ 可根据需要使用物理治疗：中低频刺激肌肉收缩，消肿，预防肌肉萎缩 注意：全过程关注瘢痕情况，必要时干预
Ⅷ区损伤		康复方案与Ⅶ区类似，可以更早进行主动训练和肌腱滑动练习

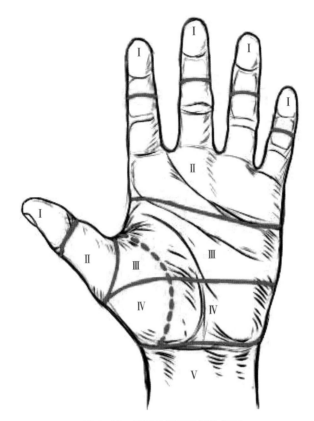

图 4-46　手部屈指肌腱损伤分区

（三）临床表现及诊断要点

有明确手指部外伤史。受伤当即出现剧烈的撕裂样疼痛，伴随断腱响声，并在患指相应部位肿胀。患指屈曲活动受限，或者不能屈指。查体，患指受伤部位肿胀、压痛。指浅屈肌腱断裂，相应指近侧指间关节不能屈曲；指深屈肌腱断裂，相应指远侧指间关节不能屈曲；指深、指浅屈肌腱均断裂，则相应指远近侧指间关节均不能屈曲。因手内肌仍完整，故掌指关节屈曲不受影响。

X 线检查可以排除骨折。肌骨彩超检查，观察指屈肌腱肿胀、撕裂、关节积液等情况。

（四）临床治疗

部分肌腱损伤，若损伤＞ 60% 的屈肌腱需行手术修复；对于完全损伤的屈肌腱需手术修复来重建手指的主动屈曲。如果是开放性损伤，只要条件允许，如伤口在 12 小时之内，伤口较整齐，污染不重，肌腱没有或很小缺损等，应该争取早期手术修复。损伤后 4 周内仍然可以行 I 期修复。过了 4 周，须考虑行分期肌腱重建。II 区"无人区"屈肌腱断裂通常只缝合指深屈肌腱，以防止术后粘连。若骨折可以同时被稳定，神经血管损伤可以同时修复，应一起手术治疗。屈指肌腱损伤的康复治疗流程见表 4-23。

表 4-23　指屈肌腱损伤的康复治疗流程

阶　段	康复治疗流程
第 I 阶段 （0～3 天）	① 伤口管理：尤其要注意避免摩擦或剪切力造成损伤。移除支具和厚重的纱布后，发现伤口存在渗出，可采用局部红光照射治疗 ② 水肿管理：用楔形垫抬高患肢；伤口用少量纱布包裹时，可使用弹性绷带进行向心性缠绕，控制局部肿胀 ③ 持续佩戴支具固定，使腕关节屈曲 20°，掌指关节掌屈 70°，指间关节伸直 ④ 在佩戴支具的情况下，依次进行远侧指间关节、近侧指间关节和掌指关节被动活动训练，及被动握拳下抗阻伸直手指练习。禁止主动屈曲 ⑤ 中、低频电刺激肌肉收缩，消肿，预防肌肉萎缩 注意：2 周内建议常规冰敷治疗
第 II 阶段 （3 天～3 周）	① 继续进行上述关节活动训练 ② 拆线后，可根据瘢痕情况进行加压、手法松解、超声波等软化瘢痕、预防瘢痕增生的治疗 ③ 可根据需要使用物理治疗
第 III 阶段 （3～6 周）	① 开始轻柔的主动活动。注重腕关节和指关节的协同运动，当腕关节屈曲，进行手指关节伸直训练；当手指关节屈曲，进行腕关节伸直训练 ② 修改支具，将腕关节位置改为中立位 ③ 使用定制压力手套进一步缓解局部肿胀，可配合肌内效贴、手法等 ④ 可根据需要使用物理治疗，特别是瘢痕处理方面
第 IV 阶段 （6～8 周）	① 开始轻微牵伸活动 ② 全过程关注瘢痕情况，必要时在瘢痕部位行超声波治疗等物理治疗，以软化瘢痕、松解粘连
第 V 阶段 （8～10 周）	① 循序渐进行力量训练，但不能过度使用患手 ② 如果腕、手掌、指的关节生理活动受限，可采用渐进牵拉支具进行牵伸 ③ 修改掌侧支具，使腕关节背伸，手指伸直，用于夜间佩戴 ④ 可根据需要使用物理治疗
第 VI 阶段 （10～12 周）	① 在保证肌腱安全的情况下，可以尝试进行所有日常活动 ② 若手部瘢痕粘连依旧存在，可酌情采取小剂量、低强度的局部冲击波治疗

十八、屈指肌腱炎

（一）概述

屈指肌腱炎，又称为"扳机指"，是一种好发于中年女性运动员和职业手工劳动者的疾病，与过度反复手指活动的力学刺激有关，多发生在拇指、中指和环指。

（二）损伤机制

腱鞘包括 5 个环形滑车，4 个交叉滑车和 1 个掌腱膜滑车，以维持手指正常屈伸和肌腱滑动的功能。中指和环指多发生于掌骨头对应的指屈肌腱纤维鞘管处，因掌骨头粗大隆起，导致此处的纤维鞘管相对狭窄，肌腱滑动时摩擦力增加。当手部固定在一定位置做重复、过度活动时，可使肌腱和腱鞘之间经常发生摩擦，以致水肿、纤维变性，引起纤维鞘管内腔狭窄，及屈肌腱葫芦形或梭形膨大。拇指与其他手指发病位置不同，多发生在籽骨（图 4-47）处，病理机制同前。

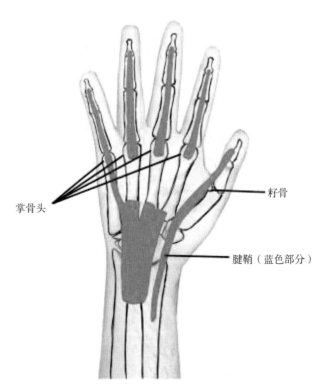

掌骨头

籽骨

腱鞘（蓝色部分）

图 4-47　手掌侧腱鞘

（三）临床表现及诊断要点

有反复活动手指的运动或者职业工作史。以拇指与中指、环指多发。特征性的症状是患指屈曲时，突然像"卡"住一样，停留在半弯曲位，手指既不能伸直，也不能屈曲，疼痛难忍，需另一手协助扳动后，手指才能活动。手指屈伸过程产生像扳机枪样的动作及弹响。晨起特别明显，活动后减轻或消失。疼痛有时向腕部放射。查体示急性期，局部可有肿胀；慢性期多在手指屈侧触到增厚的腱鞘，状如豌豆大小的结节，压痛。均可见扳机指、弹响指等畸形。肌骨彩超可动态扫查，判断掌侧纤维鞘管内腔狭窄的情况。

（四）临床治疗

1.**教育** 告知患者该区域的基本解剖知识，以及可能加重症状的日常活动。可对患者进行姿势纠正，使之符合人体工程学，以便适应腕关节和手部等活动时处于中立位。

2.**保守治疗**

(1) 制动：一般用支具固定掌指关节屈曲 15° 位，指间关节伸直位。期间如果出现近侧指间关节挛缩，则增加近侧指间关节伸直位支具，用于晚间佩戴。制动应持续到疼痛消退。有研究报道，需要固定 3～6 周。

(2) 抗炎药物：常用 NSAID 类药物，与其他治疗方法联合。单独应用 NSAID 类药物通常无效。NSAID 开始时可定时或按需给药。

(3) 物理治疗：急性期可选用超短波、短波治疗，电极对置，无热量，10～15 分钟，每日 1～2 次。过后，肌内效贴可以帮助控制运动。超声波、中频脉冲电治疗、冲击波疗法可以促进局部愈合，缓解疼痛。

(4) 传统康复治疗：可采用局部结合循经远端取穴温针灸配合理筋手法推拿治疗，或中药外用（如云南白药气雾剂）。

(5) 封闭治疗：严重疼痛患者，或是经过制动和理疗，加或不加 NSAID 治疗仍不能缓解症状时，可向屈肌腱鞘内（结节处）注射皮质类固醇和局麻药。

(6) 运动疗法：勾拳和握拳训练能够最大程度使指深屈肌腱和指浅屈肌腱产生滑移，以增加肌腱营养，防止粘连。

3.**手术治疗** 当保守治疗和缓解疼痛的封闭治疗失败后，可以考虑小针刀切开狭窄部分腱鞘，使腱鞘不再挤压肌腱。也有在 A₁ 滑车表面手掌上（拇指则在掌指横纹处）做 1～2cm 切口，找到并完全切开 A₁ 滑车。注意保护 A₂ 滑车，避免弓弦指。滑车切开术后的康复治疗流程见表 4-24。

表 4-24　A₁ 滑车切开术后康复治疗流程

阶　段	康复治疗流程
第 I 阶段 （0～4 天）	① 手指关节和掌指关节轻柔的主动关节活动度训练，注意避免伤口裂开 ② 可根据需要使用物理治疗，如局部红外线治疗
第 II 阶段 （4～9 天）	① 第 4 天除去厚重的敷料，改用绷带包扎伤口 ② 继续手指关节和掌指关节活动度训练 ③ 7～9 天拆线后，可根据瘢痕情况进行加压、手法松解、超声波等软化瘢痕、预防瘢痕增生治疗
第 III 阶段 （9 天～3 周）	指间关节和掌指关节的被动关节活动度训练、主动辅助训练、主动训练 注意：2 周内建议常规冰敷治疗，全程关注瘢痕增生情况
第 IV 阶段 （3 周以上）	积极关节活动度训练和强化练习。恢复不受限的日常生活活动。注意纠正颈胸和上肢异常姿势

十九、上肢肌筋膜疼痛综合征

（一）概述

上肢肌筋膜疼痛综合征狭义的概念是指上肢肌筋膜激痛点造成的感觉、运动和自主神经性症状；广义的概念指上肢软组织局部疼痛综合征。

（二）损伤机制

肌筋膜疼痛综合征形成和持续活化的原因有肌肉的急性创伤、慢性肌肉机械性紧张与劳损、营养不良、代谢和内分泌疾病、心理因素、慢性感染和寄生虫病等。

（三）临床表现及诊断要点

(1) 紧绷肌带：受累肌可触及绷紧带状感。

(2) 触痛点：沿紧绷肌带区域走行的，引起剧烈触痛的某一点。

(3) 引传痛：局部按压或针刺触痛点可诱发，重现就诊时的主诉。①肘痛涉及的肌肉有冈上肌、上后锯肌、胸小肌、胸大肌、前锯肌、肱三头肌、肱二头肌、肘肌、旋后肌、肱桡肌、环指伸肌、桡侧腕长伸肌。②前臂内侧痛涉及的肌肉有掌长肌、旋前圆肌、肱三头肌、前锯肌。③前臂外侧痛涉及的肌肉有大圆肌、喙肱肌、肱三头肌、桡侧腕短伸肌、桡侧腕长伸肌。④前臂尺侧痛涉及的肌肉有背阔肌、胸大肌、胸小肌、上后锯肌。⑤腕和手外侧痛涉及的肌肉有桡侧腕短伸肌、桡侧腕长伸肌、喙肱肌、上后锯肌、背阔肌、肩胛下肌、小斜角肌、示指伸肌、第一骨间背侧肌。⑥拇指痛涉及的肌肉有旋后肌、斜角肌、冈上肌、肱肌、肱桡肌、桡侧腕长伸肌、拇长屈肌、第一骨间背侧肌、拇收肌、拇对掌肌、锁骨下肌。⑦手指内侧痛涉及的肌肉有指浅屈肌与指深屈肌、骨间肌、背阔肌、前锯肌、锁骨下肌。⑧手指外侧痛涉及的肌肉有小指伸肌、小指展肌、骨间肌、斜角肌、胸大肌、胸小肌、背阔肌、锁骨下肌。

(4) 局部抽搐反应：横向抓触或针刺肌带区域触痛点可以诱发。

(5) 无力感：做与受累肌相关动作时常感到无力。

(6) 自主神经症状：刺激受累肌触痛点，可以诱发出汗、头晕、恶心等。

（四）临床治疗

1. 冷喷牵拉

(1) 让患者处于舒适、放松、有充分支持的体位。裸露冷喷部位的皮肤，注意其他部位的保暖。

(2) 请患者借助自身体重或重力固定肌肉的一端，以便医生可以朝向另一端施加拉力，有效牵拉目标肌肉。

(3) 沿疼痛传导的方向平行冷喷目标肌肉全长。

(4) 每次冷喷肌肉全长后，将肌肉拉长，使松弛的肌肉收紧，保持压力并继续冷喷。

(5) 冷喷延伸并覆盖肌肉的全部疼痛模式区。

(6) 重复上述 (3)(4)(5) 2～3 次，至肌肉摸起来变冷或活动范围达到最大，随后进行热敷，并进行数次主动全范围活动。

2. 激痛点注射疗法　多用局麻药或高浓度葡萄糖注射液进行注射治疗。需注意相关禁忌证：①接受抗凝药治疗的患者；②极度恐惧注射治疗的患者。

3. 手法治疗

(1) 激痛点压迫放松法（图 4-48）：医生将肌肉拉长到阻力增加，但尚未产生不适感的位置，然后通过手指轻柔地压迫激痛点，并逐渐加大压力，直到手指感觉到来自组织的阻力明显增加，保持压力，待感觉触诊手指下张力缓解，再继续施力，突破新的屏障，使激痛点去活化。此法可以增加主动的活动，例如对抗运动。

(2) 激痛点局部牵伸（图 4-49）：手指轻柔地压迫激痛点至手指感觉到来自组织的阻力明显增加，保持压力，从触痛点两旁滑动牵伸。也可以增加主动的活动，例如对抗运动。

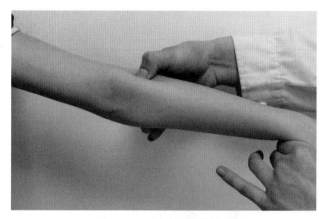

图 4-48　激痛点压迫放松法

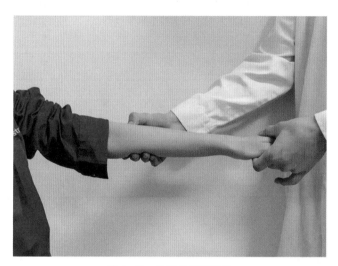

图 4-49　激痛点局部牵伸

(3) 靶肌肉筋膜松解术（图 4-50）：在无痛状态下，一手按着激痛点，一手用手掌掌根或拳头掌指关节触面沿着肌纤维方向进行筋膜松解，手法较为轻柔，使靶肌肉沿着肌纤维方向重新正常排序。如果患者疼痛明显，诉求强烈，可以先考虑这个技术，而不急于找激痛点。

(4) 肌肉间的滑动术（图 4-51）：手指轻柔地放在目标肌肉与相邻肌肉之间的缝隙，让患者做激痛点所在靶肌肉的主要动作，从而使目标肌肉之间可以充分滑动，解除粘连。

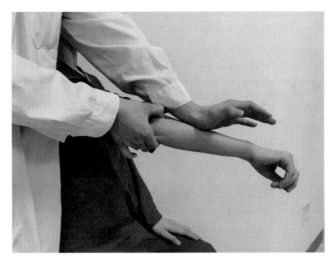

图 4-50　靶肌肉筋膜松解术

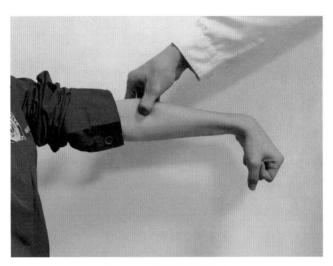

图 4-51　肌肉间的滑动术

(5) 手法治疗操作注意事项：①每次治疗 1～3 个激痛点，可便于寻找中心激痛点，特别是首诊的患者。②每个激痛点每个技术每次持续 30～60 秒。③每个激痛点每个技术，可以重复 3～5 次，共 3～5 分钟。④激痛点手法治疗每周 1～2 次。

(6) 手法治疗的禁忌证：急性感染，凝血障碍，骨质疏松，局部血肿，不稳定骨折，淋巴水肿，外置物特别是硅胶填充物，未经患者同意等。

第三节　上肢骨折、脱位的康复

一、锁骨骨折

（一）概述

锁骨骨折约占上肢骨折的 17.2%，占全身骨折的 5.98%，各年龄组均有发生。锁骨的形状是一个呈 S 形的长管状骨，内半段向前凸，外半段向后凸。中外 1/3 交接部位相对较细，易发生骨折。锁骨内侧段有胸锁乳突肌、胸大肌附着，外侧段有三角肌、斜方肌附着，骨折后由于肌肉收缩可使断端移位。锁骨后下方有锁骨下动、静脉和臂丛神经通过，严重的锁骨骨折可并发血管、神经损伤。

（二）损伤机制

间接暴力和直接暴力均可造成锁骨骨折，间接暴力较为常见。走路、骑车、运动或追逐而不慎跌倒，或高处坠落时，身体向一侧倾倒，上肢外展，肘关节或手掌先着地，或肩部外侧着地，暴力向上传导至肩锁关节再传至锁骨，从而造成锁骨骨折。青少年和成人因间接暴力而致的锁骨骨折，多呈横断或短斜形骨折。骨折好发于中 1/3，在喙锁韧带与胸锁乳突肌锁骨头抵止部之间。骨折端除有重叠移位外，内侧段可因胸锁乳突肌的牵拉向后上方移位，外侧段则由于上肢的重力和胸大肌的牵拉而向前下方移位。在幼儿多呈青枝骨折或横断骨折。

（三）临床表现及诊断要点

1. 临床诊断　有运动时跌倒，手部撑地外伤史。锁骨骨折处疼痛、畸形。患肩向内、前、下倾斜，健手托着患侧肘部，头斜向患侧，下颌转向健侧。查体见锁骨骨折处畸形、压痛、肿胀。可在皮下触及隆起的骨折端，可有摩擦音。患侧上肢不能上举及后伸。青枝骨折症状较轻，但锁骨处有压痛，抬举上肢会出现明显疼痛。锁骨骨折常合并锁骨下动脉损伤，引起上肢血液循环障碍，桡动脉搏动减弱或消失，合并臂丛神经损伤，引起上肢肌肉萎缩伴运动和感觉障碍。

X 线检查明确骨折的部位、性质及其他合并情况，必要时可完善 CT 检查。

2. 骨折分型　Neer 分型将锁骨远端骨折（外侧 1/3 骨折）分为三种类型。

Ⅰ型：为韧带间骨折，稳定，无须手术；骨折的近段与喙锁韧带的联结未损坏，骨折无移位。

Ⅱ型：骨折为喙锁韧带与锁骨近折段之间的连续性丧失，常需手术；该型骨折的近折段与喙锁韧带的联结遭到破坏，但骨折不愈合率极高（骨不连：22%～44%，延迟愈合：45%）。

Ⅲ型：骨折伤及肩锁关节，可能出现创伤性关节炎，需二期切除锁骨远端以解除疼痛。

（四）临床治疗

1. 保守治疗　对无移位骨折（含Ⅰ型锁骨外侧 1/3 骨折）、不完全性骨折或青枝骨折的锁骨骨折，用三角巾悬吊 2～3 周即可。有移位的锁骨骨折可试行手法复位(闭合性复位）后，再行 8 字绷带外固定 4～6 周拆除。固定时，固定物松紧要适度，太紧可压迫神经血管引起并发症。闭合复位后，双侧腋窝加以棉垫适当保护。

疼痛消失后，逐步恢复功能训练。早期开始肘和腕关节屈伸活动、后伸肩关节等；以及患侧上肢肌力训练，包括握拳训练、肘部和腕部肌肉由等长收缩逐渐过渡至渐进抗阻训练。待 1～2 个月后骨折临床愈合，拆除固定后，逐渐增加做肩关节各方向和轴位的主动运动、助力运动和肩带肌的抗阻力练习。

2. 手术治疗　对于开放性骨折、手法复位治疗失败、多发骨折或合并神经血管损伤的骨折，可行手术切开复位内固定术。此外，该术式对锁骨中段或中、外侧 1/3 部位的骨折也是可靠、有效的。

(1) 锁骨中、外侧 1/3 骨折行切开复位内固定术。术后患肢固定 6 周。因术中已将三角肌和斜方肌从锁骨上分离，所以术后早期需要保护相关组织，促进其愈合。术后应立刻鼓励患者进行肘、腕和手指关节全范围功能活动，予中、低频电刺激肌肉收缩，消肿，预防肌肉萎缩。术后 1 周开始卧位下主动或助动的肩关节前屈、外旋和内旋训练。术后 2 周，开始三角肌和肩袖肌群的低负荷抗阻训练，2 周内建议常规冰敷治疗。术后 3～6 周，避免肩部用力活动。拆线后，可根据瘢痕情况进行加压、手法松解、超声波等软化瘢痕、预防瘢痕增生的治疗。

(2) 锁骨远端切除术。术后应立即鼓励患者进行肘、腕和手指关节全范围功能活动。术后 1 周佩戴肩吊带制动，减轻疼痛，必要时可持续使用 2～3 周。在疼痛允许的范围内，开始肩钟摆运动。术后第 2 周，可逐渐开始肩关节的被动活动训练。2 周内建议常规冰敷治疗。拆线后，可根据瘢痕情况进行加压、手法松解、超声波等软化瘢痕、预防瘢痕增生治疗。术后 4 周，逐渐开始肩关节的主动活动训练，及肩周肌肉的等长收缩训练。术后 8 周，继续进行肩关节活动度训练以达到全范围活动，同时进行肩袖肌、肩胛肌抗阻训练和 ADL 训练。通常在术后 12 周，患侧肩关节的活动度和力量恢复到健侧的 80%～90%，才能恢复工作。

(3) 锁骨干骨折切开复位内固定术。术后可使用肩吊带托起上肢，行肘、腕和手的主动屈伸训练。术后 2 周去肩吊带，在无痛范围内进行肩关节钟摆运动，并进行肘、腕及手周围肌群的等长收缩训练，逐渐过渡至渐进抗阻训练。术后 3 周，可酌情开始肩袖肌、三角肌的等长收缩训练，及肩关节主动活动度训练。术后 6 周，进行斜方肌、三角肌和肩袖肌的渐进性抗阻练习，并加强肩关节活动度训练以达到全范围。术后 12 周，肩关节活动正常，可恢复正常的日常活动能力。

传统康复治疗：术后伤口愈合和疼痛取局部腧穴与循经远端腧穴（合谷、太冲）相配合针灸治疗；此外，术后排气、术后恶心和呕吐、术后腹胀、术后便秘、术后癃闭的围手术期问题，也可以采用针灸治疗、中药内服和外用等传统康复治疗技术。

二、肩胛骨骨折

（一）概述

肩胛骨为三角形扁骨，位于第 2～7 肋骨间，上角平对第 2 肋骨，下角位于第 7～8 肋骨间。因其前后有丰富的肌肉组织包绕，又贴近胸壁，故肩胛骨骨折情况少见，只占全身骨折的 0.2%～1%，多发生于肩胛颈和肩胛体部。青壮年及儿童常见。多见于外伤。

（二）损伤机制

肩胛骨骨折可以分为肩峰骨折、肩胛体骨折、喙突骨折、肩胛冈骨折、肩胛颈骨折、肩胛盂骨折 6 种。大多为直接暴力引起，肩胛体骨折中，若重物直接损伤肩胛骨体部，多会造成粉碎性骨折，也可能出现横行或斜行骨折。肩胛颈和肩胛盂骨折大多通过间接暴力引起，若肩部后外侧或手掌直接着地，力线经肱骨向上传于肩胛颈或肩胛盂将导致骨折。

（三）临床表现及诊断要点

1.临床诊断　有明确外伤史。受伤局部常有明显肿胀及皮肤的挫擦伤。活动肩关节可加重局部疼痛。查体见肩部，甚者腋窝均有明显肿胀、压痛，肩部运动障碍。肩胛颈和肩胛盂骨折伴严重移位时可出现肩部塌陷，肩峰隆起呈方肩畸形，与肩关节脱位外形相似，但患侧肢体无外展、内收及弹性固定情况。肩胛骨体部骨折须注意询问或检查有无肋骨骨折，或胸腔脏器伤症状及体征。

2. 影像学检查　X线检查可排除肩关节脱位等，协助诊断。CT扫描和CT三维结构重建可清晰显示肩胛骨各部分骨折，对骨折块移位情况进行量化。

3. 骨折分型　在临床工作中，使用较多的是Hardegger分型。Hardegger分型依据肩胛骨骨折（SF）部位进行分型。Ⅰ型，肩胛骨体部骨折；Ⅱ型，肩胛骨盂边缘部骨折；Ⅲ型，肩胛骨盂窝部骨折；Ⅳ型，肩胛骨解剖颈部骨折；Ⅴ型，肩胛骨外科颈部骨折；Ⅵ型，肩胛骨肩峰部骨折；Ⅶ型，肩胛骨肩胛冈部骨折；Ⅷ型，肩胛骨喙突部骨折；Ⅸ型，粉碎性骨折。

（四）临床治疗

1. 肩胛骨体部骨折　肩胛骨体部骨折因有肌肉保护，若移位不大，不需特殊处理，骨折多可自愈，可用三角巾悬吊患肢，在状态允许下尽早进行患肢的功能训练。如果骨折移位明显，需采取手术复位内固定，以避免肩关节功能障碍和创伤性骨关节炎的产生。如果肩胛骨骨折合并多发伤，并且病情较重，待生命指征平稳后方可进行手术，但超过3周的肩胛骨骨折一般不主张手术。内固定术后2周，可逐步开始肩关节功能锻炼。

2. 肩胛颈和肩胛盂骨折　若肩胛颈骨折无明显移位或移位不大，一般不需进行手法整复，可佩戴三角巾悬吊患肢，并尽早开展患肢的功能锻炼。若为严重移位的肩胛颈骨折，则应在局麻下，牵引手法达到骨折端整复后，再外展固定4周，或卧床2～3天牵引整复后，固定牵引重量持续牵引3～4周，再改用三角巾悬吊患肢，做患肢功能锻炼；当手法整复或牵引无效，肩胛颈移位明显，可手术治疗。若盂缘骨折达到关节面的1/4时，为预防肩关节脱位或半脱位情况的出现，应行切开复位内固定术。若关节盂缘骨折较小且伴有脱位者，可按肩关节脱位情况采取保守治疗，佩戴三角巾悬吊患肢，并开展早期功能锻炼。

3. 肩胛骨肩峰骨折　骨折端无移位或者移位不明显，可佩戴三角巾悬吊患肢。若远端骨折向下移位，则可使用胶布条或石膏条从患侧肩肘处到健侧胸壁做交叉形固定，固定方式与锁骨外端骨折相同。若肩峰骨折明显且骨折块回缩进肩峰下间隙。当肩峰下间隙受到明显影响或损害三角肌功能，导致外展肩关节时肱骨大结节出现碰撞，可考虑采取切开复位内固定术，并进行早期患肢功能锻炼。

4. 传统康复治疗　对于保守治疗患者，急性炎症期，可取局部腧穴配合循经远端腧穴组方进行针灸治疗，以缓解疼痛。对于非开放性伤口，还可以使用适量的新癥片碾碎，用常温水调成糊状，敷于患处，也可以用以活血化瘀、舒筋活络为原则的自拟方外敷。恢复期，可以用理筋手法对周围软组织进行放松。

手术术后伤口愈合和疼痛取局部腧穴与循经远端腧穴（合谷、太冲）相配合针灸治疗；此外，术后排气、术后恶心和呕吐、术后腹胀、术后便秘、术后癃闭的围手术期问题，也可以采用针灸治疗、中药内服和外用等传统康复治疗技术。

三、肩关节脱位

（一）概述

肩关节脱位，又称为盂肱关节脱位，多见于年轻的运动员，男性发病率较高。其中 95% 为肩关节前脱位。盂肱关节的解剖特点为关节盂小而浅，肱骨头较大，而肩关节囊与韧带松弛又相对薄弱，因此盂肱关节活动范围大，运动最灵活，但稳定性不佳，一旦发生外伤撞击，肱骨头较易脱出关节囊，发生脱位。另外，如果治疗方法不恰当，肩关节稳定结构发生病理改变（Bankart 损伤、Hill-sachs 损伤、肩袖损伤、SLAP 损伤等）未得到良好修复，在较小的外力作用下，或在某一特定位置使盂肱关节再脱位，出现肩关节疼痛和功能障碍，且不能自行复位，称为肩关节习惯性脱位。复发性肩关节中仍以前脱位占很大比例。本节主要阐述肩关节前脱位相关内容。

（二）损伤机制

肩关节脱位多见于间接暴力引起，多由摔倒所致。前脱位受伤机制为摔倒或撞击时上肢处于外展、外旋位，力线经肱骨传导至肩关节，产生的剪切力使肱骨头穿破肩关节前下方关节囊，滑出关节盂，位于喙突的下方，发生脱位。

后脱位较为少见，受伤机制为上肢处于屈曲、内收位时，手掌或肘部着地，外力经肱骨向上传导，肱骨头将关节囊后壁顶破脱出。

另外，直接撞击肱骨后上方，肩膀着地跌倒也可能发生肩关节脱位。

（三）临床表现及诊断要点

1. 分型　据肱骨头脱位方向可分为前脱位、后脱位、上脱位和下脱位。最常见的类型是前脱位。由于力的作用方向与大小、肌肉的牵拉，前脱位可分为喙突下脱位、锁骨下脱位、关节盂下脱位三种类型。后脱位较少见，包括肩峰下脱位和肩胛冈下脱位。

据脱位时间的长短和是否复发可分为新鲜性脱位、陈旧性脱位和习惯性脱位。

2.临床诊断　有明确首次外伤性肩关节脱位史或反复脱位史。如跌倒时肩外展、外旋，手或肘着地，或肩关节后方直接受到撞击的外伤史。症见肩关节疼痛，患者需以健手托住患侧前臂，头向患侧倾斜。肩关节活动不利，不能完成日常生活。

查体：肩盂前方有空虚感，出现方肩畸形。肩周肌肉萎缩，以冈上肌和三角肌最明显。肩关节周围压痛，有时可在肩关节前方触及肱骨头。肩关节内、外旋活动明显受限，前屈、外展部分受限，后伸基本正常。特殊实验有，①恐惧试验阳性。嘱患者肩关节外展90°，肘关节屈曲90°，在保护下，检查者轻度外旋其上肢，由后向前压迫肱骨头，患者有脱位的恐惧（图4-52）。② Dugas征阳性。嘱患者将手掌搭在健侧肩部，肘部无法贴近胸壁；或患侧肘部紧贴胸壁时，手掌搭不到健侧肩部（图4-53）。

3.辅助检查

(1) X线检查：前后位和盂肱关节轴位片，可以显示肱骨头的前方或前下脱位。轴位片可以显示肩盂前方骨缺损。

(2) CT检查：可以显示肱骨头骨缺损，或肩盂骨缺损。

(3) MRI检查：可以显示盂唇撕裂、关节囊自关节盂撕脱、盂肱韧带撕裂、肩袖撕裂等。

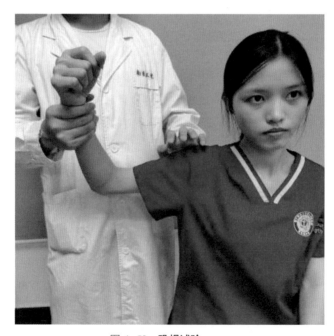

图 4-52　恐惧试验

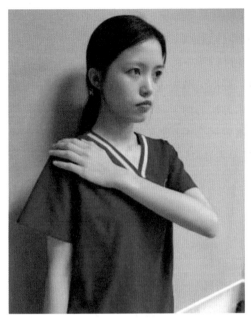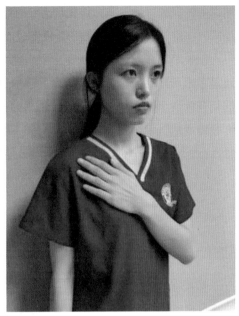

图 4-53　**Dugas** 征

（四）临床治疗

1. 保守治疗

(1) 临床治疗：急性肩关节脱位，行闭合复位治疗。将移位的肱骨头牵伸至靠近肩关节盂，利用内收、内旋手法，将肱骨头复位回到关节盂中。Dugas 征阳性是肩关节脱位的特异表现，复查阴性可以用来判断肩关节脱位复位成功，也可行 X 线检查。复位后将肩关节悬吊于内旋位，制动，使患肩休息，减少复发。注意避免肩关节外展、外旋活动。必要时辅以非甾体抗炎药消炎止痛，或取局部腧穴配合循经远端腧穴组方进行针灸治疗，或中药外用，以缓解疼痛。恢复期可以用理筋手法对周围软组织进行放松。

(2) 康复治疗：早期局部冷疗可以缓解疼痛和肿胀，配合短波、磁疗等改善血液循环，修复组织。恢复期可以用超声波等松解粘连，软化瘢痕。

肩关节前方不稳定的复发与肩关节内、外旋肌群之间的失衡有关，通过训练盂肱关节周围肌群平衡及协调性，可以降低复发性肩关节脱位的复发风险。运动疗法，主要包括肩袖肌群和肩胛肌群的力量，及肩胛骨稳定性的训练。三角肌和冈上肌的激活训练，肱二头肌力量和耐力强化训练对维持肩关节前方稳定性也有重要的作用。

辅以前锯肌和背阔肌肌力强化训练，可以改善肩关节前屈、外展的运动功能。此外，还需要注重节律性稳定练习，并逐渐过渡到本体感觉训练。

2.手术治疗　针对病因和主要病理改变进行手术修复，或盂肱关节稳定结构重建是手术治疗的原则。复发性肩关节前脱位根据关节松弛程度和稳定结构损伤情况选用开放性手术和关节镜手术。常用的手术方法有前盂唇、关节囊修复术，前关节囊紧缩或成形术，及前关节囊和肩胛下肌重叠缝合术。若有骨性结构损伤，应重建骨性稳定。肩关节脱位的术后康复治疗流程见表4-25。

四、肱骨大结节骨折

（一）概述

肱骨近端骨折是指包括肱骨外科颈在内及其以上部分的骨折。单纯的肱骨大结节骨折约占肱骨近端骨折的20%以上，其中肱骨大结节撕脱骨折最为常见。

（二）损伤机制

1.直接暴力　由外来暴力引起大结节直接撞击关节盂，或在肱骨极度外展、外旋时大结节撞击肩峰端所致。

2.间接暴力　跌倒时，上肢外展、外旋着地，附着的冈上肌、冈下肌和小圆肌突然强力收缩，牵拉肱骨大结节，造成撕脱性骨折。合并肱骨外科颈骨折的大结节骨折，与跌倒时手或肘部着地，暴力沿上肢向肩部冲击有关。

（三）临床表现及诊断要点

1.临床诊断　有明确外伤史。伤后肩外侧疼痛，伴肩关节前屈、外展活动受限，上臂活动后疼痛加重。查体，患肩见局部肿胀、压痛，上臂外展范围小于90°。

2.辅助检查

(1) X线检查：可清晰显示肱骨大结节撕脱骨折。

(2) CT检查：轴位和冠状位扫描可清晰显示骨折块的大小、前后或上下移位的程度。联合三维重建可以对骨折进行全面评估，以做好术前评估和手术治疗。

（四）临床治疗

1.保守治疗　无移位，且未合并肩袖损伤的肱骨大结节骨折者2周内肩支具外

表 4-25　肩关节脱位的术后康复治疗流程

阶　段	康复治疗流程
第Ⅰ阶段 （0～6周）	目标：减少损伤部位的疼痛和水肿，保护愈合中的组织，增加关节活动度，防止肩关节周围组织粘连 康复治疗 ① 使用支具固定肩关节在外展位处 6 周左右 ② 术后第一天引导患者开始患侧非受累关节肘、腕和指关节的主动活动和握拳练习 ③ 术后 3 天开始逐渐进行上肢 Codman 摆动训练，包括肩关节钟摆运动、水平位运动及牵伸运动，在不同角度进行肩周肌群肌力等长收缩训练和肩周肌群闭链运动训练 ④ 术后第 4 周进行肩关节被动活动。注意是保护前方关节囊，避免牵拉损伤，限制肩关节被动外展、外旋至中立位及水平外展至肩胛骨平面以下 ⑤ 拆线后，可根据瘢痕情况进行加压、手法松解、超声波等软化瘢痕、预防瘢痕增生治疗 ⑥ 可根据需要行物理治疗，如冷疗
第Ⅱ阶段 （6～12周）	目标：继续保护和促进组织愈合，增强肩袖肌和肩胛肌肌力，恢复肩关节的活动度，促进关节的动态稳定和本体感觉的恢复 康复治疗 ① 术后 6 周视情况解除支具，继续在无痛范围内进行肩关节被动活动训练，并逐渐增加活动量。同时进行肩胛带肌力量训练，促进关节稳定性和本体感觉训练。术后 8 周内，避免肩关节外展、外旋和后伸运动 ② 术后 8 周采用体操棒等在肩胛骨平面以下行肩关节主动助力练习，继续限制肩关节外旋运动 ③ 术后 12 周应用弹力带进行肩袖肌群、三角肌、肱二头肌、胸大肌及背阔肌肌力渐进性抗阻训练，亚极量内旋和外旋力量训练，在肩胛骨平面以下做肩胛骨的运动控制训练及稳定性训练，逐渐恢复肩关节全范围活动度的训练 注意：避免过度牵拉前关节囊，肩外旋活动限制在 45°，注意维持正常的肩肱节律，避免代偿，全过程关注瘢痕情况，必要时干预
第Ⅲ阶段 （12～16周）	目标：恢复肩关节正常活动度，肩肱节律和神经肌肉功能。恢复肩关节正常活动能力 康复治疗 ① 术后 13 周继续上述肩关节的正常活动范围训练。对肩袖肌群、三角肌和肱二头肌的肌力训练强度需逐渐增加。严格按照 2∶1 的运动节律训练肩肱关节，恢复正常的肩胛胸壁活动，防止代偿。继续强化肩胛肌群肌力、神经肌肉控制和肩胛骨稳定性。恢复正常的肩胛骨运动 ② 术后第 16 周继续增加肩袖肌群、三角肌、肱二头肌、前锯肌、胸大肌以及背阔肌的抗阻训练强度。此外，肩关节的本体感觉、灵活性、协调性以及运动能力等方面的强化训练也是肩关节功能恢复的重点，可以用 PNF 疗法等 ③ 恢复正常的神经肌肉控制能力，根据患者的运动需求进行专项运动训练，负重上举、投掷、哑铃等训练 ④ 全过程关注瘢痕情况，必要时干预

展位固定，配合非甾体抗炎药物治疗、超短波等物理治疗，肿胀疼痛明显者需进行常规冰敷处理，支具固定期间尽可能活动肘、腕、手指。当疼痛减轻和骨折稳定后，开始在无痛范围内进行轻柔的肩关节钟摆运动，注意避免肩关节过度活动，防止造成骨折愈合畸形或不愈合。另针对肌肉萎缩，可行神经肌肉电刺激治疗，针对组织修复，可行磁疗、毫米波等；针对粘连松解，瘢痕软化，可行超声波等。骨折愈合后，应尽早进行肩关节活动范围的训练，肩袖肌群和肩胛肌群的力量训练。

微小移位（＜5mm）且未合并肩袖损伤者应进行手法解剖复位后，石膏固定4周。4周后去除石膏，逐步开始进行肩关节的被动活动，以及肩关节钟摆运动。6周后，开始包括肩袖肌群和肩胛肌群等长收缩练习。8周后，进行肩周力量及稳定性训练。加强三角肌和冈上肌的激活训练，增加肩关节的稳定性。进行前锯肌和背阔肌强化肌力训练，改善肩关节前屈、外展的运动功能。如合并肩关节前脱位者，可参照肩关节前脱位进行治疗，但需要慎重选择治疗的时机和方式，避免肱骨大结节骨折再次移位。

物理治疗和传统中医药治疗方法同上。

2.手术治疗　对于骨折移位＞5mm的患者，为避免出现肩关节不稳、僵硬等后遗症，建议行手术治疗，手术方式包括闭合复位和切开复位，肱骨大结节骨折合并肩袖损伤时，也可在关节镜下行肩袖修补和骨折固定手术。早期因有内固定，不宜用小剂量的短波、超短波和磁疗等消炎、促进组织修复，可改用经皮神经电刺激等；余物理治疗方法同上。肱骨大结节骨折的术后康复治疗流程见表4-26。

五、肱骨外科颈骨折

（一）概述

肱骨外科颈是较常见的肩部骨折位置之一，其位于解剖颈下2～3cm，胸大肌止点以上，是松质骨向密质骨过渡的解剖位置。肱骨外科颈骨折多发生于合并骨质疏松的老年人和遭受高能量创伤的年轻人，骨折多有严重移位，局部出血较多，部分患者可合并神经损伤。

（二）损伤机制

肱骨外科颈骨折因临床上骨折分型不同，损伤机制不同，具体如下。

(1)无移位型骨折：因肩部外侧受到直接暴力所致。

表 4-26 肱骨大结节骨折的术后康复治疗流程

阶 段	康复治疗流程
第 I 阶段 （0～2 周）	① 使用支具固定肩关节于外展位 6～8 周 ② 术后第 1 天，引导患者开始进行非受累关节肘、腕及手指关节的主动活动及握拳训练 ③ 术后 1～2 周，开始肩关节钟摆运动 注意：2 周内建议常规冰敷治疗。若为瘢痕体质，术后全程关注瘢痕情况，及时干预
第 II 阶段 （2～4 周）	① 继续上述康复治疗 ② 术后 2 周，进行肩周肌群肌力等长收缩训练
第 III 阶段 （4～12 周）	① 术后 4 周、8 周，各进行一次 X 线检查观察骨折愈合情况 ② 术后 4 周，进行肩关节除外旋、外展、后伸方向以外的被动活动练习，预防肩关节周围组织粘连。继续进行肩周肌群等长收缩训练，可增加肩周肌群闭链练习 ③ 术后 6 周，继续在无痛范围内进行肩关节被动活动训练，并逐渐增加运动量 ④ 在术后 8 周内，避免肩关节外展、外旋和后伸运动 ⑤ 术后 8 周，采用体操棒在肩胛骨平面以下的肩关节进行主动助力训练。继续限制肩关节外旋运动
第 IV 阶段 （12～16 周）	术后 12 周，逐渐恢复肩关节全范围活动度的训练，并进行三角肌、肩袖肌群、肱二头肌、胸大肌和背阔肌渐进性抗阻训练，小强度内外旋肌力练习 注意：避免过度牵拉前关节囊，肩外旋活动限制在 45°，注意维持正常的肩肱节律，避免代偿
第 V 阶段 （16～20 周）	术后 16 周，肩关节各个方向的主被动活动范围达到正常，并逐渐增加肩袖肌群、三角肌和肱二头肌力量训练的运动量 注意：保持肩肱关节正常运动节律的练习
第 VI 阶段 （20 周以后）	术后 20 周，强化肩关节的本体感觉、灵活性、协调性以及运动能力等方面的训练。恢复正常的肩关节活动能力

(2) 外展型骨折：因跌倒时上肢处于外展位，手或肘着地，暴力沿肱骨干向上传导冲击力所致。

(3) 内收型骨折：损伤机制与外展型骨折相同，只是跌倒时上肢处于内收位。

(4) 肱骨外科颈骨折合并肩关节脱位：多因上肢处于外展、外旋位时受到暴力所致。

（三）临床表现及诊断要点

1. 临床诊断　有明确的外伤史。跌倒时手或肘撑地，或肩部外侧受到直接暴力。

症见肩部疼痛，可伴肩部活动受限，活动后疼痛加重。查体见肩部畸形，可触及骨折端隆起。肱骨大结节周围肿胀及压痛，纵轴叩击痛。可触及骨折端的骨擦音。肩关节前屈、外展活动受限。

2. 辅助检查

(1) X 线检查：可以清晰显示肱骨外科颈骨折。

(2) CT 检查：可以清晰显示骨折部位及程度。对于严重的粉碎性骨折需行 CT 三维重建。CT 血管造影可确诊是否并存血管损伤。

(3) MRI 检查：用于评估关节周围软组织和血管的损伤。

(4) 肌骨超声检查：用于评估相关的血管损伤，以及伴随的肩袖损伤。

（四）临床治疗

1. 保守治疗

(1) 无移位的骨折：佩戴肩吊带悬吊患侧上肢 4 周。2 周后开始在无痛范围内进行限制性肩关节钟摆运动练习。6 周后进行肩袖肌群和肩胛肌群等长收缩练习。8 周后，逐渐增加肩袖肌群和肩胛肌群抗阻训练。12 周后在原有的肌力训练基础上增加三角肌、前锯肌和背阔肌的力量训练，及肩胛稳定性训练。恢复肩关节正常活动度的主、被动训练。

(2) 有移位的骨折：一般采用闭合复位，可以不要求严格的解剖复位，但合并血管神经损伤时，应及时手术治疗。闭合复位后，石膏固定 4～6 周。6 周后可开始肩关节钟摆运动。并参照无移位的骨折康复流程，逐渐进行相应康复治疗。

(3) 药物治疗：术后患者常规给予消肿止痛药等药物治疗，对合并神经损伤患者，可给予神经营养药物治疗。

(4) 物理治疗：早期可以给予局部冷疗、超短波、短波消炎止痛。针对肌肉萎缩，可行神经肌肉电刺激治疗，针对组织修复，可行磁疗、毫米波等；针对粘连松解、瘢痕软化，可行超声波等。

2. 手术治疗　常用切开复位内固定术治疗肱骨外科颈骨折。临床上，根据骨折的类型和损伤程度不同，常用的手术固定方式有经皮穿针内固定、髓内固定、肱骨近端锁定钢板、螺钉等。早期因有内固定，不宜小剂量的短波、超短波和磁疗等消炎、促进组织修复，可改用经皮神经电刺激等；余物理治疗方法同上。肱骨外科颈骨折的术后康复治疗流程见表 4-27。

3. 传统中医药治疗　同"肩胛骨骨折"章节的相关内容，需注意辨证论治和辨病论治相结合。

表 4-27　肱骨外科颈骨折的术后康复治疗流程

阶　段	康复治疗流程
第Ⅰ阶段 （0～2周）	① 使用支具固定肩关节于外展位 6～8 周 ② 术后 1 周内，各类型骨折固定后可开始患侧手部的握拳锻炼，根据病情可逐渐进行同侧非受累关节肘、腕关节的主动活动训练，及上肢肌肉的肌力训练 ③ 术后 1 周，进行肩周肌群的等长收缩训练 ④ 关注上肢肿胀情况，及时进行淋巴引流手法等治疗 ⑤ 中、低频电刺激肌肉收缩，消肿，预防肌肉萎缩 注意：2 周内建议常规冰敷治疗，避免患侧肢体负重
第Ⅱ阶段 （2～4周）	① 继续上述康复治疗 ② 术后 2 周，开始肩关节钟摆运动 ③ 拆线后，可根据瘢痕情况进行加压、手法松解、超声波等软化瘢痕、预防瘢痕增生治疗
第Ⅲ阶段 （4～12周）	① 患肩固定到 8 周，并在术后第 4 周、8 周，各进行一次 X 线检查复查骨折愈合情况 ② 术后 4 周，在医师指导下开始循序渐进地进行肩关节各方向的主、被动活动度训练 ③ 根据患者的实际情况增加肩胛肌群和肩袖肌群等长收缩训练的运动量以及上肢肌力的闭链练习 ④ 术后 6 周，继续进行肩关节主、被动活动度训练，在无痛范围内增加关节活动的范围 ⑤ 在术后 8 周内，进行肩胛肌群和肩袖肌群渐进性抗阻训练 注意：支具固定 8 周后拆除；外展型骨折增加内收训练，内收型骨折增加外展训练；全程关注瘢痕情况，必要时干预
第Ⅳ阶段 （12～16周）	术后 12 周，逐渐恢复肩关节全范围活动度的训练，并开始进行三角肌、肩袖肌群、肱二头肌、胸大肌和背阔肌渐进性抗阻训练，肩内外旋肌量训练 注意：关注瘢痕情况，必要时干预
第Ⅴ阶段 （16周以后）	① 术后 16 周，继续上述训练。加强关节本体感觉训练、肩肱关节正常运动节律的练习 ② 术后 18 周，进行肩关节的灵活性、协调性训练和运动能力训练

六、肱骨干骨折

（一）概述

肱骨外科颈以下至肱骨髁以上为肱骨干。肱骨干骨折好发于 30 岁以下成年人，发病率占全身骨折的 3%～5%。按发生部位，可将肱骨分上、中、下三部分，其中中部好发，上部最少，中下 1/3 骨折容易合并桡神经损伤，下 1/3 骨折容易发生骨不连。

（二）损伤机制

1. 直接暴力　因挤压伤、打击伤等直接暴力所致，多为粉碎、横行骨折或开放性骨折，常见于肱骨中 1/3 骨折。

2. 间接暴力　因跌倒时手或肘着地，暴力沿肱骨向上传导，与身体下压暴力相交于肱骨干部，即可发生斜行骨折或螺旋形骨折，多见于肱骨中下 1/3 骨折。

3. 旋转暴力　投掷标枪、铅球等旋转爆发力可引起肱骨中下 1/3 交界处螺旋形骨折。

（三）临床表现及诊断要点

1. 临床诊断　有明显上臂外伤史。症见上臂疼痛，伴肩肘活动障碍，活动后疼痛加重。查体见上臂肿胀，局部压痛明显，可有上臂成角畸形。触摸骨折处有异常活动及骨擦音。肩、肘关节活动受限。合并桡神经损伤者，出现垂腕，伸拇指、伸掌指关节功能丧失，第一、二掌骨间背侧皮肤感觉丧失。

2. 辅助检查

(1) X 线检查：可明确骨折部位、类型。

(2) CT 检查：除确诊骨折外，还可以清晰显示骨折类型及移位情况。

（四）临床治疗

1. 手法复位外固定术　各型肱骨干骨折均可在局麻下或臂丛麻醉下，根据 X 线检查移位情况，分析受伤机制，通过纵向牵引纠正重叠后，推按骨折两断端进行复位。复位后采用小夹板，石膏或外展架固定。

2. 切开复位内固定术　若为骨折断端嵌入软组织，或手法复位无法达到功能复位的要求，或肱骨干多段骨折的闭合性骨折；伤后 8 小时内，感染概率小的开放性骨折；合并血管或神经损伤，需要手术探查者，均需行切开复位内固定术。内固定方法有普通钢板螺丝钉固定、加压钢板固定和交锁髓内钉固定。

肱骨骨折一般需要 6~8 周才能愈合。根据骨折的严重程度不同，愈合的时间和修复后的稳定性均会受到影响，如粉碎性骨折，可视情况适当延迟康复方案。肱骨干骨折的术后康复治疗流程见表 4-28。

表 4-28　肱骨干骨折的术后康复治疗流程

阶　段	康复治疗流程
第Ⅰ阶段 （0～4 周）	目标：管理上肢肿胀、瘢痕，维持非受累关节力量和活动范围，保护修复组织
	康复治疗 ① 制动：佩戴支具，将肘关节固定肩关节外展 15°，肘屈曲 90°，并使用三角巾等悬吊带制动 ② 伤口管理：未拆线前，注意保护伤口，预防感染。需要时可行光子疗法。伤口拆线后，可根据瘢痕情况进行加压、手法松解、超声波等软化瘢痕、预防瘢痕增生治疗 ③ 水肿管理：行淋巴引流手法控制肿胀。也可使用自粘绷带进行向心性缠绕，防止过度肿胀 ④ 维持肘部和手部关节的活动范围，2 周内肘关节均以被动活动为主，肩关节在可耐受的范围内进行钟摆运动训练 ⑤ 可借助握力器进行手部力量训练 ⑥ 2 周后可在耐受范围内行肘关节主动运动。使用中、低频电刺激肌肉收缩，预防肌肉萎缩 ⑦ 注意不得进行肩、肘关节的力量训练和牵伸，并减少肩关节旋转运动 ⑧ 2 周内建议在治疗后常规冰敷治疗
第Ⅱ阶段 （5～8 周）	目标：恢复全部关节活动范围，增加力量训练
	康复治疗 ① 可间歇性脱卸支具和吊带，但是建议在外出或使用交通工具时使用支具保护 ② 循序渐进增加肩关节和肘关节的关节活动范围的训练，如果存在关节活动范围受限，可进行牵伸训练，注意患者的耐受程度，牵伸时，力量不作用在骨折端 ③ 上肢支撑的闭链运动除了增加关节活动范围，还可以给予骨折端应力刺激，促进骨折愈合 ④ 手法治疗或者运动后需使用冰敷 ⑤ 注意根据骨折愈合程度，可逐步借助弹力带、哑铃等进行力量训练，必要时使用弹性绷带加压包扎 ⑥ 建议在外出或使用交通工具时使用支具保护
第Ⅲ阶段 （9～12 周）	目标：恢复并维持全部关节活动范围，根据个性化需求，针对性训练
	康复治疗 ① 停止使用三角巾悬吊带制动 ② 9 周后，肩关节可完成全范围的被动运动和主动运动。力量训练从等长收缩开始，逐步增加强度至等张收缩 ③ 如果存在关节活动受限，可在活动受限的方向使用牵伸训练，视骨折愈后情况等，还可以采用关节松动术 ④ 12 周后，根据骨折愈合情况，开始增加肩袖肌群的力量训练，特别是内外旋训练 注意事项：关节活动范围训练和力量训练必须循序渐进，注意患者的耐受程度，尤其是肩关节内外旋训练的强度，主动运动不受限制，但抗阻训练时，不得超过 20°

七、肱骨髁上骨折

(一)概述

肱骨髁上骨折是指肱骨远端内、外髁上方的骨折,以5—12岁小儿最多见,占小儿四肢骨折的3%～7%,肘部骨折的30%～40%,其中伸直型占90%左右。

(二)损伤机制

1.伸直型 跌倒时,肘关节呈半屈状或伸直位,手掌着地,地面反作用力经前臂传导至肱骨下端,将肱骨髁推向后方,而重力将肱骨干推向前方,遂造成骨折线由前下斜向后上方的肱骨髁上骨折。移位严重者,骨折近端通常会刺破肱前肌,损伤正中神经、桡神经和肱动脉。

2.伸展尺偏型 暴力来自肱骨髁部的前外侧,使肱骨髁上骨折远端被推向尺侧和后侧移位。此类骨折的内移和内翻的倾向性大,骨折移位时必须加以整复,以避免肘内翻畸形。

3.伸展桡偏型 暴力来自肱骨髁部的前内侧,使肱骨髁上骨折远端被推向桡侧和后侧移位,此类骨折若解剖复位或矫正过度时,也可形成肘内翻畸形。

4.屈曲型 较少见。跌倒时,肘关节呈屈曲位,肘后着地,外力由后下方向前上方撞击尺骨鹰嘴,肱骨髁上骨折远端向前移位,遂造成骨折线由后下斜向前上方的肱骨髁上骨折,与伸直型相反。

(三)临床表现及诊断要点

1.临床诊断 有明确的肘部外伤史。症见肘部疼痛,活动障碍,活动后疼痛加重。如果合并血管损伤,会有手指发凉、麻木感。查体示肘部畸形。肘关节肿胀、压痛、瘀血,肱骨髁上部较明显。肘后三角触诊不清。可触及骨摩擦和异常活动。肘关节活动受限。若有缺血性肌痉挛,最早症状是剧痛,被动伸直手指时更为明显;手部冰冷,皮肤苍白、发绀,感觉异常,桡动脉搏动减弱或消失(合并血管损伤时);随后肌肉逐渐纤维化而痉挛,尤其多发生前臂掌侧肌群,轻者仅手指不能伸直,严重者手指及腕关节均呈屈曲僵硬,套式感觉麻痹,爪状手畸形等。

2.辅助检查

(1)X线检查:显示骨折类型及移位情况。

(2)CT检查:提供骨折的三维图像,能够确定骨折移位,骨块大小、位置,并指导治疗方式。

（四）临床治疗

1. 保守治疗　手法整复后，超关节小夹板固定。术后应注意肢体血供观察，经常调整布带，2 周拆除夹板，行功能锻炼。

2. 手术治疗　手法复位失败者可考虑行切开复位，并用交叉克氏针、钢板等固定。术后使用上肢支具或者管型石膏固定肘关节功能位，4 周拆除石膏。合并血管损伤应早期行血管损伤探查术，当肌肉缺血超过 6 小时，可引起永久性损伤。另在处理肱骨髁上骨折时，应特别注意防止肘内翻发生，一旦发生可通过手术截骨矫正。肱骨髁上骨折的术后康复治疗流程见表 4-29。

表 4-29　肱骨髁上骨折的术后康复治疗流程

阶　段	康复治疗流程
第 I 阶段（0～4 周）	目标：管理上肢肿胀、伤口瘢痕，维持非受累关节力量和活动范围，保护修复组织 康复治疗 ① 制动：使用支具固定肘关节于屈曲位 90°。早期可使用三角巾等悬吊带，以减少重力对肩关节的影响。对于儿童伸展型肱骨髁上骨折，应使用伸直位旋后石膏 ② 伤口管理：未拆线前，注意保护伤口，预防感染。特别是采用闭合克氏针固定者，要注意防止针道感染。需要时可行红外线治疗等。拆线后，可根据瘢痕情况进行加压、手法松解、超声波等软化瘢痕、预防瘢痕增生 ③ 水肿管理：行淋巴引流术控制肿胀。也可使用自粘绷带进行向心性缠绕，防止过度肿胀 ④ 维持非受累关节肩关节和手部关节的活动范围，2 周内肘关节均以被动活动为主；早期在可耐受的范围内进行肩关节钟摆运动训练 ⑤ 可借助握力器进行手部力量训练 ⑥ 伤口拆线后可在无痛范围内进行前臂主动内外旋运动 ⑦ 2 周后在无痛范围内进行轻微的肘关节主动或助动运动，活动范围 80°～100°，训练后立即佩戴支具。中低频刺激肌肉收缩，预防肌肉萎缩 ⑧ 注意不得进行患侧肘关节周围肌肉的力量训练和牵伸 ⑨ 注意采用切开复位内固定的患者，更容易产生骨筋膜隔室综合征，每次治疗前做好评估 ⑩ 注意存在神经损伤的患者需要早期佩戴手部功能型支具，防止畸形产生 ⑪ 注意此部位的骨折容易合并神经损伤，正中神经、尺神经和桡神经损伤皆有报道，治疗前应提前确诊，并对症治疗 ⑫ 注意：2 周内建议治疗后常规冰敷治疗，视情况可用筋膜松弛术等放松周围软组织

（续表）

阶　段	康复治疗流程
第Ⅱ阶段 （5～8周）	目标：恢复肘关节全部关节活动范围，增加力量训练
	康复治疗 ① 制动：使用肘关节动力性支具，可调节关节活动范围。在洗澡或康复治疗必要时，可间歇性脱卸支具 ② 循序渐进增加肘关节的关节活动范围训练，以每周20°增加屈伸活动范围为宜，在无痛范围内进行前臂旋前、旋后运动 ③ 如果存在关节活动范围受限，可使用手法或者器械牵伸，注意患者的耐受程度，牵伸时，力量不作用在骨折端 ④ 手法治疗或者运动后需使用冷敷，尤其是牵伸训练或者手法治疗后 ⑤ 根据骨折愈合程度，可逐步借助弹力带等进行力量训练。注意在无痛范围内进行 ⑥ 注意检查神经肌肉功能，若有异常，对症治疗 ⑦ 注意关节僵硬患者，治疗前应使用温热疗法和筋膜松解术放松软组织，治疗后常规冰敷
第Ⅲ阶段 （9～12周）	目标：恢复肘关节全部关节活动范围，根据个性化需求，针对性训练
	康复治疗 ① 制动：根据骨折愈合情况，可间断性脱卸支具，建议在患者产生不适，或者较大强度复合训练时，使用支具保护 ② 肘关节可以完成全范围的被动运动和主动运动 ③ 力量训练从等长收缩运动开始，循序渐进增加强度 ④ 如果存在关节活动受限，除在活动受限的方向使用牵伸技术外，视骨折愈合情况，也可用关节松动术。治疗前应使用中药热奄包等温热治疗和筋膜松解术放松局部软组织 ⑤ 力量训练和关节活动范围训练必须循序渐进，注意患者的耐受程度 ⑥ 全过程关注瘢痕情况，必要时干预

八、肱骨髁间骨折

（一）概述

　　肱骨髁间骨折好发于青壮年，常呈粉碎性，闭合复位困难，切开复位又缺乏有效的内固定，容易造成肘关节功能障碍、骨不连或畸形愈合，是肘关节的一种严重损伤。

（二）损伤机制

　　1. 伸展型　跌倒时，肘关节呈伸展位，手掌着地，地面反作用力沿前臂向上传导，作用于尺骨，尺骨向上撞击，而人体重力向下，合力集中在肱骨髁部，使肱骨内外髁分裂，向两侧分离，造成肱骨髁间骨折。近端骨折端向前移位，远端分裂为两块或多块并向后移位。

2.屈曲型　跌倒时，肘关节呈屈曲位，手肘直接撞击地面，尺骨鹰嘴向上撞击内外髁间的滑车沟，导致两髁间分离移位，肱骨远端向后移位，造成肱骨髁间骨折。

（三）临床表现及诊断要点

1.临床诊断　有明确的肘部外伤史。伤后肘关节有剧烈疼痛，活动障碍。查体见肘关节呈半伸位，前臂旋前。肘关节肿胀明显，有广泛压痛，可伴有皮下瘀血。骨折移位严重者可有肱骨下端横径变宽，重叠移位重者可有上臂短缩畸形。肘关节肘后三角形骨性结构紊乱，可触及骨折块，骨擦感明显。肘关节活动受限。注意排查是否合并神经、血管损伤。

2.辅助检查

(1) X 线检查：可以明确诊断骨折类型和移位程度。

(2) CT 检查：三维重建可以更为清晰地显示骨折部位及移位情况。

（四）临床治疗

1.保守治疗　手法复位后，尺骨鹰嘴持续牵引 3～4 周，每周床旁复查 X 线以避免移位，待骨折纤维连接，改用石膏外展架继续固定 4～6 周，方可去除牵引，进行肘关节功能锻炼。

2.手术治疗　对于青壮年手法复位治疗失败的不稳定性骨折，或开放性骨折等情况，均可采取切开复位内固定术。肱骨髁间骨折容易造成关节面完整性被破坏，常伴有关节囊周围软组织的广泛性撕裂，不仅手术处理比较困难，而且手术治疗会因损伤增加、无法固定碎骨块等情况而出现骨不连、畸形愈合等并发症，造成肘关节功能障碍。一般术后石膏固定 3～4 周，换可调节式支具固定。肱骨髁间骨折的术后康复治疗流程见表 4-30。

九、肱骨外髁骨折

（一）概述

肱骨外髁骨折主要是指肱骨外髁带肱骨小头，或肱骨外髁带肱骨小头和部分滑车骨骺的关节内骨折，又称为肱骨外髁骨骺骨折、肱骨外髁骨骺分离，常见于 6—10 岁的儿童，发病率仅次于肱骨髁上骨折。如果治疗不当，会发生骨折不连、肘外翻畸形、上下尺桡关节不稳、迟发性尺神经损害等后遗症。

表 4-30 肱骨髁间骨折的术后康复治疗流程

阶　段	康复治疗流程
第 I 阶段 （0～4 周）	目标：管理上肢肿胀、伤口瘢痕，维持非受累关节力量和活动范围，保护修复组织
	康复治疗 ① 制动：使用支具固定肘关节于屈曲位 90°。早期可使用三角巾等悬吊带减重 ② 2 周内每日进行肘关节无痛范围内被动活动，活动后继续支具固定。2 周内常规冰敷 ③ 伤口管理：未拆线前，注意保护伤口，预防感染。需要时可行红外线治疗等。拆线后，可根据瘢痕情况进行加压、手法松解、超声波等软化瘢痕、预防瘢痕增生的治疗 ④ 水肿管理：行淋巴引流术控制肿胀。也可使用自粘绷带进行向心性缠绕，防止过度肿胀。还应减少手臂下垂的时间 ⑤ 维持非受累关节肩关节和手部关节的活动范围：早期在可耐受的范围内进行肩关节钟摆运动训练；拆线后，允许无痛范围内前臂主动旋前、旋后运动 ⑥ 可借助握力器进行手部力量训练 ⑦ 2 周后在无痛范围内进行轻微的肘关节主动或助动运动，活动范围 80°～100°，训练后立即佩戴支具。注意不得进行肘周围肌肉力量训练和牵伸 ⑧ 注意预防肌肉萎缩，可以用中、低频电刺激
第 II 阶段 （5～8 周）	目标：恢复肘关节全部关节活动范围，增加力量训练
	康复治疗 ① 制动：使用肘关节动力性支具，可调节关节活动范围。在洗澡或康复治疗必要时，可间歇性脱卸支具 ② 循序渐进增加肘关节的关节活动范围训练，肘关节以每周增加 20° 屈伸活动范围为宜，在无痛范围内进行旋前、旋后训练 ③ 如果存在关节活动范围受限，可使用手法或者器械牵伸，注意患者的耐受程度，牵伸时，力量不要作用在骨折端 ④ 手法治疗或者运动后需使用冷敷，尤其是牵伸训练或者手法治疗后 ⑤ 根据骨折愈合程度，可逐步借助弹力带等进行力量训练。注意在无痛范围内进行 ⑥ 注意早期制动不完全也容易引发骨不连，并且累及关节面的骨折容易诱发骨化性肌炎，在治疗过程中，如果遇到治疗瓶颈期，一定要进行 X 线或 CT 检查，判断关节面状况 ⑦ 注意检查神经肌肉功能，若有异常，对症治疗；关节僵硬患者，治疗前使用温热疗法和筋膜松解术放松软组织，治疗后常规冰敷
第 III 阶段 （9～12 周）	目标：恢复全部关节活动范围，根据个性化需求，针对性训练
	康复治疗 ① 制动：根据骨折愈合情况，可间断性脱卸支具，当患者产生不适，或者较大强度复合训练时，建议使用支具保护 ② 肘关节完成全范围的被动运动和主动运动 ③ 力量训练从等长收缩运动开始，逐步增加强度。推荐使用闭链运动和离心训练增加肘关节稳定性 ④ 如果存在关节活动受限，除在活动受限的方向使用牵伸技术外，视骨折愈后情况，也可用关节松动术。治疗前应使用温热的物理治疗和筋膜松解术放松局部软组织 ⑤ 根据缓则的耐受程度，循序渐进增加力量训练和关节活动范围训练的强度 ⑥ 全过程关注瘢痕情况，必要时干预

（二）损伤机制

肱骨外髁骨折多由间接暴力所致。跌倒时，手掌先着地，当肘部呈轻度屈曲外展位，外力可沿前臂向上，传递至桡骨小头，撞击肱骨外上髁而发生骨折；若肘部呈伸直位且过度内收，因前臂伸肌群的强烈收缩，容易将肱骨外髁撕脱，并牵拉骨折块发生翻转移位。

（三）临床表现及诊断要点

1. 临床诊断　有明确肘部外伤史。肘关节外伤后有剧烈疼痛（肘外侧最明显），伴有活动障碍。查体示肘关节呈半屈状，可有肘外翻畸形。肘关节肿胀，肘外侧局限性压痛，可伴有皮下瘀血。肘后三角形骨性结构破坏，移位型骨折者可触到骨擦音及活动骨块。肘关节活动受限。

2. 辅助检查　X 线检查可以明确诊断骨折类型和移位程度。

（四）临床治疗

肱骨外髁是构成小儿肱骨下端生长的重要解剖部位，小儿肱骨外髁骨折又称骨骺骨折。复位的满意与否直接影响到关节的完整性和骺板处骨桥形成的大小。肱骨外髁骨折属于肘关节内骨折，多采取闭合手法整复，复位后将肘关节屈曲 90°，前臂中间位，石膏固定。中、低频电刺激刺激肌肉收缩，预防肌肉萎缩。4 周后拆除石膏，循序渐进行肘关节屈伸主动运动等功能锻炼。严重骨折移位，或手法复位失败者，或某些陈旧性移位骨折，需要手术切开复位，并采用两枚细克氏针交叉内固定，或采用 AO 螺钉内固定，术后还需用石膏托外固定。同上，拆除石膏，循序渐进行肘关节屈伸主动运动等功能锻炼，具体参考上述肱骨相关骨折。

（五）并发症

1. 骨不连合并肘外翻畸形　由于关节软骨翻转和骨折面无法愈合，外位骨发育停滞而形成外翻畸形。随着生长发育，畸形进一步加重，尺神经受到牵拉，肘关节出现退行性变。

2. 迟发性尺神经损害　肘外翻畸形时，提携角可达 40°～60°。如骨折后十年或数十年可能引起迟发性尺神经麻痹。

3. 肱骨下端鱼尾样改变　骨折愈合后，因骨折块滑车部分软骨组织损伤后营养障碍，发生缺血性坏死，X 线检查显示肱骨下端呈"鱼尾状"畸形。

十、肱骨内上髁骨折

（一）概述

肱骨内上髁骨折多发生于少年和儿童，是较为常见的肘部运动损伤，约占肘关节骨折的 10%。对于该年龄组的少年和儿童，因肱骨内上髁属于骨骺，尚未与肱骨下端融合，故容易被撕脱。

（二）损伤机制

常见于平地跌倒、投掷运动等损伤。被撕脱的骨折块向下，并可能向前旋转移位，可达关节水平。因肘关节置于外翻位，肱骨内上髁撕脱骨折常合并肘关节脱位。

（三）临床表现及诊断要点

1. 临床诊断　有明确跌倒、肘部外伤，或投掷运动致伤史。儿童较成年人多见。症见肘内侧和内上髁周围软组织肿胀、疼痛，或有较大血肿形成。肘关节活动受限，前臂旋前、屈腕、屈指无力。查体示肘关节肿胀、压痛，肘内侧尤其明显，正常内上髁的轮廓消失。局部皮下可见瘀血。可触及肘关节的等腰三角形关系。有时可触及骨摩擦感。肘关节屈伸和旋转功能受限。合并肘关节脱位者，肘关节外形明显改变，功能障碍也更为明显。合并有尺神经损伤者，有相应症状和体征，可见相关章节。

2. 辅助检查

(1) X 线检查：可以明确诊断骨折类型和移位程度。

(2) CT 检查：可以更为清晰地显示骨折及其移位程度、方向。

3. 损伤程度分级　根据损伤严重程度，一般分为 4 级。

(1) Ⅰ度损伤：骨折块与骨骺轻度分离或轻度移位。

(2) Ⅱ度损伤：内上髁骨折块被牵拉向下，并向前旋转移位，可达肘关节水平位。

(3) Ⅲ度损伤：骨折块嵌夹在关节内，并伴有肘关节半脱位。

(4) Ⅳ度损伤：骨折块嵌夹在关节内，并伴有肘关节后脱位或后外侧脱位。

（四）临床治疗

1. 保守治疗　Ⅰ度损伤无须行手法复位，可用长臂石膏托或超关节小夹板固定 3~4 周，拆除固定后进行功能锻炼。Ⅱ度以上骨折应先使用手法复位。

2. 手术治疗　Ⅱ度以上骨折手法复位失败者，或骨折分离较明显者，或骨折片嵌入关节腔手法难以解脱，旋转移位手法未能纠正及合并尺神经损伤者，可切开复位。若复位后不稳定，发生移位，可采用闭合穿针固定，若骨折片有旋转，手法难以复位者，可采用经皮钢针撬拨复位，并用克氏针作内固定，术后用石膏托或超关节小夹板外固定 3～5 周。肱骨内上髁骨折的康复治疗流程见表 4-31。

（五）并发症

(1) 因骨折涉及滑车沟，容易造成关节面残留"台阶"，导致活动受限及发生创伤性关节炎。

(2) 向近端移位的肱骨内上髁骨折出现畸形愈合可导致肘内翻畸形。

(3) 骨折畸形愈合或骨痂过度生长可造成迟发尺神经症状。

十一、肱骨小头骨折

（一）概述

肱骨小头骨折是一种肱骨远端的关节面骨折，常涉及上肱桡关节，临床上并不多见，占全部肘部损伤的 0.5%～1%。各年龄段均可发生。成人多见单纯肱骨小头骨折，合并部分外髁的肱骨小头骨折则多发生于儿童。临床上常易误诊或误治，导致肘关节屈伸功能障碍或肘关节不稳定。

（二）损伤机制

跌倒时，肘关节呈轻度屈曲位，暴力沿桡骨自下而上传导至肘部，桡骨小头成锐角，撞击肱骨小头所致。

（三）临床表现及诊断要点

1. 骨折分型　常用的骨折分型为 Bryan-Morrey 分型。

Ⅰ型：Hahn-Steinthal 骨折，骨折块包括肱骨小头及部分滑车。

Ⅱ型：单纯肱骨小头完全骨折（Kocher-Lorenz 骨折）。

Ⅲ型：粉碎性骨折，或肱骨小头与滑车均骨折且二者分离。

Ⅳ型：肱骨小头关节软骨损伤。

2. 临床诊断　有跌倒致伤史。症见肘关节外侧和肘窝部肿胀、疼痛。肘关节活动障碍，尤其屈曲 90°～100° 时，常发生肘部疼痛加重并有阻力感觉。查体示肘关

表 4-31　肱骨内上髁骨折的康复治疗流程

阶　段	康复治疗流程
第 I 阶段 （0～4 周）	目标：管理上肢肿胀、伤口瘢痕，维持非受累关节力量和活动范围，保护修复组织 康复治疗 ① 制动：使用支具固定肘关节于屈曲位 90°。早期可使用悬吊带，减少重力对肩的影响 ② 2 周内在无痛范围内进行肘关节被动活动，活动后继续支具固定 ③ 伤口管理：未拆线前，注意保护伤口，预防感染。需要时可行红外线治疗等。拆线后，可根据瘢痕情况进行加压、手法松解、超声波等软化瘢痕、预防瘢痕增生的治疗 ④ 水肿管理：行淋巴引流术控制肿胀。也可使用自粘绷带进行向心性缠绕，防止过度肿胀。还应减少手臂下垂的时间 ⑤ 维持非受累肩关节和手部关节的活动范围；早期在可耐受的范围内进行肩关节钟摆运动训练。拆线后允许无痛范围内前臂主动内外旋运动 ⑥ 可借助手功能训练器进行手部力量训练，以伸腕伸指为主，不得进行抓握和旋前训练 ⑦ 2 周后在无痛范围内进行轻微的肘关节主动或助动运动，活动范围 80°～100°，训练后立即佩戴支具；注意不得进行力量训练和牵伸 ⑧ 中低频刺激肌肉收缩，预防肌肉萎缩
第 II 阶段 （5～8 周）	目标：恢复肘关节全部关节活动范围，循序渐进增加肘关节力量训练和抓握训练 康复治疗 ① 制动：使用肘关节动力性支具，可调节关节活动范围。在洗澡或康复治疗时，可间歇性脱卸支具 ② 循序渐进增加肘关节的关节活动范围训练，以每周增加 20° 屈伸活动范围为宜，在无痛范围内进行前臂旋前旋后运动训练 ③ 如果存在关节活动范围受限，可使用手法或者器械牵伸，注意患者的耐受程度，牵伸时，力量不作用在骨折端 ④ 关节僵硬患者，治疗前使用温热疗法和筋膜松解术放松软组织，治疗后常规冰敷 ⑤ 根据骨折愈合程度，可逐步借助弹力带等进行力量训练。注意在无痛范围内进行 ⑥ 注意累及关节面的骨折容易诱发骨化性肌炎，在治疗过程中，如果遇到治疗瓶颈期，一定要进行 X 线或者 CT 检查，判断关节面状况 ⑦ 一般在 4 周后开始抓握训练 ⑧ 注意检查神经肌肉功能，若有异常，对症治疗
第 III 阶段 （9～12 周）	目标：恢复肘关节全部关节活动范围，根据个性化需求，针对性训练 康复治疗 ① 制动：根据骨折愈合情况，可间断性脱卸支具，建议在患者产生不适，或者较大强度复合训练时，使用支具保护 ② 肘关节完成全范围的被动运动和主动运动 ③ 力量训练从等长收缩运动开始，逐步增加强度至等张收缩 ④ 如果存在关节活动受限，除在活动受限的方向使用牵伸技术外，视骨折愈合情况，也可用关节松动术。治疗前应使用中药热奄包等温热的物理治疗和筋膜松弛术放松局部软组织 ⑤ 注意力量训练和关节活动范围训练必须循序渐进，注意患者的耐受程度

节外侧、肘窝肿胀、压痛。肱骨小头处可触及骨擦音。肘关节伸、屈活动受限。

3.辅助检查

(1) X 线检查：正侧位 X 线片可以明确诊断。但因骨折块包含较大的关节软骨，X 线检查不能准确反映其真正大小。

(2) CT 检查：可以更为清晰地显示骨折骨块大小、移动程度和方向。

（四）临床治疗

1.保守治疗　肱骨小头骨折属于关节骨折，要求解剖复位，恢复平滑的关节面，若一般移位不多，较稳定，可行手法复位。无移位的 Ⅱ 型骨折，采用上肢支具或者长臂管型石膏将肘关节固定于屈曲 90°，以维持骨折复位。

2.手术治疗　Ⅰ 型或 Ⅱ 型骨折经手法复位失败，均应采用手术切开复位，并用微型螺丝钉或 Herbert 螺钉固定骨折端。肱骨小头骨折的术后康复治疗流程见表 4-32。

十二、肘关节脱位

（一）概述

肘关节脱位是常见的肘部损伤，多发生于青少年。由于肘关节脱位的类型较为复杂多样，常与肘关节周围组织结构的损伤合并出现，在诊断及治疗上应注意，避免因漏诊和误诊而影响治疗进度和效果。

（二）损伤机制

肘关节脱位主要由间接暴力所导致。暴力的传导和杠杆作用是引起肘关节脱位的基本外力形式。

(1)肘关节后脱位，最为多见。跌倒时，肘关节呈完全伸直或轻度过伸，前臂呈旋后位，暴力沿前臂传导到肘部所致。

(2)肘关节前脱位，较为少见。多因直接暴力作用于肘后，使尺骨鹰嘴发生骨折后导致。

(3)侧方脱位，多发生于青少年运动员。因肘关节处于内翻或外翻位时传导外力，导致侧副韧带和关节囊撕裂，肱骨的下端向桡侧或尺侧关节囊破裂处脱出。

表4-32 肱骨小头骨折的术后康复治疗流程

阶 段	康复治疗流程
第Ⅰ阶段 （0~4周）	目标：管理上肢肿胀、伤口瘢痕，维持非受累关节力量和活动范围，保护修复组织 康复治疗 ①制动：使用支具固定肘关节在屈曲位90°。早期可使用吊臂带，减少重力对肩关节的压力 ②2周内在无痛范围内肘关节进行被动活动，活动后继续支具固定。2周内常规冰敷 ③伤口管理：未拆线前，注意保护伤口，预防感染。需要时可行红外线治疗等。拆线后，可根据瘢痕情况进行加压、手法松解、超声波等软化瘢痕、预防瘢痕增生的治疗 ④水肿管理：行淋巴引流术控制肿胀。也可使用自粘绷带进行向心性缠绕，防止过度肿胀。还应减少手臂下垂的时间 ⑤维持非受累肩关节和手部关节的活动范围；早期在可耐受的范围内进行肩关节钟摆运动训练。拆线后允许无痛范围内前臂主动旋前、旋后运动 ⑥可借助握力器进行手部力量训练 ⑦中、低频电刺激刺激肌肉收缩，预防肌肉萎缩 ⑧2周后在无痛范围内进行轻微的肘关节主动或助动运动，活动范围80°~100°，训练后立即佩戴支具。注意不得进行肘关节周围肌群力量训练和牵伸
第Ⅱ阶段 （5~8周）	目标：恢复肘关节全部关节活动范围，逐步增加肘关节力量训练和抓握训练 康复治疗 ①制动：使用肘关节动力性支具，可调节关节活动范围。在洗澡或康复治疗时，可间歇性脱卸支具 ②循序渐进增加肘关节的关节活动范围训练，以每周增加20°屈伸活动范围为宜，在无痛范围内进行前臂旋前、旋后运动训练 ③如果存在关节活动范围受限，可使用手法或者器械牵伸，注意患者的耐受程度，牵伸时，力量不作用于骨折端 ④手法松动主要集中在肱桡关节面处，以1~2级为主。手法治疗或者运动后需使用冷敷 ⑤开始进行患手的抓握训练，以满足日常生活需要 ⑥根据骨折愈合程度，可逐步借助弹力带等进行力量训练。注意在无痛范围内进行 ⑦注意累及关节面的骨折容易诱发骨化性肌炎，在治疗过程中，如果遇到治疗瓶颈期，一定要进行X线或者CT检查，判断关节面状况 ⑧关节僵硬患者，治疗前使用温热疗法和筋膜松解术放松软组织，治疗后常规冰敷
第Ⅲ阶段 （9~12周）	目标：恢复全部关节活动范围，根据个性化需求，针对性训练 康复治疗 ①制动：根据骨折愈合情况，可间断性脱卸支具，建议在患者产生不适，或者较大强度复合训练时使用支具保护 ②肘关节完成全范围的被动运动和主动运动 ③力量训练从等长收缩训练开始，逐步增加强度，然后进行等张收缩训练 ④如果存在关节活动受限，除在活动受限的方向使用牵伸技术外，视骨折愈后情况，也可用关节松动术。治疗前应使用中药热奄包等温热的物理治疗和筋膜松弛术放松局部软组织 ⑤注意力量训练和关节活动范围训练必须循序渐进，注意患者的耐受程度

（三）临床表现及诊断要点

1. 临床诊断 有肘部直接碰撞，或者运动时跌倒，手撑地致伤史。伤后肘关节肿胀、疼痛。肘关节屈伸活动受限。查体，肘关节部肿胀、压痛，呈半屈曲位，可伴有皮下瘀血。肘关节可呈现肘内翻或外翻畸形。肘窝部充盈饱满，可触及肱骨内、外髁及鹰嘴构成的倒等腰三角形关系改变。

2. 辅助检查 X 线检查可明确显示肘关节脱位的类型和合并骨折及其移位的状况。

（四）临床治疗

1. 保守治疗 闭合手法复位是新鲜肘关节脱位或合并骨折脱位的主要治疗方法。复位后用上肢支具或者长臂管型石膏将肘关节固定在功能位 2～3 周，然后循序渐进地进行肘关节功能活动。

超过 3 周的肘关节脱位，考虑关节内血肿机化及肉芽组织形成、关节囊粘连等情况，可先松解粘连，再行闭合复位。复位后用上肢支具或者长臂管型石膏将肘关节固定 90°位 2～3 周，方可拆除石膏，换功能支具制动、外固定，并开始功能锻炼。

2. 手术治疗 肘关节脱位闭合手法复位失败者，或合并尺骨鹰嘴、肱骨髁上撕脱性骨折复位不满意者，或者难以维持对位者，或陈旧性肘关节脱位，不宜试行闭合复位者，或某些习惯性肘关节脱位者，均可切开复位，若复位后不稳定，可用克氏针内固定 1～2 周后拔除，以防止再脱位。

3. 关节成形术 肘关节陈旧脱位，软骨面有破坏，关节僵直者，可行关节成形术，恢复部分关节功能。

4. 康复治疗

(1) 制动：① 外侧副韧带损伤后修复，将肘关节屈曲 90°位，前臂旋前位固定。肘关节 6 周内不能完全伸直，并且伸展运动只能在前臂旋前位完成。② 内侧副韧带损伤后修复，将肘关节屈曲 90°位，前臂中立位或旋后位固定。3 周内，肘关节不能完全伸直，只能在肘关节屈曲大于 90°时，进行旋后运动。6 周内减少肩关节主动外展、外旋运动。③ 内外侧副韧带同时修复，将肘关节屈曲 90°位，前臂中立位固定。3 周后在肘关节屈曲 90°的状态下进行前臂旋前、旋后训练，6 周内减少肩关节主动外展运动。④ 前侧关节囊修复，将肘关节屈曲 80°位，前臂中立位固定。早期就可在支具内进行肱二头肌、肱三头肌和肱桡肌的等长收缩，预防再次脱位。支具一般可在 6 周后间歇性脱卸。

(2) 水肿管理：① 抬高患肢，尽可能高于心脏，并长时间维持，以减少手臂下垂的时间。② 睡觉时需将上肢放置于枕头上。③ 每天进行加压冷敷和淋巴引流手法，并使用弹性绷带向心性缠绕。④ 2 周内建议常规冰敷治疗。

(3) 瘢痕管理：拆线后，可根据瘢痕情况进行加压、手法松解、超声波等软化瘢痕、预防瘢痕增生治疗。

(4) 关节活动训练：①一般在术后 7～10 天开始，在仰卧位下，每天进行肘关节屈曲全范围的助动运动。伸展运动不能超过 30°。需使用角度可调式支具，或在肘关节下方提供支撑保证治疗过程中的安全性。②早期前臂旋前、旋后训练需要在肘关节屈曲 90° 下进行；6 周内禁止肘关节被动牵伸，过度的前臂旋前、旋后训练和肩关节外展。③训练中若出现手指麻木或放电感，应立即停止训练，并用筋膜松弛术等手法对肘关节周围软组织进行放松，防止神经卡压。④完全性脱位的患者，在 3 周后应在肘关节 30° 伸展位复查肘关节 X 线片，以判断是否需要手术治疗。⑤主动关节活动度训练一般在 4 周后开始，每周进步 10° 左右即可。⑥注意预防肌肉萎缩，可用中、低频电刺激刺激相关肌肉收缩。

十三、尺骨鹰嘴骨折

（一）概述

尺骨鹰嘴骨折是常见的肘部运动损伤，多见于成年人，约占全身骨折的 1.17%，肘关节损伤的 10%。除少数撕脱性骨折外，大多数为累及关节面的关节内骨折。

（二）损伤机制

1. 直接暴力　跌倒时，肘关节着地或直接暴力损伤导致尺骨鹰嘴粉碎骨折，骨折断端多无移位。

2. 间接暴力　跌倒时，肘关节呈屈曲位，肱三头肌的强烈收缩造成尺骨鹰嘴的撕脱性骨折；或者跌倒时，肘部着地，肱骨远端直接撞击尺骨半月切迹关节面，造成尺骨鹰嘴骨折。外力较大时，可合并肘关节脱位，或孟氏骨折。

（三）临床表现及诊断要点

1. 临床诊断　有明确的肘部外伤史。症见肘关节周围疼痛，以后侧为重，皮肤瘀血。因疼痛肘关节屈伸活动受限。查体示肘关节呈半伸直位，两侧肿胀、隆起，压痛和叩痛较局限于肘关节后侧。可触及骨折块及骨擦感。肘关节活动障碍。有骨折移位者，肿胀范围较广，肘关节后方可触及凹陷部、骨折块及骨擦感。严重粉碎性骨折或骨折脱位，可伴有肘后部皮肤挫伤，或开放性损伤，或合并尺神经损伤。

2. 辅助检查

(1) X 线检查：可明确显示骨折类型和移位程度。

(2) CT 检查：可以更为清晰地显示骨折移位程度和方向。

（四）临床治疗

1. 保守治疗　无移位骨折者用上肢石膏托固定于伸直位 2～3 周，拆除石膏后逐步行功能锻炼。轻度移位骨折可采取手法复位。复位后肘关节伸直 130°，用石膏托固定，3 周内每周复查 X 线以排除再次移位。3 周后拆除石膏，开始功能锻炼。

2. 手术治疗　骨折移位明显或手法复位失败者均应采取切开复位、内固定术。常用的内固定类型有髓内固定、张力带技术和钉板系统。尺骨鹰嘴骨折的术后康复治疗流程见表 4-33。

十四、孟氏骨折

（一）概述

孟氏骨折是指尺骨上 1/3 骨折合并桡骨小头脱位的联合损伤，多发生于青壮年及小儿。1814 年由意大利外科医生 Monteggia 最早报道，又称为 Monteggia's 骨折。1967 年 Bado 进一步完善 Monteggia's 骨折的概念，即任何部位的尺骨骨折合并桡骨头脱位。

（二）损伤机制

孟氏骨折损伤机制颇为复杂，直接暴力和间接暴力都可以引起。Bado's 分型按照受伤机制和骨折移位方向将其分为 4 型。

Ⅰ型（伸直型或前侧型）：常见于儿童，为尺骨骨折移位，向掌侧成角，伴桡骨小头向前脱位。

Ⅱ型（后侧型或屈曲型）：常见于成年人，为尺骨骨折移位，向背侧成角，伴桡骨小头向后脱位。

Ⅲ型（外侧型或内收型）：常见于幼儿和年龄较小的儿童，为尺骨鹰嘴骨折移位，向桡侧成角，伴桡骨小头向外侧或前侧脱位。

表4-33 尺骨鹰嘴骨折的术后康复治疗流程

阶 段	康复治疗流程
第Ⅰ阶段 （0～4周）	目标：保护修复组织，控制炎症，减少疼痛，减轻肿胀，维持非受累关节力量和活动范围 康复治疗 ① 制动：使用背侧支具或者石膏，将肘关节固定于屈曲90°位 ② 伤口管理：未拆线前，注意保护伤口，预防感染。需要时可行红外线治疗等。拆线后，可根据瘢痕情况进行加压、手法松解、超声波等软化瘢痕、预防瘢痕增生的治疗 ③ 水肿管理：行淋巴引流术控制肿胀。也可使用自粘绷带进行向心性缠绕，防止过度肿胀。还应减少手臂下垂的时间 ④ 维持腕关节的活动范围，开始手部握力训练；行肩关节周围肌群等长收缩训练，避免进行肩关节外旋训练 ⑤ 2周内每日在无痛范围内进行肘关节被动活动，活动范围控制在30°～100°，活动后继续支具固定 ⑥ 2周内开始伸肘肌群的等长收缩训练，控制疼痛。禁止肱二头肌主动运动 ⑦ 2周后在无痛范围内进行轻微的肘关节主动或助动运动，活动范围15°～105°，训练后立即佩戴支具 ⑧ 2周后肩关节可进行主动外展和前屈的训练，加强肩胛骨周围肌群的力量 ⑨ 2周内建议常规冰敷治疗 ⑩ 3周后改用背侧动力型支具，允许肘关节在0°～120°范围内运动。加强肩袖肌群的力量 ⑪ 中、低频电刺激刺激肌肉收缩，预防肌肉萎缩
第Ⅱ阶段 （5～8周）	目标：恢复肘关节全活动范围，改善受累肌肉及关节功能 康复治疗 ① 制动：使用背侧动力型支具，允许肘关节在特定范围内运动，每周活动范围增加10° ② 开始肘关节力量训练和肩关节外旋训练，加强对肘关节的屈曲训练。在训练过程中，采用闭链训练为主，同时给予骨折端应力刺激，促进骨折愈合。需注意和患者积极沟通，充分评估患者的可耐受程度 ③ 6周后如果肘关节存在活动范围受限，可使用手法或者器械牵伸，注意患者的耐受程度，牵伸时，力量不作用在骨折端 ④ 关节僵硬患者，治疗前使用温热疗法和筋膜松解术放松软组织，治疗后常规冰敷
第Ⅲ阶段 （9～14周）	目标：维持关节功能和活动范围，增加上肢力量，开始低强度的体育运动 康复治疗 ① 在进行一些较大强度复合训练时，可提前使用运动贴布进行贴扎，或者支具保护 ② 整个上肢关节抗阻训练，可使用哑铃和弹力带，最后根据需要开始专项训练

Ⅳ型（特殊型）：少见，成年人和儿童都可能发生，为桡骨、尺骨双骨折，伴桡骨小头向前脱位。

（三）临床表现及诊断要点

1. 临床诊断　有明确的肘部外伤史。症见肘关节和前臂近端疼痛。肘关节、前臂旋转活动障碍。查体示肘部和前臂明显肿胀，有瘀血，局部压痛，前臂叩痛明显。移位明显者可见尺骨成角或凹陷畸形。肘关节前外方或后外方可触及脱位的桡骨小头。肘关节屈伸和前臂旋转受限。

2. 辅助检查

(1) X 线检查：可明确骨折诊断及分型。

(2) CT 检查：更为清晰地显示骨折移位方向、骨块大小、位置等。

（四）临床治疗

1. 保守治疗　新鲜闭合性的孟氏骨折一般采用手法复位，尤其是小儿。整复后用前臂超肘关节小夹板或石膏外固定 4 周。伸直型孟氏骨折固定于前臂旋后，屈肘 110°位；屈曲型孟氏骨折固定于前臂旋前，屈肘 70°位，直至尺骨愈合（4～6 周）后，去除石膏，进行功能锻炼。

2. 手术治疗　手法复位失败或骨折不稳定时，行切开复位、尺骨内固定术，桡骨小头手法复位或环状韧带修补术。桡骨小头粉碎，复位、修复难以恢复关节面完整时，成年人可考虑桡骨小头切除术。孟氏骨折的术后康复治疗流程见表 4-34。

（五）并发症

合并桡神经损伤，早期复位后可观察 1～3 个月，多可自行恢复。3 个月后不恢复者，应手术探查松解桡神经。

十五、尺、桡骨骨折

（一）概述

尺、桡骨骨折为运动中常见的损伤，约占全身骨折的 6%，常见于青少年。由于解剖结构的特点，尺骨、桡骨双骨折后，骨折断端容易发生侧方、成角、旋转及重叠移位，对复位要求较高，治疗较为复杂。

表 4-34　孟氏骨折的术后康复治疗流程

阶　段	康复治疗流程
第Ⅰ阶段 （0～2周）	① 伤口管理：未拆线前，注意保护伤口，预防感染。注意避免摩擦或剪切力造成损伤 ② 制动：持续佩戴支具固定，保护修复组织。注意调整支具中肘关节骨突部位的松紧度，避免过度卡压引起不适感 ③ 水肿管理：患肢抬高，行淋巴引流术，弹力自粘绷带缠绕和冷敷压力治疗等控制水肿 ④ 早期进行肘关节周围肌肉轻度等长收缩训练，未受累关节肩关节、腕关节和指关节主被动和辅助活动度训练，并用低频脉冲电刺激治疗以避免关节粘连及肌肉萎缩，促进骨折愈合
第Ⅱ阶段 （2～8周）	① 制动：继续佩戴支具固定修复组织，日间逐渐脱离支具 ② 以疼痛为界限，增加肘关节的 CPM 和牵伸训练。在牵伸训练前可对肘关节周围肌肉、筋膜进行放松，训练后行肘关节冷敷加压治疗等控制肿胀 ③ 水肿管理：行压力衣治疗。也可用贴扎技术和淋巴引流术等 ④ 伤口拆线后对瘢痕进行按摩，配合抑瘢剂、瘢痕贴、Elastomer、压力衣使用，控制伤口瘢痕形成 ⑤ 行关节松动术增加关节周围韧带和关节囊的延展性和韧性，帮助恢复全范围的关节活动。治疗前使用温热疗法和筋膜松解术放松软组织，治疗后常规冰敷 ⑥ 关节松动术后进行肩关节各角度下肱二头肌与肱三头肌的等长收缩训练及肘关节各角度下前臂肌肉等长收缩训练
第Ⅲ阶段 （8 周～6个月）	① 制动：逐渐拆卸支具，当患者产生不适或夜间仍需佩戴伸直位或屈曲位支具。若仍存在肘关节屈伸角度受限，可继续使用渐进性静止支具，进一步增加肘关节角度。注意若为瘢痕导致的活动受限，仍需进行上述瘢痕处理方法 ② 等长收缩逐渐转变为抗阻训练，训练时可借助弹力带等器材。注意肩前屈 90° 位伸肘抗阻训练需要俯卧位 ③ 加入日常生活活动能力和职业功能训练，鼓励患者参与家庭日常生活活动，进而逐渐恢复工作和娱乐活动

（二）损伤机制

1.直接暴力　常见于暴力打击或机器伤。骨折呈横形或粉碎性，骨折线多在同一平面。

2.间接暴力　跌倒时手掌接触地面，地面的反作用力主要沿前臂向上传至桡骨的中上 1/3 处，造成横形或锯齿状骨折，残余的暴力转移到尺骨，造成尺骨低位短斜形骨折。

3.扭转暴力　多为机器的转轮或皮带绞伤，或向后跌倒，前臂极度旋前撑地，尺、桡骨相互扭转而产生骨折。

（三）临床表现及诊断要点

1. **临床诊断**　有明确前臂外伤史。前臂伤后疼痛、肿胀，前臂旋转功能丧失。查体示前臂肿胀、瘀血、畸形。骨折部位压痛明显，有时可触及骨擦音和异常活动。开放骨折可见骨折端戳出皮肤，伤口一般较小，外露的骨折端有时可自行回纳到伤口内。有时合并正中神经、尺神经或桡神经损伤，要注意排查。

2. **辅助检查**

(1) X 线检查：腕关节和肘关节 X 线检查可以明确骨折类型、移位等情况，特别是有无旋转移位及上、下尺桡关节脱位。

(2) CT 检查：更为清晰地显示骨折移位程度，从而直观立体分析骨折情况。

（四）临床治疗

1. **保守治疗**　儿童青枝骨折多有成角畸形，行手法整复后，石膏固定 6～8 周。

移位的尺、桡骨骨折：根据 X 线检查所显示的骨折类型、部位和特点，决定先整复尺骨还是桡骨，后行手法复位，将尺、桡骨远近端正确对位，恢复尺、桡骨的等长及固有弧度。注意先纠正骨折断端重叠、成角和旋转移位，再整复侧方移位。整复后以夹板或石膏固定。注意严密观察手皮肤温度、颜色、感觉及手指活动情况，预防前臂骨－筋膜室综合征的发生。

2. **手术治疗**　伤后 8 小时内的开放性骨折者；多发骨折，特别是同一肢体多处骨折者；多段骨折或不稳定性骨折，无法手法复位或复位后不能维持稳定者；对位不良的陈旧性骨折，已不能手法复位者；火器性骨折，伤口愈合而骨折未复位者，均应行切开复位，并用钢板螺丝钉或加压钢板固定，或髓内针固定。术后用上肢石膏将肘关节及前臂固定于功能位，抬高患肢，可活动手指。术后 8～12 周拆除石膏，行功能锻炼。尺、桡骨骨折的术后康复治疗流程见表 4-35。

十六、Colles 骨折

（一）概述

桡骨远端 2～3cm 的骨松质部位，是松质骨和密质骨交界处，是解剖薄弱的地方，容易发生骨折，即 Colles 骨折，又称为伸直型桡骨远端骨折，占所有骨折的 10%，于 1814 年由 Abraham Colles 首次描述。Colles 骨折多发生于 60—75 岁老年人，女性患者多于男性。

表 4-35 尺、桡骨骨折的术后康复治疗流程

阶　段	康复治疗流程
第 I 阶段 （0～4 周）	目标：控制上肢肿胀、疼痛，维持非受累关节力量和活动范围，保护修复组织 康复治疗 ① 制动：持续佩戴支具，固定前臂于中立位，腕关节置于 20°～30° 功能位。手指保持开放 ② 水肿管理：抬高患肢，行淋巴引流手法，手指和前臂的自粘绷带缠绕，加压冷敷治疗等以控制水肿 ③ 早期进行肩关节各个范围的轻度等长收缩训练 ④ 指导患者进行手指各关节被动和辅助活动度训练 ⑤ 关注是否存在骨 - 筋膜室综合征，预防因血肿、包扎等造成局部压迫，使骨筋膜室内压力增高 ⑥ 在骨折部位行低强度超声治疗等物理因子治疗，促进骨折愈合 ⑦ 中、低频电刺激刺激肌肉收缩，消肿，预防肌肉萎缩 ⑧ 注意 2 周内常规冰敷治疗
第 II 阶段 （5～7 周）	目标：继续保护修复组织；增加肘关节活动范围；增加前臂软组织的延展性；增加部分相关肌肉力量；恢复部分日常生活活动能力 康复治疗 ① 更换前臂腕托支具，解除肘关节部分制动，增加肘关节 CPM 训练 ② 水肿管理：继续进行上述消肿治疗，弹力自粘绷带缠绕改为压力手套和前臂压力衣 ③ 疼痛管理：进行经皮神经电刺激治疗等镇痛方法 ④ 如果存在关节活动受限，除在活动受限的方向使用牵伸技术外，视骨折愈合情况，也可用关节松动术。治疗前应使用中药热奄包等温热的物理治疗和筋膜松弛术放松局部软组织，治疗后常规冰敷。仍要预防相关肌肉萎缩，可以用中、低频电刺激
第 III 阶段 （8～12 周）	目标：前臂和腕关节达到最大活动范围；进一步增加相关肌肉力量和肌肉耐力训练；恢复日常生活活动能力；回归家庭和社会 康复治疗 ① 逐渐拆卸支具，开放腕关节活动，但夜间仍需佩戴。若存在腕关节活动或手指关节活动受限，可使用动力型支具或渐进性静止支具。指导患者进行腕部自我牵伸 ② 逐渐由肩、肘、腕关节的等长收缩训练转变为抗阻训练，训练时可借助弹力带等器材 ③ 在日常生活活动能力和职业功能训练时强调手部训练，鼓励患者参与家庭日常生活活动，进而逐渐恢复工作和娱乐活动

（二）损伤机制

多由间接暴力引起。跌倒时，腕关节呈背伸及前臂旋前位，手掌着地，暴力通过手掌传导至桡骨下端发生骨折。可同时伴有尺骨茎突骨折，有时三角纤维软骨盘也有可能撕裂。

（三）临床表现及诊断要点

1. 临床诊断　明确有腕部外伤史。症见腕关节局部疼痛、肿胀。患者手指处于半屈曲休息位，不敢握拳，需要健手托扶患手方能减轻些疼痛。如正中神经受压则有手指麻木等正中神经功能障碍表现。查体示腕关节正面呈"枪刺样"畸形，侧面呈"银叉样"。腕关节局部肿胀、压痛明显，皮下可见瘀斑，腕关节活动障碍。

2. 辅助检查

(1) X 线检查：可以明确骨折类型、移位等情况，包括骨折端掌侧成角、桡骨远端旋转等。

(2) CT 检查：更为清晰地显示骨折移位、骨块大小和位置等信息。

（四）临床治疗

1. 保守治疗　无移位的 Colles 骨折，用石膏托固定腕关节于中立位 4 周。有移位者，采用闭合复位，超关节小夹板或石膏外固定 2 周，以维持屈腕、尺偏位，待水肿消退后，改用腕关节中立位石膏或夹板固定。Colles 骨折的康复治疗流程见表 4-36。

表 4-36　Colles 骨折的康复治疗流程

阶　段	康复治疗流程
第 I 阶段（0～6 周）	目标：保护修复组织；减轻水肿和疼痛；维持非受累关节主动活动度达到正常范围
	康复治疗 ① 制动：持续佩戴支具固定腕关节于中立位，手指保持开放 ② 水肿管理：抬高患肢。行淋巴引流手法，手指和前臂的自粘绷带缠绕，加压冷敷治疗等以控制水肿 ③ 早期进行肩关节、肘关节周围肌肉轻度等长收缩训练，及手指关节主被动活动度训练。配合中、低频脉冲电刺激等物理因子治疗以避免关节粘连，肌肉萎缩，促进骨折愈合 ④ 指导患者进行手指各关节主被动和辅助活动度训练 ⑤ 注意观察是否存在继发性正中神经损伤 ⑥ 拆线后，可根据瘢痕情况进行加压、手法松解、超声波等软化瘢痕、预防瘢痕增生的治疗 ⑦ 2 周内建议常规冰敷治疗

（续表）

阶　段	康复治疗流程
第Ⅱ阶段 （6～8周）	目标：继续保护修复组织；增加前臂和腕关节的活动范围；增加部分相关肌肉力量和肌肉耐力训练；恢复部分日常生活活动能力
	康复治疗 ① 间断性脱卸支具进行关节活动度训练等康复治疗，但夜间仍需佩戴支具固定 ② 增加前臂和腕关节的主动活动训练，配合非受累关节肩关节、肘关节周围肌肉等长收缩训练和等张收缩训练 ③ 无痛范围内逐渐进行腕关节的被动牵伸训练。根据功能恢复状态，逐渐调整支具，使腕关节背伸20°～30° ④ 关注是否存在骨-筋膜室综合征，预防因血肿、包扎等造成局部压迫，使骨筋膜室内压力增高 ⑤ 水肿管理：继续进行上述消肿治疗，压力衣治疗也是很好的选择 ⑥ 疼痛管理：行经皮神经电刺激治疗等镇痛方法，视情况可以进行腕关节1～2级关节松动手法 ⑦ 中、低频电刺激刺激肌肉收缩预防肌肉萎缩，低强度超声治疗等促进骨折愈合 ⑧ 指导患者进行前臂旋前、旋后的牵伸训练，牵伸前可对前臂肌肉、筋膜进行放松 ⑨ 关节僵硬患者，手法牵伸或关节松动术前使用温热疗法和筋膜松解术放松软组织，治疗后常规冰敷。若为瘢痕所致，仍需进行上述瘢痕处理方法
第Ⅲ阶段 （8～12周）	目标：达到前臂和腕关节的最大活动范围，进一步增加相关肌肉力量和肌肉耐力训练，恢复日常生活活动能力，回归家庭和社会
	康复治疗 ① 逐渐拆除支具，开放腕关节活动，但夜间仍需佩戴。若依然存在腕关节活动或手指关节活动受限，可使用动力型支具或渐进性静止支具 ② 指导患者进行腕部自我牵伸。若患者出现手部抓握受限问题，可用弹性绷带缠绕后，做抓握动作 ③ 逐渐由肩关节、肘关节、腕关节的等长收缩训练转变为抗阻训练，训练时可借助弹力带等器材 ④ 在日常生活活动能力和职业功能训练强调手部训练，鼓励患者参与家庭日常生活活动，进而逐渐恢复工作和娱乐活动 ⑤ 全过程关注瘢痕情况，必要时干预

　　2. 手术治疗　对于严重粉碎骨折，桡骨远端关节面破坏者；手法复位失败者，或复位成功后外固定不能维持复位及嵌插骨折，导致尺、桡骨远端关节面显著不平衡者，行切开复位，并用"T"形接骨板内固定，术后石膏或支具外固定4～6周。对于小儿骨折患者，可在X线透视机下手法复位，再用交叉克氏针内固定。术后康复可参照上文的治疗流程。

十七、掌骨骨折

（一）概述

掌骨骨折为手部常见的骨折，常因握拳状态下受到外力的损伤所致，多见于成年人，男性多于女性，对手功能影响较指骨骨折小。

（二）损伤机制

掌骨骨折按照骨折部位可分为掌骨颈部骨折（第 5 掌骨最常见）、掌骨干骨折和掌骨基底部骨折。多由打击或挤压伤等直接暴力导致，可以为单一或多个掌骨骨折。骨折类型以横形和粉碎多见。因扭转和间接暴力也可以发生斜形或螺旋形骨折。

（三）临床表现及诊断要点

有明确的手部外伤史。症见手掌部肿胀、疼痛。相应手指不能活动。查体示手掌骨折部位瘀血、肿胀，压痛明显，多向背侧成角畸形，即伤后掌骨呈"低头"畸形。相应手指活动障碍。X 线检查可明确骨折部位及类型。

（四）临床治疗

1. 掌骨颈骨折　一般行手法闭合复位，整复后用石膏将患指固定于 90° 屈曲位 3 周。复位困难者可切开复位，以克氏针内固定。

2. 掌骨干骨折

(1) 一般掌骨干的横形骨折，呈背侧成角畸形，行手法闭合复位后，在骨折的成角部加"压垫"，再用背侧短臂石膏托将腕固定于功能位 6 周。

(2) 对无旋转移位的斜形骨折也可采用上述方法治疗。

(3) 粉碎性掌骨干骨折软组织肿胀严重，故早期应多放敷料加压包扎，外置石膏托制动。

(4) 伤后不易复位，或复位后不稳定，或多发掌骨干骨折，可切开复位后，用克氏针斜内固定，或钢板螺钉内固定。

3. 掌骨基底部骨折复位内固定　通常是稳定性骨折，需要支具固定 3～4 周。如果有移位、成角或短缩，就要根据 X 线检查判断骨折的类型、移位等情况，选择闭合复位或切开复位，并予克氏针内固定。掌骨骨折的康复治疗流程见表 4-37。

表 4-37 掌骨骨折的康复治疗流程

阶 段	康复治疗流程
第Ⅰ阶段 （0~4 周）	① 制动：持续佩戴支具。早期的支具需要固定手指和腕关节，保持开放未受伤的手指 ② 水肿管理：抬高患肢，行淋巴引流手法，手指和前臂的自粘绷带缠绕，加压冰敷治疗，压力性手套等控制水肿 ③ 术后第 1 天，即可开始进行非受累关节肘关节、腕关节及手指关节的主动活动。掌骨骨折稳定后 24~72 小时，可以开始恢复性训练，包括受累掌指关节和手指主、被动活动等 ④ 术后疼痛消失后，可以使用动力屈曲支具增加掌、指关节屈曲角度 ⑤ 如果骨折固定欠佳，受累关节推迟到术后 3~4 周方可开始被动活动。动力型屈曲支具和主动活动则要 4 周后才可开始介入 ⑥ 注意 2 周内建议常规冰敷治疗 ⑦ 进行低、中频脉冲电刺激治疗等预防肌肉萎缩 ⑧ 术后 2 周拆线后，可根据瘢痕情况进行加压、手法松解、超声波等软化瘢痕、预防瘢痕增生的治疗 ⑨ 当外伤后合并有伸肌腱、皮肤和软组织损伤，一般会出现肌腱粘连。应在安全的情况下，尽早帮助患者做一些活动恢复性训练。可参考上文伸肌腱损伤的康复流程
第Ⅱ阶段 （4~6 周）	① 4 周后逐渐减少支具佩戴时间，可以用弹力带等进行渐进性抗阻训练 ② 继续上述肿胀管理的治疗 ③ 若存在伸肌腱粘连，继续做一些伸肌腱的单独训练 ④ 关节僵硬患者，视骨折愈合情况行手法牵伸或关节松动术，治疗前使用温热疗法和筋膜松解术放松软组织，治疗后常规冰敷。若为瘢痕所致，仍需进行上述瘢痕处理方法
第Ⅲ阶段 （6 周后）	① 6 周后，患者可以进行日常生活模拟训练，包括逐渐拎重物。若环指和小指的掌骨骨折，需重视其对强力握持的影响，应视病情恢复情况，调整作业治疗 ② 如果随访过程中，骨折端生长不佳，甚至持续不稳定，就需要与手术医师沟通，重新制定治疗方案

十八、指骨骨折

（一）概述

指骨骨折是指在指骨近节、中节或远节发生的骨折，可单发或多发，是手部最常见的骨折，多见于成年人。如治疗方法不正确或未能解剖复位，可造成畸形愈合及关节僵直，使手的功能受到影响。

（二）损伤机制

1. 近节指骨骨折　以指骨骨干骨折居多，多由间接暴力所致。间接暴力通常是在手指过度伸直时发生，而直接暴力打击于手指背侧也可造成骨折。骨折多数为横形，斜形次之。开放性骨折以粉碎性多见。

2. 中节指骨骨折　中节指骨骨折较近节指骨骨折机会少。直接暴力打击引起横断骨折，间接暴力可引起斜形或螺旋形骨折。

3. 远节指骨骨折　远节指骨位于手的最远端，损伤机会较多，其骨折发生概率占手部骨折的首位。骨折多由直接暴力所致，如挤压、砸伤等，多呈粉碎性骨折。

（三）临床表现及诊断要点

有明确的手指外伤史。症见手指肿胀、疼痛。相应手指不能活动。查体示手指畸形，手指骨折部位瘀血、肿胀，压痛明显。相应手指活动障碍。X 线检查可确定骨折部位及类型。

（四）临床治疗

1. 近节指骨骨折复位内固定　手法复位后固定该指于屈曲位 4～6 周；不稳定斜形骨折或手法不成功时，可切开整复，并用克氏针或微型钢板内固定；陈旧性骨折畸形愈合，可采用切开复位、克氏针斜行或交叉内固定。康复治疗的要点：①在术后的 24～72 小时就应该有早期康复的介入，术后第 1 天，即可开始进行非受累关节肘、腕的主动活动。中、低频电刺激刺激肌肉收缩，预防肌肉萎缩。2 周内注意常规冰敷治疗。②用支具固定指间关节伸直，掌指关节屈曲位 4～6 周。注意仅需要固定骨折远、近端 2 个关节，或者与邻侧健指借助兄弟指套固定，其余关节保持活动。③近节指骨骨折，明确骨折端完全稳定后，应早期让其在安全范围内进行主、被动的活动，有利于肌腱的滑动，减少粘连。④术后 2 周拆线后，可根据瘢痕情况进行加压、手法松解、超声波等软化瘢痕、预防瘢痕增生治疗。⑤6～8 周开始循序渐进行指间关节抗阻练习。

2. 中节指骨骨折复位内固定　可采用手法整复，并在屈指位石膏托制动。如果骨折发生在指浅屈肌附着处的近端，需将骨折远端伸直才能复位，复位后以小夹板外固定。为避免长时间伸直位外固定形成关节僵直，可用不锈钢针或微型钢板内固定。康复治疗的要点：①采用夜间手夹板，维持近侧指关节中立位，中节指骨基底部的骨折容易造成近侧指间关节的屈曲挛缩，应早期采用伸直位制动近侧指间关节。②当中节指骨骨折固定后，一般在 5～15 天尽早开始患指主、被动活动训练，中、低频电刺激刺激肌肉收缩，预防肌肉萎缩，2 周内建议常规冰敷治疗。③术后 4 周患指开始充分的伸直练习。如果近侧指间关节没有达到完全伸直位，可在术后 5 周使用动力型伸直夹板。合并近侧指间关节损伤者，需要 6～8 个月肿胀才能消退，以及充分恢复关节活动。④若中节指骨远端骨折，支具固定不应超过 3 周，以免关节僵硬，同时通过远侧指间关节的关节锁定练习恢复其活动范围，关节僵硬患者，视骨折愈合情况行手法牵伸或关节松动术，治疗前使用温热疗法和筋膜松解术放松软组织，治疗后常规冰敷。若为瘢痕所致，仍需进行上述瘢痕处理方法。⑤如果需要切断伸指肌腱作内固定者，远侧指间关节应避免做主动屈曲。先维持近侧指间活动，直至术后第 3 周开始远侧指间关节活动。⑥掌板断裂未经治疗可能导致并发症有复发性近侧指间关节半脱位，屈曲挛缩，近侧指间关节过伸及创伤性关节炎。

3.远节指骨骨折复位内固定　通常用夹板固定或软固定。指骨基底关节内骨折，容易破坏关节面，且常合并脱位，需切开复位，用克氏针内固定。康复治疗的要点：①脱敏训练。在伤口愈合并能接受训练的前提下，可以用自粘绷带缠绕指端，借助不同的物品和方式进行训练，然后逐步减少自粘绷带缠绕的厚度，增加刺激强度。②3 周后，可以解除支具固定。如果是单纯的粗隆粉碎性骨折，固定时间可以更短。拆线后，可根据瘢痕情况进行加压、手法松解、超声波等软化瘢痕、预防瘢痕增生的治疗。指导患者进行对指捏和抓握力量的训练。③约术后 6 周去除外固定或钢丝后，可开始远侧指间关节屈伸运动练习。若远侧指间关节屈曲角度减少，建议患者佩戴动力型屈曲支具。④当治疗师增加患者屈曲活动范围的时候，要注意避免出现远侧指间关节伸展受限。⑤当远侧指间关节达到全范围屈曲角度以后，还需加强指伸肌力量的练习。同时，在非练习时间和睡眠时，仍需佩戴静力型手夹板 12 周。

第四节　手部外伤的康复

一、断手、断指再植术后的手功能康复

（一）早期手功能康复

早期手功能康复的目的是配合临床预防感染，消除肿胀以及防止关节僵硬促进血液循环和加速组织的愈合。主要手段有物理因子治疗和主、被动功能锻炼。如无金属内固定物的情况下，可使用超短波治疗，具有促进深部血管扩张，改善血液循环和抑菌的作用，防止静脉血栓形成和细菌感染，可以加速水肿的吸收。如有金属内固定物的情况下可改用中频电疗法（干扰电除外），中频电刺激可扩大细胞与组织的间隙，从而软化瘢痕，松解粘连；使血管扩张，加速血流以达到消肿、消炎的目的。一旦发生感染，可用波长 250～260nm 的紫外线直接照射创面，通过直接杀灭病原体或改变微生物的生存环境以达到抑制细菌生长的作用。对未加制动的关节可以做轻微的被动屈

伸活动，以减少患指的肌腱粘连。同时对其他未受累关节进行主动训练，通过适当活动可以加速局部血液循环，加快组织的愈合，防止因制动引起的关节僵硬和骨钙流失。

（二）中期手功能康复

中期手功能康复从解除手的制动开始，目的是防止关节的僵硬和肌腱的粘连进一步加重，同时需要注意防止肌肉萎缩。中期康复应尽量进行主动运动训练，训练手指的伸、屈和握拳等动作，如合并拇指损伤，应加上手部的精细运动训练，如拇指与示指的侧捏训练，拇指与示指指尖的捏捏训练以及拇指与其他手指的对指训练。使用神经肌肉电刺激可刺激肌肉收缩，防止肌肉萎缩；如合并神经损伤，可配合功能性电刺激或电子生物反馈治疗提高对手指运动的控制。此期训练最好有治疗师配合，并定期进行康复评定。

（三）后期手功能康复

断手、断指再植手术后的后期康复应以加强主、被动训练为主，被动训练开始时患者可能会感觉剧烈疼痛，要做好患者的宣教工作和做好疼痛管理，可用经皮神经电刺激治疗缓解疼痛，超声波治疗松解瘢痕，筋膜刀或者筋膜手法释放筋膜张力等。主动训练可加大手指的力量训练，可使用握力器或哑铃训练抓握力量。如已出现关节僵硬或粘连，可在治疗师的配合下做关节牵伸训练，可配合支具辅助。

二、肌腱修复术的手功能康复

（一）肌腱吻合术的手功能康复

一般肌腱吻合术后的早期康复训练分为 3 期。第 1 期为手术后 1 周，以消除肿胀，预防术口感染和肌腱粘连为目的。主要为轻微被动活动，活动后需要冰敷防止肿胀加重；理疗可用红光疗法，消除肿胀、防止术后粘连和促进组织愈合；同时配合中、低频电刺激治疗可防止肌肉萎缩；存在感染风险或已出现感染的患者，可使用紫外线光治疗有效抑制细菌生长。第 2 期为手术后 2～3 周，防止肌腱进一步粘连和其他关节活动度下降，被动活动可以适当加大幅度，继续第 1 期康复的理疗；对未受累的关节进行低强度主动训练，如肩、肘、腕关节各方向的主动运动训练；第 3 期为手术后满 3 周，此时可以去除外固定，开始在治疗师指导下做主动功能锻炼，如合并神经损伤，可配合功能性电刺激治疗或电子生物反馈治疗提高对手指运动的控制；

从手术后5～6周可以由治疗师开始用手法对患指进行被动活动。尽量使关节达到正常的屈伸范围，如已出现关节僵硬，治疗师可对僵硬关节进行牵伸训练；此期可根据瘢痕情况进行加压、手法松解、超声波治疗等软化瘢痕、预防瘢痕增生的治疗。手术6周以后，可以用支具防止关节挛缩和增加关节的活动范围。

（二）肌腱转移术的手功能康复

对已经丧失功能的肌腱或肌肉，无法通过手术修复重建其功能时，可以用患者自身正常的肌腱转移恢复其功能，肌腱转移术后使用的固定支具和康复流程与肌腱吻合术大致相同，但需要特别注意两点：①术前应对关节进行功能评估与检查，如关节的活动度、肌力、肿胀以及疼痛等；当关节出现活动障碍时，应先对关节进行活动训练；可在术前使用红外线治疗促进炎症的吸收和消肿。②由于移位的肌腱已失去其原有的功能，开始时出现运动控制障碍，须在治疗师指导下借助视觉反馈和神经反射进行训练。患者也可在电子生物反馈仪器的辅助下进行运动控制训练。如桡神经损伤后，其功能重建是用掌长肌重建伸腕功能，开始训练时应让患者在屈腕的同时训练做伸腕的动作。

（三）肌腱松解术后的手功能康复

一部分患者进行肌腱修复术后常因肌腱粘连导致手功能障碍，且通过康复训练不能达到功能需求，因此常需进行肌腱松解术。为取得理想的疗效，医生与治疗师在手术前需要评估患者的关节功能状态，术前和术后都要接受系统的功能康复训练。如已出现关节僵硬的情况则需要做被动活动，使其活动度尽可能达到正常。术后1～2天内可去除敷料，开始用力被动活动手关节至充分屈伸状态，虽然手术部位的肿胀和疼痛会使患者的依从性降低，却是防止粘连，恢复功能的最好时机。在此期间需要对患者做好宣教和疼痛管理，提高患者的配合度。物理因子治疗可以用蜡疗等消肿；经皮神经电刺激治疗可促进局部血液循环达到镇痛和松解粘连的作用。术后的功能康复还是以手法为主，配合物理因子治疗。

三、支具在手损伤康复中的应用

（一）伸腕及伸指支具

当桡神经损伤和/或伸肌功能发生障碍时，可选用腕指关节伸展支具将腕指固定在伸展位置，如锤状指指夹板，利用三点作用原理可将远端指间关节固定在轻微过伸位，而近端指间关节在轻度屈曲位。桡神经损伤可用动态腕手矫形器，如托马斯型悬吊矫形器或奥本海默型矫形器，利用钢琴丝、橡皮筋及弹簧的弹性辅助腕关节和手指关节的伸展，同时又训练手的屈曲功能。

（二）指关节屈曲支具

当手指关节发生屈曲功能障碍时，可采用帮助手指屈曲的支具以训练掌指关节及指关节的屈曲。如出现鹅颈畸形时，可用鹅颈指夹板对近端指间关节进行矫正，把近端指间关节固定保持在屈曲 25°～30°。如需屈曲训练，可根据部位选择指间关节助屈矫形器或掌指关节助屈矫形器，两者都是利用橡皮筋的弹性辅助关节屈曲的动态矫形器。

四、手功能康复的作业治疗

作业治疗主要是通过各种作业项目的操作性训练来恢复手的功能。手的功能可分为非精密操作性功能和精密操作性功能。非精密操作性功能是除拇指以外其他各指参与的动作，可以利用握力器或小哑铃进行。手的精密性操作功能是指必须由拇指尖端和其他手指共同参与才能完成的能将小物体固定的动作。如对指球的动作（掌捏）；拇指指腹与示指相对的动作（侧捏）；拇指和示指尖捏较细小物体称为掐捏。通过这些训练可以逐步改善手的精密性操作功能。

第五节　手部烧伤康复

一、概述

烧伤泛指由热力、电流、化学物质、激光、放射线等所致的组织损害，主要是指皮肤和（或）黏膜，严重者也可伤及皮下或黏膜下组织，如肌肉、骨、关节甚至内脏。根据烧伤原因的不同，可将烧伤分为热力烧伤、电烧伤、化学烧伤、放射性烧伤、复合性烧伤五类。其中热力烧伤最为多见，占各类烧伤原因的 85%～90%。

根据中国九分法，双上肢占成人体表 18%，包括双侧上臂、双前臂及双手，其中双上臂占 7%，双前臂占 6%，双手占 5%。

二、烧伤的临床分型

具体见表4-38。

表4-38 烧伤的临床分型

深 度		损伤程度	临床表现	感 觉	创面愈合过程
I 度（红斑性）		伤及角质层、透明层、颗粒层、棘状层等，基底层健在	局部似红斑。轻度红、肿、热、痛，无水疱，干燥，无感染	微过敏，常为烧灼感	2～3天内症状消退，3～5天痊愈，脱屑，无瘢痕
II 度（水疱性）	浅 II 度	可伤及基底层，甚至到达真皮乳头层	水疱较大，去表皮后创面湿润，创底鲜红、水肿	剧痛、感觉过敏	如无感染1～2周痊愈，不留瘢痕
	深 II 度	伤及真皮网状层	表皮下积薄液，或水疱较小，去表皮后创面微湿，发白，有时可见许多红色斑点或细小血管支，水肿明显	疼痛、感觉迟钝	一般3～4周后痊愈，可遗留瘢痕
III 度（焦痂性）		伤及全皮层，甚至皮下脂肪、肌肉、骨骼	创面苍白或焦黄呈炭化，干燥、皮革样，多数部位可见粗大栓塞静脉	疼痛消失、感觉迟钝	3～4周后焦痂脱落，需植皮后愈合，遗留瘢痕或畸形

手部烧伤的特殊性：手背的皮肤薄而柔软、松动、富有弹性，在指间关节有许多横纹和环状隆起，便于手指活动；手背皮下组织少，只有一薄层疏松结缔组织将皮肤和下面的伸肌腱、关节囊和关节韧带隔开。因此深度烧伤较多，易波及深部肌腱、关节、骨骼，截肢可能性大，愈合后常伴有挛缩畸形和功能障碍，典型的表现为指间关节过度屈曲，掌指关节过度背伸，手掌向前突出，拇指内收，掌弓消失或指粘连（图4-54和图4-55）。手掌皮肤坚韧并有很厚的角化层，皮下脂肪多且被许多细小的结缔组织隔开，分为脂肪小叶的结缔组织，将掌腱膜和屈肌腱紧密地连接在一起，使手掌在抓捏时不致移动，故手掌烧伤机会比手背少，烧伤深度波及肌腱、骨者少，愈合后典型的表现：指屈曲，指掌粘连呈握拳状，功能障碍严重（图4-56）。

三、手部烧伤的功能评定

（一）被动关节活动度

关节僵硬、瘢痕挛缩是造成烧伤患者功能障碍的主要原因。造成关节挛缩的原

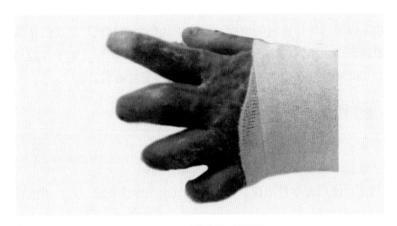

图 4-54　手背烧伤（背面）

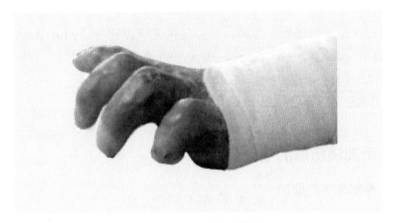

图 4-55　手背烧伤（侧面）

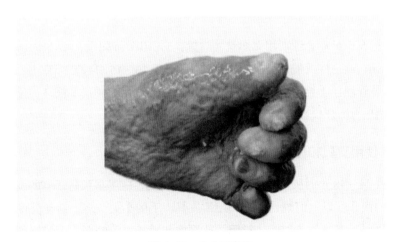

图 4-56　愈合后表现

因有医源性、因舒适体位所致的挛缩、继发于烧伤创面和皮片植皮的挛缩、继发于增生性瘢痕的挛缩。不同的烧伤部位会导致不同的挛缩畸形，如手背部和手指烧伤可造成腕关节和掌指关节过伸，以及指间关节屈曲挛缩畸形。

（二）增生性瘢痕

(1) 观察法：颜色、厚度、质地。

(2) 量表法：常用温哥华瘢痕量表评估（表4-39）。

(3) 器械法：使用光学色谱仪、超声波与软组织触诊系统、超声成像技术来探测瘢痕的厚度和血供情况。

（三）其他评定

(1) 感觉评定，如瘙痒、疼痛，可通过视觉模拟评分（Visual Analogy Scale，VAS）、数字评分法（Numeric Rating Scale，NRS）来进行主观评估。

(2) 水肿的评估，可用浸水法、皮尺测量法。

(3) 手功能评估，握力、捏力、应用于日常生活活动的能力。

四、手部烧伤后的康复

（一）手部烧伤的处理

(1) 治疗创面感染。

(2) 光疗法：用低剂量波长为658nm的红光在创面上进行点状照射，各点照射13秒。

(3) 超短波：炎症急性期用无热量，对置，5～10分钟间歇，小功率1～2cm，大功率3～5cm；亚急性及慢性炎症用微热量，对置，10～15分钟。

(4) 水肿管理：①抬高患肢，促进静脉及淋巴回流，改善局部循环；②局部低温治疗；③用压力治疗仪逐渐从远端到近端加压。

（二）使用支具和良肢位摆放

烧伤后24～48小时胶原合成和挛缩开始，因此，应尽早预防挛缩的发生。一般累及关节的浅Ⅱ度以上的烧伤，必须使用支具。手的小关节多，活动强度大，患者伤后因怕痛而造成腕关节屈曲，指间关节屈曲和拇指内收畸形。手背烧伤，宜将腕关节置于掌屈位，手掌或环形烧伤，以背屈为主。全手烧伤，将腕关节微背屈，各

表 4-39　温哥华瘢痕评估量表

项　目	评分标准
色泽	0 分：瘢痕颜色与相邻身体正常部位皮肤颜色近似
	1 分：轻微粉红色
	2 分：混合色泽
	3 分：色泽较深
血管	0 分：瘢痕颜色与身体正常部位近似
	1 分：粉红色局部血供略高
	2 分：红色局部血供明显增高
	3 分：紫色或深红色血供丰富
柔软性	0 分：正常
	1 分：柔软（在最小阻力下皮肤能变形）
	2 分：柔顺，可弯曲（在压力下能变形）
	3 分：硬（手压时无弹性，呈块状）
	4 分：组织呈条索状
	5 分：挛缩畸形（永久性短缩导致功能障碍）
厚度	0 分：和周围正常皮肤同等高度
	1 分：高于正常皮肤 ≤ 2mm
	2 分：> 2mm，≤ 5mm
	3 分：高出正常皮肤 5mm 以上
疼痛	0 分：无痛
	1 分：偶或轻微痛
	2 分：需要药物
瘙痒	0 分：无
	1 分：偶或轻微瘙痒
	2 分：需要药物

注：0 级锁评定项目均需与身体其他部位的皮肤对比进行，并且要求必须采用专用玻片按压瘢痕 2 秒后观察。最高分 18 分，最低分 0 分，分数越高说明瘢痕情况越严重，反之，则影响程度越小

指间用无菌纱布隔开，掌指关节自然屈曲 40°～50°，指间关节伸直，拇指持外展对掌位，必要时采用塑料夹板做功能位固定。不能主动活动的患者，需全天佩戴支具。如果患者能做功能性活动，则晚上佩戴支具。

（三）疼痛处理

可用催眠、认知行为疗法、放松训练等治疗缓解疼痛。另治疗过程中，治疗师应观察患者对于疼痛的客观反映指标，如血压、心率、呼吸、表情变化，并根据客观反映，及时调整治疗强度或时间。

（四）创面及瘢痕瘙痒

可采用药物治疗、音频电疗、局部润肤剂、压力疗法和按摩疗法。

1. 瘢痕管理　加压、手法松解、超声波等软化瘢痕、预防瘢痕增生治疗。

2. 瘢痕的压力治疗　压力治疗应在烧伤创面愈合后尚未形成瘢痕时开始。有研究显示，加压治疗开始时间越早，其治疗和预防效果越好。一般 10 天内愈合的烧伤不用压力疗法；10～21 天愈合的烧伤应预防性加压包扎；21 天以上愈合的烧伤、已削痂植皮的深Ⅱ度和Ⅲ度烧伤必须预防性加压包扎。常用的压力治疗有 ① 绷带加压法：可用弹力绷带、自粘绷带、筒状绷带、硅酮弹力绷带加压；② 压力衣（pressure garment）：可配合应用压力垫、支具。

3. 尽早促进早期运动训练　运动对于管理肿胀、预防肌肉萎缩、肌腱粘连、关节僵硬、关节囊短缩十分重要。运动训练包括被动关节活动、主动－助动关节活动、主动关节活动、功能性活动。如果患者不能积极主动参与运动，则进行持续被动关节活动。应尽可能鼓励患者做主动运动练习。

4. 手功能训练　进行抓握、捏放等功能性活动训练，可结合辅具。

第六节　癌症术后的手功能康复

一、骨肉瘤术后的手功能康复

（一）概述

骨肉瘤是最常见的骨原发恶性肿瘤，好发于四肢长管状骨，干骺端为最好发部位，偶见于骨干，最多见于股骨下端和胫骨上端（约占所有病例的 50%），其次为股骨和肱骨上端，很少见于扁骨和不规则骨。

（二）手术及诊疗原则

针对骨肉瘤部位、分期及患者全身情况，主要的手术及诊疗方式包括：①保肢术：保肢术后通常需进行术后骨缺损重建，重建方法有人工关节置换、关节融合术、异体骨关节移植等。②截肢术。③放射治疗和全身化疗。

（三）骨肉瘤术后上肢功能障碍

对于保肢术及相关患者，其功能障碍需注意：①关节肿胀；②关节内及关节周围软组织粘连；③肌肉萎缩、粘连、变性；④神经损伤。

对于截肢术患者，其功能障碍则需注意：①残肢畸形；②残肢痛及幻肢痛；③组织缺损、愈合不良。

（四）骨肉瘤术后上肢功能障碍评估

根据以上相关功能障碍，骨肉瘤术后上肢功能评估包括以下几个方面。

(1) 关节活动度测定、肌力测定、感觉功能评定、日常生活能力评估、神经损伤的肌电评估等，详见第 2 章相关部分。

(2) 对于截肢患者需评估：①患者全身情况。年龄、性别、心理素质、精神状态、家庭经济情况等，判断是否能装配假肢、承受佩带假肢后的康复功能训练和有无利用假肢的活动能力。②残肢评定。残肢外形、关节活动度、残肢畸形、皮肤情况、残肢长度、肌力、残肢血运、残肢痛与幻肢痛测定、心理评估等。

（五）骨肉瘤的手功能康复

1. 保肢术患者的康复　早期促进肿胀消退、减少肌肉萎缩、防止关节粘连僵硬，主要方法：保持良好的姿势体位、介入物理治疗；主被动关节活动；通过作业治疗设计，进行各种手部操作、ADL 训练、平衡协调功能训练等，改善动作技能及技巧；辅助支具的使用，适用于伴有神经及肌肉肌腱损伤的患者。

2. 截肢术患者康复

(1) 残端处理：促进伤口愈合，避免肿胀，促进残端早期成熟，利于安装假肢。

(2) 防止关节挛缩畸形：抬高残肢，减轻肿胀，但不要使近端关节过多屈曲。

(3) 穿用假肢前的练习：当截肢侧为优势手时，要进行更换优势手的指导训练；

尽早开始残肢肌肉的主动静力性收缩和健肢的主动运动。

(4) 假肢手的穿用训练：装饰手没有手的功能，不必特殊练习；工具手没有手指动作，只需残肢肌力充分，就能完成指定作业；前臂假肢和上臂假肢先让患者认清上肢假肢部件的名称和用途，然后学习穿脱和使用。

(5) 穿戴假肢后：注意保护残肢及假肢。

(6) 对于残肢痛与幻肢痛：以物理治疗结合药物及心理支持治疗的综合治疗为主。

二、乳腺癌术后的手功能康复

（一）概述

乳腺癌是全球女性最常见的癌症，2018 年全球女性乳腺癌发病率和死亡率分别为 $46.3/10^5$ 和 $13.0/10^5$，且均呈上升趋势，男性乳腺癌属罕见的恶性肿瘤，约占所有乳腺癌患者的 1%。乳腺癌患者患侧上肢及手功能障碍是乳腺癌手术后常见并发症，严重影响患者的生活质量，其中肩关节功能障碍和腋网综合征是比较常见的问题。腋网综合征表现为从腋窝延伸到内侧臂（有时延伸到手掌）可触及的绳索状皮下组织，通常在肩部外展时显现。这可能是由淋巴和（或）静脉系统的损伤和硬化所致，但确切病因尚不清楚。尽管这些条索不一定引起疼痛，但会限制肩关节活动度。

（二）手术、放疗等治疗对患者上肢及手功能的影响

1. 胸壁和乳房并发症　乳腺手术、乳房重建术和放疗都可能会导致血肿形成、脂肪坏死、慢性疼痛和复发性皮肤感染等并发症；放疗也可能导致皮肤和软组织纤维化或坏死等问题。

2. 肌肉骨骼问题　乳腺和腋窝手术中胸大肌、胸小肌被切断或切除；手术和放疗还可能引起疼痛性瘢痕组织形成。

(1) 淋巴水肿：乳腺手术和放疗都可能损伤淋巴管，引起淋巴引流不畅，导致累及乳腺、胸部和同侧肢体的早发型或迟发型淋巴水肿。

(2) 神经损伤：乳腺癌手术中直接损伤神经，或者出现创伤性神经瘤或瘢痕组织累及腋窝和（或）胸壁中的神经组织（如臂丛、肋间臂神经、第二肋间神经外侧皮支、胸长神经以及胸内侧和外侧神经）；放疗也可导致臂丛神经病变。

（三）乳腺癌术后上肢功能障碍

乳腺癌术后上肢功能障碍，常见肩关节活动受限、上肢水肿、肌力减退、手的精细运动障碍、神经损伤及疼痛等。

根据以上相关功能障碍，乳腺癌术后上肢功能障碍评估包括关节活动度评定、水肿评估、肌力测定、感觉功能评定、日常生活能力评估、神经损伤的肌电评估等，详见第 2 章相关部分。

1. 患侧上肢功能锻炼

(1) 术后早期进行手指、腕部和肘关节的运动，如捏握拳、腕部及肘关节屈伸。

(2) 术后 1 周开始以肩部为中心适当活动肩关节，如抱肘运动，前后摆臂和小范围旋臂运动，逐渐扩展至肩关节最大外展和前屈角度，锻炼应循序渐进，避免二次损伤；鼓励使用患侧手参与进食、洗脸、刷牙等日常活动。

(3) 后期出现肩部症状时，应针对肩部进行运动训练（如肩部肌肉的被动拉伸和渐进抗阻训练），运动方案必须配合充分的疼痛控制，可采用抗炎药（如非甾体类抗炎药），可对患者采用关节腔内皮质类固醇注射。

(4) 腋网综合征的治疗：首要目的在于维持肩关节活动度。根据关节活动受限的严重程度，治疗可以从温和、重力辅助的肩关节钟摆练习开始，逐渐发展到扶壁行走和主动辅助关节活动度训练。

(5) 乳房切除术后疼痛综合征的治疗：可采用多种物理治疗，例如脱敏技术、TENS 和局部冷敷。也可以配合疼痛药物使用，如普瑞巴林或加巴喷丁、度洛西汀，或者局部使用利多卡因和非甾体类抗炎药等。

2. 控制上肢水肿

(1) 术后早期肩关节制动，患肩至上肢下垫一软枕，抬高患肢，预防淋巴水肿的发生。

(2) 术后早期进行上肢肌肉静力性收缩，利用肌肉泵作用促进血液和淋巴回流。

(3) 慢性水肿的早期治疗，如抬高、制动运动及弹力衣等，也可以运用夹板、支具，间隙使用弹力绷带包扎和加压冰敷治疗仪。

注意事项：避免各种淋巴回流路径上的压迫，如首饰、衣物与配件；避免患肢施加过度压力如血压测量；避免患肢过度负重。

第5章 ICF 模式下的手功能延伸康复

手及上肢由于结构复杂、功能精细，损伤之后往往需要大量时间去恢复，其中手作为日常生活中使用最频繁的器官，一旦出现手功能损伤，日常生活质量必然会严重下降，因此最大限度恢复手功能是刻不容缓的事情。

对由于多种损伤而导致的手功能障碍疾病的患者而言，以功能导向为主，通过多学科合作，将传统康复和现代技术相结合，基于 ICF 理念（协助手功能障碍的患者选择、参与、应用有目的和意义的活动，以达到最大限度的恢复躯干、心理和社会方面的功能，增进健康，预防能力的丧失及残疾的发生，以发展为目的，鼓励患者参与贡献社会），是目前最为主要的康复治疗理念框架，手功能障碍的患者不止侧重院内康复治疗，为了维持及提高手功能障碍患者的康复治疗效果，常借助电子媒介手段进行治疗，但此法存在时间和空间上的局限性，对手功能障碍患者的康复存在不足。有研究表明，居家康复对提高肢体康复功能具有重大意义，因此为提高手功能障碍患者的康复积极性及依从性，同时坚持科学、规范的康复训练，加强手功能障碍患者的家庭关怀及心理支持，以便更好地适应日常生活，提高身心健康，对日常生活环境的改造也是十分必要的。

一、环境改造

（一）环境的概念

环境（environment）是指围绕着人类的生存空间，是人类赖以生存和发展的外部条件综合体，是可以直接或间接影响人类生存和发展的各种自然因素和社会因素的总体。ICF 将环境因素定义为"构成个体生活背景的外部或外在世界的所有方面，并对个体的功能产生影响"。环境因素包括自然界及其特征、人造自然界、与个体有不同关系和作用的其他人员、态度和价值、社会体制和服务以及政策、规律和法律。

ICF 中将环境分为物理环境（人造环境、自然环境、设备、技术），社会环境（社会支持和社会态度），文化、制度和经济环境等方面，并从用品和技术、自然环境和对环境的人为改变、支持和相互联系、态度、服务体制和政策等方面分别进行限定。

人与环境的关系密不可分。一方面，人类的所有活动都发生在相应的环境之中，人们试图通过这些活动去适应、影响和改造环境，使之更适合人类的生存；另一方面，环境也在某种程度上支持和限制着人类活动，使人类活动符合相应的环境条件。

（二）无障碍环境

无障碍环境（accessibility）是指能够进去、可以接近、可以获得、易到达的环境。理想的无障碍环境是指为实现残疾人平等参与社会活动，使残疾人在任何环境下进行任何活动均无障碍。

（三）环境改造

环境改造（environmental modification）是通过对环境的适当调整，使环境能够适应残疾人的生活、学习或工作的需要。环境改造是作业治疗的重要工作之一，也是患者能否真正回归家庭和社会的重要条件。对于部分重度伤残患者，环境改造是关系他们能否生活自理和回归家庭、社会的重要内容。

（四）无障碍环境要求

无障碍环境包括生活环境、移动环境、交流环境、教育环境、就业环境、文体环境、宗教环境、居家环境、公共环境等方面的无障碍。无障碍环境的基本要求为①可及性：可达（achieve）、可进（entrance）、可用（usable）；②安全舒适；③符合使用者的特征；④能够提升残疾人的能力。作业治疗干预中最主要的是居家环境，居家环境无障碍的要求具体介绍如下。

1. 通道

(1) 门：供功能障碍者通行的门最好使用自动门，不宜采用旋转门和弹簧门，门锁的高度和开启的力度要符合患者的能力水平。

(2) 门口：门口不宜有门槛，门扇开启后门口的净宽不得小于 0.80m。

(3) 通道：有易进出的通道，如平坦的路面、没有或少台阶、合适的扶手等。通道中无障碍物，光线充足，照明良好。

(4) 斜坡：如室内需要装斜坡，其长度与高度之比不应小于 12∶1，表面防滑处理，两侧安装扶手。

2. 走廊

(1) 供轮椅出入的走廊应有 1.20m 的宽度，单拐步行时通道所需宽度应为

0.70～0.90m，双步行时需 0.90～1.20m。

(2) 顺利通过一台轮椅和一个行人的走廊至少需宽 1.40m，轮椅旋转 90° 所需空间至少为 50m×1.35m；以车轮为中心旋转 180° 时需要 1.70m×1.70m 的空间；偏瘫患者用轮椅和电动轮椅旋转 360° 时需有 2.10m×2.10m 空间，旋转 90° 需有 1.50m×1.80m 的空间。

3. 卫生间

(1) 门：供功能障碍者使用的卫生间门应该向外开，以保证室内有足够空间，更重要的是，一旦功能障碍者发生意外，外面的人容易打开门施救，而不至于因轮椅或辅助器具挡在门前，在外无法开启。

(2) 便池：大便池一般采用坐式马桶，与轮椅同高（0.40～0.48m），两侧安装扶手，两侧扶手间距离为 0.80m 左右，扶手可采用固定式，也可以是可移动的，移开一侧以便轮椅靠近。

(3) 洗手盆：洗手盆底最低处不应低于 0.69m，以保证使用轮椅者的大腿部可进入池底下面，便于接近水池洗手和脸。池深不必太深，0.10m 左右即可，水龙头最好采用长手柄式，以便操作；排水口应位于患者能够到处；镜子中心应在离地 1.05～1.15m 高处，以便乘轮椅患者应用。

(4) 卫生间内安排：在靠近浴位处应留有轮椅回转空间，卫生间内的轮椅使用面积不应小于 1.20m×0.80m。在浴盆的一端，应设宽 0.30m 的洗浴坐台。在大便器及浴盆、淋浴器邻近的墙壁上应安装扶手。

4. 室内安排

(1) 轮椅进入的房间至少要有 1.50m×1.50m 的空间供轮椅转动，厨房桌面或餐桌的高度在可供轮椅进入的前提下不能高于 0.80m。

(2) 通过一辆轮椅的走道净宽度不宜小于 1.20m。床应固定不动，床前至少要有 1.50m×1.50m 的空间供轮椅转动。

(3) 床的高度应与轮椅的座位高度接近。非轮椅使用者，床的高度应以患者坐在床边，髋、膝关节保持约 90° 时，双脚可以平放在地面为宜。床垫要坚固、舒适，应在床边设置台灯、电话及必要的药品。

(4) 电源插座、开关、电话应安装在方便、安全的位置，电源插座不应低于 0.50m，开关高度不应高于 1.20m。

(5) 室内外的照明要好，室内温度应能够调节，对于存在体温调节障碍者，如脊髓损伤者和烧伤患者，室温的调节十分重要。

5. 厨房

(1) 操作台板的高度应适合轮椅使用者的需要，高度一般小于 0.79m，从地面到膝部的间隙为 0.70～0.76m，台板的深度至少应有 0.60m。

(2) 台面应有利于将重物从一个地方移到另一个地方。桌子应能使轮椅使用者双膝放到桌下，其高度最好可以调节。如有必要，可配备一个带有脚轮的推车，以方便转移物品。

6. 地面

(1) 室内的地面应平整，地面宜选用不滑且不易松动的材料。

(2) 地板不应打蜡和放置地毯，房间之间的通道要畅通没有阻碍，所有的物件要保证安全。

(3) 门把手最好为向外延伸的按压式把手以利开关，最好不使用旋转把手。

(4) 供视力残疾者使用的出入口、地面，宜铺设有触感提示的地面块材或涂刷色彩艳丽提示的地面图标。

（五）环境改造流程

进行环境改造时通常需遵循以下流程。

(1) 对环境和患者的功能状况进行详细的评估，了解患者的功能情况、需要进行的活动、环境情况、个人及家庭的要求等。

(2) 分析活动受限的环境方面因素，进行阶梯化的环境改造过程。首先考虑是否可以对活动进行调整，达到适应环境的目的。其次考虑是否可以通过调整物品的位置来解决。再次考虑是否可以通过使用辅助器具来解决活动问题。最后才考虑物理结构的改造。

(3) 出具环境改造方案：确定了环境改造方法后需出具具体的环境改造方案，如需进行物理结构的改造，还需出具图纸。对比改造前的图纸，详细标明需改造环境的位置、尺寸、具体要求等信息。

(4) 实施环境改造：根据环境改造方案，进行活动调整、物品重新摆放或使用辅助器具。需要进行物理结构改造的一般由患者家人自行施工或请工程队施工，施工过程按所确定的环境改造方案进行。

(5) 再评估：改造完成后需进行再次评估，确保使用者可安全使用改造的环境，对需要训练者进行环境适应训练，患者或家属掌握方法后方可交付使用。

(6) 随访：定期进行随访，了解使用者环境适应情况和独立生活情况。

（六）环境改造的应用

环境的改造可以应用到作业活动的调整、物件的改造、辅助器具的使用和物理结构环境的改造四个方面。

1. **作业活动的调整**　作业活动的调整是环境改造的重要内容，治疗师可以从以下几方面考虑。

(1) 简化作业活动：作业活动的复杂程度应与患者的功能水平相适应。若患者无法完成整个活动，可以简化活动以适合患者的功能状况。例如，穿带纽扣的衬衫时，先将纽扣扣上，再作为套头衫穿上。

(2) 预定活动流程：预定活动流程可节省活动时间、节省体能。进行活动前提前计划好整个活动流程。设定好活动的步骤、所需的时间，规范活动并记录下来，使得作业活动步骤清晰明了，并对有功能障碍的患者进行反复练习。例如，将从卧位到坐位转移活动分解成若干步骤，逐一记录下来，遵照步骤反复强化训练，形成习惯化动作。

(3) 调节活动结果：指降低完成活动的质量和数量要求，以利于患者独立完成活动。如允许患者用比平时更长的时间来完成进食活动，允许使用勺子进食，而不一定要与平常一样使用筷子进食，在进食活动中也不一定要求完成得和平时一样好。

(4) 节省体力训练：改变活动形式以节省患者的体力消耗和降低完成活动的技能要求。例如，取高处物体，不必手举过头顶，可以站在凳子或梯子上去取物；需移动重物（如椅子）时，不必抬起重物，可以在地面拖动或推动，其间可以多次停顿休息。

(5) 注重活动协作：活动可以单独完成，也可以和别人合作完成，必要时可通过多人协作完成本来只需一人就能完成的活动。如抬桌子、备餐、洗衣服均可由多人合作完成。

2. **物件的改造**　物件改造的目的是使物件更实用、更易于使用，或更易于拿取。在考虑物件的实用性时，必须要注意所选择物件的外观与周围环境或个人风格相符合，不能太怪异，同时又要有效地弥补环境的缺陷与不足。另一方面，物件的使用要符合患者的感觉运动功能和认知功能水平，例如，在楼梯上加装高度适合的扶手，可以弥补患者肌力和关节活动度的不足。对于有认知障碍的患者，可以在扶手上加一些简单的指引或图片，以便于患者理解扶手的使用。

3. **辅助器具的使用**　辅助器具使用的主要目的是为患者的生活自理提供一个有效和重要的帮助，以减少患者对他人的依赖。辅助器具是物理环境中人工物件的一种，因此，辅助器具的使用也是环境改造的一部分。如轮椅或助行器具的使用可以使部分残疾人到达所需要的位置，并且无安全方面的顾虑。

4. 物理结构环境的改造　物理环境结构的改造包括非房屋结构的改造和房屋结构的改造。

(1) 非房屋结构的改造指治疗师帮助患者找一些更安全的地方存放那些可能引起危险的物品、家具，或重新摆放物件以腾出更多的空间方便日常生活活动。

(2) 房屋结构上的改造是为了增加活动的安全性，如在楼梯上增加斜坡，修补破损的地面，增加门的宽度以便于轮椅通过，浴室和厕所的改造等。

二、艺术活动

艺术活动包括音乐、绘画、舞蹈、戏剧、书法、诗歌等，是作业治疗常用活动。本节侧重对音乐、绘画、书法进行介绍。

（一）音乐

我国古代就有利用音乐治疗疾病的记载，早在 2000 多年前，我国最早的医学专著《黄帝内经》就提出了"五音疗疾"理论，但其作为一门完整的学科是从 20 世纪 40 年代才开始的。音乐疗法的主要内容包括音乐欣赏、乐器演奏和声乐歌唱等。音乐活动较适用于调整心理状态、增强肌力及耐力、改善关节活动度、抑制肌痉挛、进行协调性训练等。

1. 常用工具及材料　根据科室实际情况、病种特点和患者的兴趣爱好，可选择下列一种或多种工具和材料进行训练，包括各种乐器（如钢琴、手风琴、电子琴、口琴、小提琴、吉他、笛子、手鼓、架子鼓、二胡），录音机，电脑，电视机，DVD 机，音箱，磁带，光盘，麦克风等。

2. 代表性活动

(1) 音乐欣赏：音乐欣赏只要有简单视听器材就可进行训练，不同的音乐具有不同的作用，如节奏明快的乐曲可使情绪消沉的患者精神兴奋，节奏缓慢的乐曲可使烦躁的患者安静并具有降低肌张力的作用。

(2) 乐器演奏：各种乐器都可成为训练工具，吉他等弦乐器演奏可改善手的灵巧性和心理功能，敲打手鼓等击打乐器可改善手的灵活性和上肢 ROM，吹笛子等管乐器可提高呼吸功能和改善手的协调性。

(3) 声乐歌唱：常用的有卡拉 OK。本活动可训练呼吸功能并增进人际交流，也可以缓解情绪和放松精神、提高治疗积极性和生活的信心，是患者乐于接受的训练方法，多选用集体方式进行此项训练。

3. 活动的调整

(1) 活动本身的调整：主要根据训练的目的和方式进行调整，如手灵活性稍差的患者选用打击乐器而非弦乐器或管乐器。

(2) 环境的调整：环境对音乐治疗非常重要，故最好在相对独立和安静的环境下进行训练。

4. 注意事项

(1) 所选择的乐曲一定要适合患者功能训练需要，否则可能带来与治疗目的相反的结果，如选用摇滚乐来训练会使情绪激动者更加兴奋。

(2) 注意卫生，尤其是吹奏乐器，最好单独使用固定的乐器，如需公用则应进行消毒。

(3) 治疗中注意观察患者的反应，集体治疗时注意控制相互间的不利影响。

（二）绘画

绘画活动包括欣赏和自由创作两方面。按使用的材料分为中国画、油画、壁画、版画、水彩画、水粉画、素描等；按题材内容分为人物画、风景画、静物画、花鸟画、动物画、建筑画、宗教画、风俗画等。绘画的六要素为线条、平面、体积、明暗、质感、色彩。较适合进行肩、肘关节活动度练习，耐力练习，情操调节等。

1. 常用工具及材料　画笔（钢笔、铅笔、毛笔、水粉画笔、水彩画笔、中国画毛笔、木炭条等）、画纸、颜料、调色盒、画夹、直尺、小刀、橡皮、胶纸等。

2. 代表性活动

(1) 素描：素描是一种单色画，通过线条和浓淡色调，或者只用单一色调来表现和创造形象，常用于培养和训练视觉思维和发展技能，是绘画的基础。素描的基本元素为形体结构、形体透视、明暗关系等。采用素描进行绘画训练是最为方便的训练方法之一。

(2) 水粉画：是以水为媒介调和含粉颜料的作画方法，与水彩不同的是水粉颜料色质不透明，具有较强的遮盖和覆盖底色的能力。水粉表现力极为丰富，其色泽鲜艳、明亮、深厚。其特点为作画时非常灵活，表现形式丰富多样。

(3) 水彩画：是以水为媒介调和水性颜料作画的一个独立画种，包括透明水彩画和不透明水彩画。水彩画轻快透明，变化丰富，水色滋润，以其淳朴、清新、滋润、明快的韵味和艺术效果给人以独特的美感。

(4) 中国画按照艺术的手法来分，可分为工笔、写意和兼工带写三种形式。从艺术的分科来看，中国画可分为人物、山水、花鸟三大画科。用笔和用墨是中国画造型的重要部分。用笔讲求粗细、疾徐、顿挫、转折、方圆等变化，以表现物体的质感。一般来说，起笔和止笔都要用力，力腕宜挺，中间气不可断，住笔不可轻挑。用笔时力轻则浮，力重则钝，疾运则滑，徐运则滞，偏用则薄，正用则板。要做到曲行如弓，直行如尺，这都是用笔之意，而对于用墨，则讲求皴、擦、点、染交互为用，干、湿、浓、淡合理调配，以塑造形体，烘染气氛。

3. 活动的调整

(1) 工具的调整：手功能不佳者可加粗画笔手持的部分，不能抓握者可使用自助工具固定画笔于手上，或通过自助工具用头、口或脚进行绘画；不能很好固定画纸的可使用镇尺或新固定。

(2) 姿势和位置的调整：根据需要可在坐位、站立位下进行训练，也可调整画纸的位置为平放、斜放、竖放而改变上肢的活动范围。

(3) 活动本身的调整：根据患者的情况选择不同的绘画方法进行训练，初学者可选素描，有一定基础者可选水彩画、水粉画；上肢协调障碍者选用不需使用颜料和特殊工具的素描进行训练，而为训练协调性或颜色识别能力则可选水彩画、水粉画。

4. 注意事项

(1) 注意绘画和持笔姿势正确，避免长时间出现不良姿势。

(2) 使用颜料时需注意保持画面和治疗场所的清洁。

(3) 使用安全无污染的材料和颜料进行创作。

（三）书法

书法是以汉字为表现对象，以毛笔及各类硬笔为表现工具的一种线条造型艺术。通过书法进行治疗和训练的方法称为书法疗法。现代书法包括硬笔书法、软笔书法和篆刻艺术三大类，按字体分楷书、隶书、行书、魏碑、篆书、草书。书法的治疗作用与绘画类似。

1. 常用工具及材料 文房四宝（笔、墨、纸、砚）为书法的主要工具和材料，笔包括毛笔和硬笔（钢笔、圆珠笔、铅笔、粉笔等），此外还可能需要使用刻刀、字帖、剪刀、镇尺、直尺等。

2. 代表性活动

(1) 写字姿势：写毛笔字一般有坐姿和站姿两种姿势，写小字时以坐姿为主，写大字时以站姿为主。写钢笔字常用坐姿与写毛笔字姿势基本相同。①正确的坐姿需头正、身正、腿展、臂开、足安。②正确的站姿为头俯、身躬、臂悬、足开。

(2) 执笔方法：①毛笔执笔方法，最佳执笔方法为五指执笔法，其方法可用五个字概括：按、压、钩、顶、抵。具体方法如下。按，用大拇指指腹斜而稍后仰的部位贴住笔杆内侧，由内向外用力；压，用示指的第一节紧贴笔杆的外侧，由外向内用力；钩，就是用中指第一节钩住笔杆的外侧。由外向内用力，加强示指的力量；顶，用环指指甲根部至第一节偏上部顶住笔杆右内侧由右内向左外推，与钩的用力方向相对，用以加强大拇指的力量；抵，用小指紧紧地抵着环指，以增加环指的力量。②钢笔执笔方法：一般采用三指执笔法，也可用 5 个字概括，即按、压、顶、抵、靠，具体要求是右手执笔，大拇指、示指、中指分别从三个方向捏住离笔尖3cm 左右的笔杆下端。示指稍前，大拇指稍后，中指在内侧抵住笔杆，环指和小指依次自然地放在中指的下方并向手心弯曲。笔杆上端斜靠在示指的近节指骨处，笔杆和纸面成 50° 左右。

(3) 运腕方法：写毛笔字时，腕部随着运笔的上提下按、轻重徐疾而做相应摆动的方法，又叫腕法。执笔在指，运笔则靠腕，运腕有保持中锋、开展笔势，充分调动全身力量、灵活进行提按领挫的作用。运腕的方法主要有四种。①平腕，就是右手腕直接贴在桌上，适于写小字。②枕腕，用左手垫在右腕的下面，适于写一般的小字。③提腕，用肘部撑在桌面上，使手腕提起来，是一种使用最广泛的运脑方法，适宜写 2～3 寸的中字。④悬航，腕和整个右臂全部悬空，将活动轴心移到肩上，适合写大字。

(4) 运笔方法：也称用笔，就是笔尖从落纸起书写各种点画起止运行的规律，每写一笔画，都包括起笔、行笔、收笔三步。毛笔书法基本要求是笔锋"欲左先右、欲右先左，欲上先下，欲下先上"。笔的运行要"收藏笔锋，逆入平出""横画竖下，竖画横下""有往必收，无重不缩"，不能呆板地平来直去。当然，各种书体的运笔方法不尽相同，但归根到底都是上述基本法则的发展和变化。钢笔书法线条变化不大，笔法也简单，不需逆锋时"藏头"及回锋时"护尾"。

3. 活动的调整

(1) 工具的选择：手功能不佳不能抓握者可使用自助工具固定笔于手上，双上肢功能障碍者可使用脚书写或通过自助工具用头、口书写；不能很好固定纸的可使用镇尺固定。

(2) 姿势和位置的调整：根据需要可在坐位、站立位下进行训练。

(3) 活动本身的调整：根据患者的情况选择不同的方法进行训练，所选毛笔、钢笔、圆珠笔、铅笔、粉笔、水笔等笔的种类不同，训练要求和针对性也稍有不同，同一种笔写大字和小字对手和上肢的灵活性和 ROM 要求也不相同。

4. 注意事项

(1) 注意所采取的姿势和持笔姿势是否正确，避免长时间出现不良姿势。

(2) 毛笔书法训练时注意保持纸和治疗场所的清洁。

(3) 毛笔书法训练前后均应对毛笔进行清洗，以保证书法质量。

三、园艺康复

园艺活动包括种植花草、栽培盆景、园艺设计、游园活动等。利用园艺活动进行训练以达到愉悦心情，促使身心健康目的的训练方法称为园艺疗法。园艺疗法针对有必要在其身体及精神方面进行改善的人们，利用植物栽培与园艺操作活动，是从社会、教育、心理及身体诸方面对人们进行调节的一种有效方法。

（一）花木种植

花木种植是指通过种植园林植物所进行的活动，包括园林花卉的生产、园林树木的生产和园林草坪的生产及养护等活动。较适合用于进行肢体实用功能训练、耐力训练、肌力训练、耐力训练、平衡和体位转换训练等。

1. 常用工具及材料

(1) 常用工具：花盆、铁锹、耙子、花剪、花铲、水桶、喷壶、喷雾器、浸种容器、手套、塑料薄膜等。

(2) 常用材料：营养土、园林植物、草花种子、肥料、农药等。

2. 代表性活动

(1) 草花的播种育苗：包括营养土的配制、苗床（箱）的准备、净种、种子消毒、播种、覆土、保湿、移苗、定植等过程。

(2) 花卉的养护管理：包括上盆、换盆、盆花摆放、转盆、倒盆、松盆、施肥、浇水、整形修剪等。

3. 活动的调整

(1) 工具的调整：手抓握功能不佳者使用加粗手柄工具或自助工具，改变手柄形状以利于手功能欠佳者使用。

(2) 场地或位置的调整：可选择室内和室外场地进行训练，如身体功能较好者可选室外训练，而体弱者或活动不便者宜进行室内训练；可通过改变工作位置（如花架的位置和高度）来使训练更具针对性。

(3) 活动本身的调整：根据患者情况和场地条件，选择不同活动或不同工序进行训练，如可仅选浇水、松土、修剪中的一个或多个活动进行训练。

4. 注意事项

(1) 园艺场地可能存在不平整和有其他障碍物的情况，训练时要预防摔倒，平衡功能欠佳者尤其应注意。

(2) 部分工具较锋利，使用时注意避免造成人体伤害。

(3) 有自伤和伤人者慎用此活动。

(4) 初学者和情绪控制欠佳者不宜选用名贵花卉进行训练，以免造成不必要的损失。

(5) 注意不同植物对阳光的需求和控制。

(6) 根据花木的需要控制浇水量和时间。

（二）花木欣赏

花木通过迷人的色彩、绚丽的花朵、芳香的气息及别致的造型给人以心旷神怡的感受，通过花木欣赏可调节情绪、愉悦心情，增加对生命的热爱和生活的信心，通过游园活动可增加与大自然亲近的机会，激发生活的热情。主要用于改善心理状态。

1. 常用工具及材料　无需特殊工具和材料，但需有合适的场地和场所，如医院花园、周围公共花园、绿化带等。

2. 代表性活动

(1) 花木欣赏：通过选择不同的花草种类可达到相应的治疗作用，如欣赏红花使人产生激动感，黄花使人产生明快感，蓝花、白花使人产生宁静感，绿色植物给人积极向上的感觉。丁香花有止痛、杀菌、净化空气的作用，茉莉花有理气解郁作用，菊花有清热明目的功效，仙人掌可以吸收大量的辐射污染，艾草具有安神助眠功效。

(2) 游园活动：通过集体游活动方式进行，如到附近的花园、公园进行游玩并开展相关活动（写生、摄影等），可改善心理状态，强化运动功能，增加人际交往能力，促进医患关系。

（三）活动的调整

1. 场地的选择　尽量选取户外场地进行，但对于行动不便或病情严重者可在室内进行，甚至置于床边的一盆小花或一束鲜花也会给患者带来生活的勇气和信心。

2.活动本身的调整　根据需要选择相应的活动和程度，如可自行驱动轮椅到公园，也可在他人帮助下前往。

（四）注意事项

1.注意花木的选择，避免使用有害花草进行训练。

2.户外活动时注意温度对患者的影响，尤其是烧伤者和脊髓损伤者会出现体温调节障碍而发热或发冷。

3.户外活动时不宜到较远的场所进行，需提前做好安全防护。

四、日常生活活动

（一）概念

活动分析，是对一项活动的基本组成成分及患者能够完成该活动所应具备的功能水平的一个认识过程。日常生活活动（activities of daily living，ADL）训练中的活动分析是将每一项 ADL 活动分解成若干个动作成分，进行有针对性的训练，然后再组合成一个完整的动作，并在生活实践中加以应用。

（二）目的

活动分析是作业治疗师的核心技能之一，也是进行作业治疗评价、制订治疗目标、实施有效治疗的基础。进行活动分析的目的在于：①为治疗师提供全面理解活动行为的方法，并通过提示、简化或适应提供指导他人从事活动的知识基础。②了解从事活动所需要的设备、用具和材料、花费、时间、空间及人员。③使其得到判断为谁、何时、何地、在何种情况下使用的活动，属于治疗性活动方面的知识。④提供以技术、能力及评分方式记录的个人情况资料，并为治疗提供参考意见。⑤通过适应和改造设备、环境及简化活动，来确定转换活动的方式，并以患者可接受的方式来决定从事活动的工具。⑥在选择可满足特殊需要的活动时，练习解决问题的技能。⑦提出工作、日常生活技能及游戏等活动行为范畴内的治疗目标，以便将活动用于不同的个体。⑧使用统一的术语，描述、分析和记录作业治疗实践中使用的活动。

（三）内容

作业治疗师从两个侧面认识活动，一个是正常从事的活动；另一个是特定的个体在治疗中从事的活动。活动分析主要有三部分内容。

1.活动行为范畴 活动范畴是每日生活典型部分的宏观分类，包括日常生活活动（ADL）、工作及生产性活动和娱乐休闲活动三方面。

(1) 日常生活活动为自理性活动，包括修饰、口腔卫生、洗澡/淋浴、厕所的使用及个人卫生、个人用具的护理、穿衣、喂饭与吃饭、常规服药、维持健康、社会化的活动、功能性交流、功能性移动、社区内转移、紧急反应、性表达等。

(2) 工作生产活动为自我发展、社会贡献及谋生而进行的活动，包括：料理衣物、清洁、准备饭菜及刷洗餐具、购物、家政管理、安全事宜、照顾家庭、教育活动、职业活动、求职、就业、工作或职业活动、退休后的计划、志愿者活动。

(3) 休闲娱乐活动从本质上讲是促进娱乐、放松、自发享乐或自我表达的活动，包括娱乐与休闲的探索和娱乐与休闲活动行为。

2.活动行为成分 活动行为构成是人类成功地从事活动行为范畴所必需的基本技能，表现在以下几个方面。

(1) 感觉运动成分接受传入、处理信息及产生输出的能力。包括感觉、知觉过程、神经肌肉的反射、关节活动度、肌张力、力量、耐力、姿势控制，总体（粗大）运动的协调、跨越中线、单侧性、双侧整合、运动控制、运用、精细协调与灵巧性。

(2) 认识整合与认知能力运用高级脑功能的能力、警觉度、定向、辨认、注意力、活动始动力、活动终止力、记忆、时序、分类、概念格式化、空间操作、解决问题、学习、归纳等。

(3) 心理社会技能与心理成分与社会相互作用及处理情感的能力。包括：①心理学方面，价值、兴趣、自我概念；②社会，角色活动、社会品行、人际关系技能、自我表达；③自我维护，应付技能、时间控制、自我控制。

3.活动行为背景 活动行为背景是影响个人从事活动行为范畴的因素，由个人生活的时空和环境组成，可以对活动的实施产生影响。

(1) 时间方面：如年龄、发育时期、生命周期等。

(2) 环境方面：包括自然环境与社会环境两个方面。①自然的环境：包括进入环境的途径和在环境内的活动行为。这种环境要具备自然区域、植物、动物、建筑物、物体、工具或用具。②社会环境：重要个体的可用价值与期望，诸如配偶、朋友及护理人员，也包括对建立规范、角色期望及社会常规产生较大影响的社会群体。

(3) 文化方面：个人作为社会一员，可接受的习惯、信仰、活动方式、行为标准及期望。包括政治方面，如可影响个人接触资源的机会及确定个人权利的法律。还包括接受教育、就业及经济支持的机会。

总之，活动分析的内容广泛，涉及多个方面。在进行活动分析时，有关的设备、用具、需要的空间与环境，活动步骤的时序及完成每一步活动所需的时间、注意事项，预防措施、禁忌证，以及年龄、受教育程度、文化及性关系等，这些都是不可遗漏的项目。

（四）方法

1. 分析方法

(1) 一般分析：进行分析时应注意所选择的活动是否：①需要一般的感觉；②必须重复同样的动作；③能够分级，活动量大小；④有难以忍受的噪音；⑤能引起患者的兴趣；⑥有职业和教育的价值。可从下面几个方面着手：①了解怎样进行活动。分析活动的基本动作和过程，是否借助器具，要求的位置运动、反应、认知功能。②明白什么是适宜的活动。分析哪种活动适合患者的需要，能解决问题，并能引起患者的兴趣。③解释为什么要选择这种活动。选择的活动与训练目的、治疗目标应密切相关，不仅要满足躯体功能的需要，还要满足心理的、认知的和社会的需要。④确定活动应在何处进行。无论活动的场所怎样紧张，作业治疗师都应设法使活动在相关的环境中进行。⑤判断活动应在何时进行。进行活动的时间应符合患者的需要和遵循患者的生活习惯。⑥说明什么人需要参与。除患者本人和作业治疗师外，可能还需要其他人员参与，共同完成作业训练。

(2) 限定分析：较复杂，除了要考虑环境、年龄、性别、职业、文化教育背景、趣味性、适应性、安全性、时间和费用，还要按活动的要求从运动、感觉、知觉、智能、情感、社会和文化教育等几个方面进行分析。①运动。了解患者的姿势，物体的位置以及在活动中患者和物体的位置是否有变化；分析在运动中参与的关节、肌肉，活动范围如何，规定的特殊动作及活动范围，单侧或双侧以及速度或节律。②感觉。通过图形 / 背景、空间结构、形状、颜色和色泽的辨别了解视觉；通过言语、声音信号的理解判断听觉；通过特殊的气味明确嗅觉；通过与烹调有关的活动了解味觉；通过温度觉、实体觉、位置觉和运动觉的分析了解躯体感觉。③智能。通过对学习能力、解决问题的能力、逻辑思维、交流能力和组织能力的分析了解职能。④知觉。通过体像障碍、单侧忽略等有无的判断确定；通过有无构造障碍的判断来确定。⑤情绪。活动要求可提供发明和独创性，破坏和进攻性，满足感，表达情感、态度和感受，控制冲动，独立性，现实感，应付应激。⑥社会性。活动要求可提供单独或小组活动，共同协作，相互交流，合用设备、工具、材料，考虑他人的需要和安全，竞争意识，现实感，角色的扮演。⑦自主性。活动要求可提供发展计划、组织、发起和决策能力。⑧文化背景。活动要求可提供与患者的价值观、承担的角色和生活习惯相适应。

(3) 分析步骤根据治疗目标，选择作业活动。具体步骤可参考以下程序：①提出一项活动的治疗目标，即这一活动所能够达到的短期目标。②列出这项活动的每一个步骤，将每一步骤分解成动作。其中关节活动度是指原动肌收缩所产生的关节运动，肌肉收缩类型需区别是等长收缩还是等张收缩，重力影响要说明重力对运动是起促进作用、阻力作用，还是无影响。③完成这项活动需要具备的功能和能力，必须稳定哪些关节。用什么方法稳定。④分析完成这项活动所需要的外部条件：参与者和进行这项活动所需材料之间的相互位置关系，通常使用何种工具或材料进行这项活动，适合进行这项活动的地理位置，进行这项活动的方式是否具有文化或社会角色的意义等。⑤明确使该活动难度递增分级，如肌力、主动关节活动度、被动关节活动度、协调性／灵巧性／耐力。⑥利用这项活动进行治疗时，有哪些注意事项。

2. 日常生活活动分析　狭义的日常生活活动（activities of dailyliving，ADL）是指人类为了独立生活而每天必须反复进行的最基本的、具有共同性的动作群，即进行衣、食、住、行及个人卫生等基本动作和技巧。广义的 ADL，还包括与他人的交往，以及在社区内乃至更高层次上的社会活动。日常生活活动的内容很多，可利用这些活动进行治疗性训练，分析时要考虑患者原来是否会做、是否安全、感觉运动功能和认知功能程度。

(1) 一般分析：现以佩戴假肢的患者准备热饮料为例进行具体的分析。①主动性。因口渴想喝茶而不愿喝其他饮料。②一些相关因素。如年龄、性别、平常爱好、所处文化背景和社会地位、平时是否煮过茶。③时间。按照平时的生活习惯。④安全性。知道有潜在的危险。⑤情绪。乐意做。⑥社会性。为两人准备。⑦文化性。为客人服务。

(2) 分析步骤：①进厨房。a. 运动，能独立行走，协调性和平衡功能好，能持物行走，下肢、骨盆及躯干诸关节和肌肉能活动，能保持直立的姿势；b. 感觉，本体感觉、视觉正常；c. 智能，有吃喝的要求，如口渴，能进行社会交往，能做出决定，并知道在哪做。②准备工作，如从橱柜和茶叶柜里拿壶、杯、勺、茶、牛奶等。a. 运动，站立、行走、平衡；持物行走、弯腰／伸手拿物、四肢粗大运动、上肢精细运动和手的抓握；b. 感觉，本体感觉、视觉与触觉协调正常；c. 智能，记忆力、理解力、逻辑思维和操作顺序；d. 感知，空间结构、图形与背景的辨别力，有无失用、失认等。③烧水，包括打开水壶盖，将水壶放进水槽，对准水龙头下，打开水龙头接水，关水龙头，盖上壶盖，提起水壶放在炉上，点火烧水等动作。a. 运动，在小范围的活动，与上述运动分析相同，上肢运动要分析关节的屈伸和旋转运动以及手的抓握功能；b.感觉眼手协调，浅感觉和本体感觉，听觉等；c.智能，注意安全，记忆力，注意力，工作程序，合理安排；d.感知，空间结构，视觉失认和失用，图形/背景的辨认。④将茶和牛奶放进杯子里，除上述活动分析外，还要进行以下方面内容的分析。a.运动，主要是抓握方式，如侧捏抓握、球形抓握、三指捏；b.感知，立体觉；c.智能，估计剂量。⑤冲茶，除上述活动分析外，还要进行以下方面内容的分析。a.感觉，触觉及温度；b.感知，嗅觉。⑥喝茶。a.运动，端杯子，协调，喝茶，吞咽；b.感觉，解渴的满足感，嗅觉、味觉、温度觉；c.情绪，成功后的满足感；d.社会，人际交流的技能。

（五）原则及注意事项

1. 原则

(1) 以目标为中心。

(2) 对满足患者的社会角色等需有一定的意义。

(3) 需要患者的身心投入。

(4) 为预防和改善功能障碍或残疾而设计活动。

(5) 发展可提高生活质量的活动技能。

(6) 尽量与患者的兴趣一致。

(7) 具有适应性，易于分析并与年龄相适宜。

(8) 治疗师与患者共同选择。

2. 注意事项

(1) 活动必须培养和维持良好的姿势与位置。

(2) 应让患者知道并理解其以不同于正常的方式从事一项活动的原因。

(3) 治疗师必须确定活动为患者带来的是积极还是非积极的影响。

(4) 治疗师必须考虑改进和维持所采用活动所需要的时间。

第6章 手功能康复质量持续改进与专科品牌建设

课题研究型品管圈：中风恢复期患者手功能康复医护康 CARE 模式的构建

一、案例简介

中风是成年人致死、致残的首位病因。中风后约 75% 的患者遗留肢体功能障碍，其中手功能障碍者约 80%，在进行 ADL 活动时存在极大难度。目前，我国中风患者手功能康复存在重治轻康、治康各自为政、康复效果不佳等难点。医院康复科基于大健康理念，运用课题型品管圈 PDCA 手法，构建了中风恢复期患者手功能康复医护康 CARE 模式。该模式是由医生、护士、康复师共同参与的全周期康复模式，从人员、设备、资金、信息、制度五个维度出发，以患者为中心，以医护康 CARE 一体化平台为手段保障医护康患信息互通，以构建"1+4 中西医融合康复体系"为核心技能促进患者手功能康复，以打造"贴近灵魂的疗愈环境"为赋能理念促进患者身心康复。该模式的实践，不仅大幅提高了手功能精准评估率、中医适宜技术使用率、临床路径入径率、医护康合作默契程度，还减少了患者平均住院日，减轻了患者的经济负担，提高了患者满意度、忠诚度和认同度，具有推广的价值。

二、案例实施步骤

基于 PDCA 的理念，成立品管圈小组——守望圈，并按照课题型品管圈活动步骤持续改进。

1. 圈组成立 守望圈成立于 2020 年 3 月，圈名寓意：守护健康，点亮希望。科主任和护士长是圈活动第一负责人，质控办质改专办是圈活动辅导员，圈成员由4 名医生、7 名护士、3 名康复师组成，其中博士 2 人、研究生 3 人、本科 9 人，高级职称 2 人、中级职称 4 人、初级职称 8 人。圈员岗位、学历、职称结构合理，是活动顺利开展的人力保障。

所有圈员展开头脑风暴设计圈徽（图 6-1）。圈徽主要由"人"字、手和橄榄叶组成，寓意以人为本，医护康 CARE 一体化，聚焦手功能康复。其中，橄榄叶代表希望；蓝色之手象征智慧，代表医生；红色之手象征热情，代表护士；褐色之手象征勤恳，代表康复师；橙色之手象征关爱，代表照护。

2. 主题选定　中风又名脑卒中，是一种突发的脑血管循环障碍性疾病。全球每年约 650 万人因中风死亡，中风已成为全球第二大死亡原因，为此，世卫组织将每年 10 月 29 日定为"世界脑卒中日"。在美国，每年约 80 万例中风发病患者，每 40 秒就有 1 例中风新发或复发病例，每 4 分钟就有 1 人死于中风。在我国，每年约有 270 万例中风发病患者，每 5 位死亡者中至少有 1 人死于中风。中风是我国成年人致死、致残及造成我国寿命年损失的首位病因。

人类日常、作业活动中，上肢功能作用占 60%，其中手功能作用占 90%。ADL 活动高度依赖手功能，中风后 55%～75% 的患者遗留肢体功能障碍，其中手功能障碍者约 80%，在进行 ADL 活动时存在极大难度，严重影响日常生活、作业活动及社会参与。目前，我国中风患者手功能康复的研究较少，存在重治疗轻康复、治疗康复各自为政、康复效果不理想等难点，患者每年直接经济负担约 1031 亿元，间接经济负担约 330 亿元。

调研患者入院流程，发现手功能康复存在评估不规范、中医康复内涵未充分挖掘、健康教育形式单一、延伸康复体系不完善 4 大难点。《"健康中国 2030"规划纲要》提出把健康融入所有政策的形势下，基于大健康理念，践行"以患者为中心"

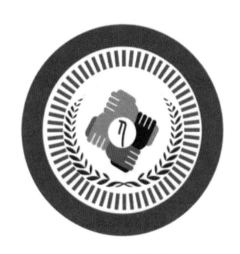

图 6-1　守望圈圈徽

的服务理念，发挥各专业人员专科特长，构建医护康一体化的中风恢复期患者手功能康复模式势在必行！

圈员首先运用四维权重评价法选定排名第一的"中风恢复期患者手功能康复医护康 CARE 模式构建"为本期活动主题。然后经课题查新，发现医护康 CARE 模式相关研究鲜见报道。最后通过 QC story 判定，本次活动为课题研究型品管圈。

改善本次主题，对患者而言：可以保康复质量，快速康复；对医护而言：可以促发展，提效率，增内涵；对医院而言：属于新模式，重质量，促人文；对社会而言：减负担，少浪费，省投入。

3. 活动计划拟订　按照 4W1H 合理安排课题型品管圈活动步骤，明确圈员职责（图 6-2）。

4. 课题明确化　医护康 CARE 模式（图 6-3）是聚焦中风恢复期手功能障碍患者，医生、护士、康复师共同参与的全周期康复模式。以患者为中心，从人员、设备、资金、信息、制度五个维度出发，以"平台"+"模块"为整体设计思路，通过开发"医护康 CARE 一体化平台"；构建"1+4 中西医融合康复体系"，"1"是指 1 个医护康 CARE 团队，"4"是指康复评估、康复技术、健康教育、延伸康复 4 大模块，实现康复全过程的闭环管理；打造"贴近灵魂的疗愈环境"，最终改善中风患者手功能康复结局。

现状把握：圈员通过现场走访、查阅资料等方式进行课题明确化。

第一步，按岗位分层，从医生（表 6-1）、护士（表 6-2）、康复师（表 6-3）三个层面进行现状水平把握。

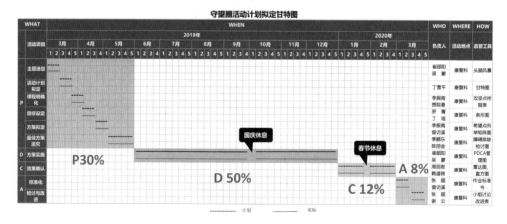

图 6-2　守望圈活动计划拟订甘特图

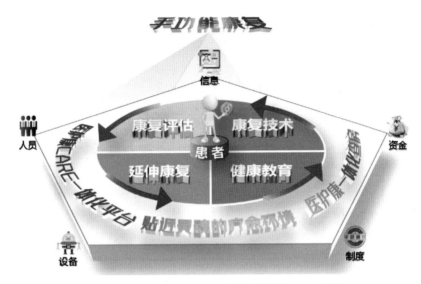

图 6-3　中风恢复期患者手功能康复医护康 CARE 模式

第二步，根据 5W1H 从人员、设备、资金、信息、制度等五个维度出发，结合重要性、圈的优势、克服能力等进行 531 评价，挖掘医生（表 6-4）、护士（表 6-5）、康复师（表 6-6）三个层面的攻坚点。

第三步，通过归纳整合人员、设备、资金、信息、制度五个维度的攻坚点。在人员方面，人员配比不达标，需要增加康复专科护士、康复师各 2 人；在设备方面：医护康患信息沟通不畅、手功能康复辅具不能满足需求，康复环境满意度低；在资金方面：患者平均住院日长，住院费用高；在信息方面：医护合作默契程度、交接及时率不高，中医特色疗法、中医适宜技术使用率不高；在制度方面：临床路径管理、手功能精准评估、手功能健教知识知晓率不高。将以上五个维度的攻坚点进行横向、纵向双向合并，最终归纳为三大攻坚点：建立医护康信息交流平台、构建中西医融合康复体系、改善患者康复疗愈环境（表 6-7）。

5. 目标设定　从康复质量、效率考虑，结合标杆学习、自身能力设定目标。

(1) 手功能精准评估率：由 60% 提升至 90%。

(2) 住院整体满意度：由 81% 提升至 94%。

(3) 中医适宜技术使用率：由 50% 提升至 80%。

(4) 临床路径入径率：由 43% 提升至 68%。

(5) 医护康合作默契程度：由 84 提升至 92。

(6) 平均住院日：由 17.3 天降至 15.4 天。

表 6-1 医生层面现状把握调查表

主题	分层	把握项目	调查时间	调查对象及目的	调查地点	调查方法	调查团队	调查结果
中风恢复期患者手功能康复医护康CARE模式构建	医生	人员	2019-03-27	康复科医护床位的配比	医务部、护理部、康复科	查阅医务部、护理部档案册、病区调查核实	罗菁、李振南	医生共29人，病区医护比1:1.25，床护比1:0.6，人员配比达标
		设备	2019-03-27	康复科软硬件设备配置	康复科	病区现场调查	曾访溪、郑洁萍	电脑9台，手机每人1部，院内通讯信号全覆盖信号良好，设有有复治疗动态跟进信息沟通平台
		资金	2019-03-27	了解住院患者平均住院日、费用	信息科	回顾性调查2018年中风患者平均住院日、费用	罗菁、李振南	2018年康复科患者平均住院日17.3天，平均住院费用23 000元，住院天数较长，费用较高
		信息	2019-03-27 至 2019-04-10	康复科医护康配合程度、中医特色疗法种类	康复科	病区现场调查使用××表对康复医护康进行调查	赖道镐、谢云	患者群3个，共500人，医院公众号2个，共5万人关注医护合作默契程度得分60（配合程度中等水平），医护交接及时率75%，中医特色疗法3种制度
		制度	2019-03-27	了解康复路径使用情况、患者满意度	康复科	查阅2018年中风恢复期患者230例，临床路径入径统计数据	曾访溪、罗菁	临床路径入径率43%，住院整体满意度81%

表6-2 护士层面现状把握调查表

主题	分层	把握项目	调查时间	调查对象及目的	调查地点	调查方法	调查团队	调查结果
中风恢复期患者手功能康复医护康复模式CARE构建	护士	人员	2019-03-27	康复专科护理能力	护理部、康复科	查阅医务部、护理部档案册、病区调查核实	罗菁、李振南	康复专科护士2人，康复专科护理能力不足
		设备	2019-03-27	康复护理辅具、信息沟通通配置	康复科	病区现场调查	曾访溪、郑洁萍	床位周转率267%，手功能康复辅具4种，共12个，康复设备不足
		资金	2019-03-27至2019-04-12	人才培养资金、设备采购资金	康复科、护理部、财务部	调查迪博系统科室预算	吴蒙、赖道镐	2019年康复专科重点专科经费10万元，外出培训经费4万元，设备采购经费3万元，经费充足
		信息	2019-03-27至2019-03-31	中医适宜技术操作合格情况、中医适宜技术使用情况	康复科	病区现场调查，对所有护士进行中医适宜技术操作考核（≥80分为合格）	赖道镐、谢云	中医适宜技术操作合格率78%，中医适宜技术使用率50%
		制度	2019-03-27至2019-04-08	了解中风恢复期患者手功能康复知识知晓情况	康复科	设计调查问卷，调查62名中风恢复期患者对手功能康复认知情况	李振南、丁瑶	手功能康复宣教视频0个，面授100%，电子媒介0%，患者手功能康复知识知晓率52%

表6-3 康复师层面现状把握调查表

主题	分层	把握项目	调查时间	调查对象及目的	调查地点	调查方法	调查团队	调查结果
中风恢复期患者手功能医护康CARE模式构建	康复师	人员	2019-03-27	康复科康复人员配比	康复科	病区调查核实	罗菁、李振南	康复师总数6人，康患比6:60，缺2人（OT、ST），人员配比比未达标
		设备	2019-03-27	康复科软硬件设备配置	康复科	病区现场调查	曾访溪、郑洁萍	康复环境满意度70%
		资金	2019-03-27	人才培养资金、设备采购资金	康复科、医务部、财务部	调查迪博系统科室预算	吴蒙、赖道锜	2019年康复科重点专科经费10万元，外出培训经费4万元，设备采购经费10万元，经费充足
		信息	2019-03-27至2019-04-12	康复科手功能康复质量、效率情况	康复科	病区现场调查，使用××表对康复医科护康进行调查	赖道锜、谢云	手功能康复计划落实率60%，康复运动处方准确率45%
		制度	2019-03-27	了解康复科临床路径使用情况	康复科	查阅2018年中风恢复期患者230例，临床路径入径统计数据	曾访溪、罗菁	手功能精准评估率60%，手功能康复理疗考核合格率62%，神经电生理评估率43%

表 6-4　医生层面攻坚点评价表

主题	分层	把握项目	现状水平	期望水平	望差值	攻坚点	评价项目			总分
							重要性	圈的优势	克服能力	
中风恢复期患者手功能康复医护康 CARE 模式构建	医生	人员	医生共 29 人，病区医护比 11∶25，床护比 1∶0.6，人员配比达标							
		设备	电脑 9 台，手机每人 1 部院内通讯信号全覆盖，信号良好，没有康复治疗动态跟进信息沟通平台	建立 1 个信息化沟通平台	增加 100%	开发康复治疗动态跟进信息沟通的平台	60	60	56	176
		资金	2018 年康复科患者平均住院费用 23 000 元，平均住院天数较长，住院天数超标	平均住院日降至 15.4 天，平均住院费用降至 20 000 元	缩短 2.9 天，费用减少 3000 元	缩短平均住院日降低住院费用	58	58	60	176
		信息	患者群 3 个，共 500 人，医公众号 2 个，共 5 万关注；医护合作默契程度得分：60（配合程度中等水平），医护交接及时率 75%，中医特色疗法 3 种	医护合作默契程度提升至 92；医护交接及时率提升至 90%；中医特色疗法增至 6 种	医护合作默契程度增加 32；医护交接及时率增加 25%；中医特色疗法增加 3 种	开发康复治疗动态跟进信息沟通的平台，并进行标准化管理	60	56	56	172
		制度	临床路径入径率 43%，住院整体满意度 81%	临床路径入径率提升至 68%，住院整体满意度提升至 94%	入径率增加 25%，满意度增加 13%	提高入径率提高满意度	58	54	56	168

表6-5 护士层面攻坚点评价表

主题	分层	把握项目	现状水平	期望水平	望差值	攻坚点	重要性	圈的优势	克服能力	总分	采用攻坚点
中风恢复期患者手功能康复医护康CARE模式构建	护士	人员	康复专科护士2人，康复专科护理能力不足	增加康复专科护士2人	增加康复专科护士2人	培养2名康复专科护士	58	58	58	174	√
		设备	床位周转率267%，手功能康复辅具4种，共12个，康复辅具不足	增加手功能康复辅具至9种，每样辅具配置5个，共45个	增加设备种类5种 数量增加33个	添置手功能康复辅具设备，完善管理制度使用	60	56	56	172	√
		资金	2019年康复重点专科经费10万元，外出培训经费4万元，设备采购经费3万元，经费充足								
		信息	中医适宜技术操作合格率78%，中医适宜技术使用率50%	中医适宜技术操作合格率提升至90% 中医适宜技术使用率提升至80%	操作合格率增加12% 使用率增加30%	提高中医适宜技术操作合格率 提高中医适宜技术使用率	60	56	52	168	√
		制度	手功能康复宣教视频0个，电子媒介0%，患者手功能康复知识知晓率52%	视频增加至2个 电子媒介100% 知晓率提升至80%	电子媒介增加100% 知晓率增加32%	拍摄系列手功能康复视频，提高电子媒介普及率	58	54	56	168	√

表6-6　康复师层面攻坚点评价表

主题	分层	把握项目	现状水平	期望水平	望差值	攻坚点	评价项目				采用改坚点
							重要性	圈的优势	克服能力	总分	
中风恢复期患者手功能康复医护康复CARE模式构建	康复师	人员	康复师总数6人，康患比6：60，缺2人（OT、ST），人员配比未达标	增加康复师2人	增加康复师2人	增加康复师2人	58	58	58	174	∨
		设备	康复环境满意度70%	康复环境满意度提升至90%	增加20%	打造贴近灵魂康复的疗愈环境	60	56	58	174	∨
		资金	2019年康复科重点专科经费10万元，外出培训经费4万元，设备采购经费10万元，经费充足								
		信息	手功能康复计划落实率60%，康复运动处方准确率45%	计划落实率提升至90%，准确率提升至95%	落实率增加30%，准确率增加50%	提高计划落实率 提高准确率	60	56	52	168	∨
		制度	手功能精准评估率60%，手功能康复理论考核合格率62%，神经电生理评估率43%	精准评估率提升至90%，合格率提升至90%，电生理评估率提升至90%	精准评估增加30%，合格率增加28%，电生理评估率增加47%	提高精准评估率 提高合格率 提高电生理评估率	60	54	54	168	∨

表 6-7　攻坚点合并表

主题	把握项目		期望水平	攻坚点	攻坚点合并
中风恢复期患者手功能康复医护康 CARE 模式构建	人员	医生	建立 1 个信息化沟通平台	建立信息化交流平台	I 建立信息化交流平台
		护士	增加手功能康复辅具至 9 种，每样辅具配置 5 个，共 45 个	购置手功能康复辅具	III 优化康复设施和环境
		康复师	康复环境满意度提升至 90%	改善康复环境	
	设备	医生	增加康复专科护士 2 人	人员调配	
		护士	增加康复师 2 人		
		康复师			
	资金	医生	平均住院日降至 15.4 天，平均住院费用降至 20 000 元	降低平均住院日	
		护士			
		康复师			
	信息	医生	医护合作默契程度提升至 92，医护交接及时率提升至 90%，中医特色疗法增至 6 种	提高医护交接及时率，提高中医适宜技术使用率	II 建立中西医优势互补的康复体系
		护士	中医适宜技术操作合格率提升至 90%，中医适宜技术使用率提升至 80%		
		康复师	手功能康复计划落实率提升至 90%，康复运动处方准确率提升至 95%		
	制度	医生	临床路径入径率提升至 68%，住院整体满意度提升至 94%	提高康复评估、技术、教育、延伸等方面内涵	
		护士	手功能康复视频增加至 2 个，电子媒介 100%，患者手功能康复知识知晓率提升至 80%		
		康复师	手功能康复精准评估率提升至 90%，手功能康复理论考核合格率提升至 90%，神经电生理评估率提升至 90%		

6. 方策拟定　针对攻坚点对方策进行一次展开、二次展开，并组织 14 名圈员针对方策运用 531 评价法从可行性、经济性、效益性等三个维度进行评分，结合八二法则，168 分（14 人 ×3 项 ×5 分 ×80%=168）以上为拟定方策（共 21 个）。

7. 最适方策追究　先对拟定方策进行障碍及副作用判定，找出方策在实施中可能会出现的障碍与副作用，并一一拟出消除方策，最终将所有方策归纳总结为三大方策群组：建立"互联网 +"医护康患信息交流平台、构建"1+4"中西医融合的康复体系、打造贴近灵魂康复的疗愈环境。

然后，从整体上掌握全局，先对方策群组逐一进行得失判断，明确了得大于失，再运用 PDPC 表对方策即将出现的障碍和结果做出多种应变计划，以保证方策群组能够一一落实。

8. 方策实施

(1) 方策群组一：建立"互联网 +"信息交流平台。

改善前，医护配合度低，护士被动执行医嘱；治疗、护理、康复不同步，工作重复，康复信息交流滞后。

改善后，基于医护康患等多方需求，研发设计了医护康 CARE 一体化平台。按照各方需求设置对应的端口，实现了护士录入患者信息、医生诊断病情、康复师评定并给予方案、医生根据评定结果及方案开出康复治疗医嘱、护士再推送个性化宣教资料给患者，保证沟通信息数据化、程序化，护士、医生、康复师、患者四方信息互通，全周期康复无缝对接。

方策实施后，医护交接及时率由 75% 提升至 95%。方策有效，将医护康 CARE 一体化平台运行流程纳入标准化管理。同时，一体化平台申请国家计算机软件著作权。

(2) 方策群组二：构建"1+4"中西医融合的康复体系。

改善前，康复评定不精准，评估结果差异大；未充分发挥中医优势；健康宣教形式单一；未体现康复延伸。

第一，增强医护康 CARE 团队能力，增加康复师 2 人，再培养康复专科护士 2 人。团队通过线上一体化平台实时跟进康复进程，通过线下医护康一体化查房，实现康复和治疗无缝衔接。

第二，结合康复评估、技术、健康教育和延伸康复等四个方面，构建中西医融合的康复体系。

在康复评估方面：主、客观结合，按流程采用 Fugl-Meyer 评定量表、ARAT 评定量表及 A2 上肢智能反馈训练系统等对患者进行精准评估。

在康复技术方面：中西医优势互补，优化中医临床路径，基于现代康复理论，参考 Brunnstrom 分期细化手功能康复运动处方；增置上肢机器人、生物反馈治疗仪等智能设备，满足患者个性化康复需求。挖掘传统医学康复内涵，在三名工程许能贵教授团队的引领下，大力开展"靳三针"疗法、透刺等中医特色疗法。《灵枢·官针》中提道：合谷刺者，左右鸡足，针于分肉之间，以取肌痹，以脾之应也。中风恢复期患者手部处于持续挛缩状态，无法进行自主伸展活动。通过透刺合谷、后溪、腕骨等穴位，极大地改善了患者的手部挛缩状态，扩大了关节活动度，促进其进行自主伸展活动。同时，进一步加大热熨、蜡疗等中医适宜技术在手功能康复中的推广力度。

在健康教育方面：基于信息－动机－行为技巧模型，完善形式多样、个性化的健康教育体系。发展 Teach-Back、同伴教育等个体化的健康教育形式；增加宣教图片 20 多套、拍摄宣教视频 4 套等拓宽健康教育途径；定期举行主题月、健康讲座、手工制作比赛等活动，在春节时，组织"喜迎新春，齐包饺子"活动；在端午节时，组织"情深意粽"包粽子和"巧手做香囊，端午传浓情"活动；在国庆节时，组织"爱我中华"制作小红旗活动，以及组织"我的爱对你说""翰墨飘香，书写经典"等活动，增加手功能康复的趣味性、依从性。

在延伸康复方面：院内、外延伸结合，完善手功能延伸康复体系。通过将洗脸、刷牙、系鞋带、扣纽扣等训练，及一系列精细作业活动融入生活，促进患者尽早回归家庭和社会，打造功能病房院内延伸体系；患者出院后，定期通过电话、微信、一体化平台随访，保证延续康复的有效性。

此外，建立康复资料云端数据包，保证康复知识的持续更新和积累，并明确云端数据包维护负责人、更新时间、宣传培训负责人、考核负责人等，以持续提高科室能力。

方策实施后，神经电生理评估率由 43% 提升至 98%，康复运动处方准确率由 45% 提升至 95%，患者手功能康复知识知晓率由 52% 提升至 82%，中医适宜技术运用的种类由 3 种增至 9 种。方策有效，将中风病恢复期中医临床路径住院表单、中风恢复期患者康复运动处方、中风恢复期患者康复评估流程、医护康一体化查房流程、上肢功能机器人操作流程、生物电治疗仪操作流程、TMS 操作流程、空气压力波治疗仪操作流程、"靳三针"操作流程、浮针操作流程、热熨疗法操作流程、中药熏蒸操作流程、穴位按摩操作流程、竹药罐操作流程、镜像疗法规程等 15 项活动成果纳入标准化管理。

(3) 方策群组三：打造贴近灵魂康复的疗愈环境。

改善前，康复功能环境乏味，康复满意度低。

首先，基于绿色、清新、健康、赋能等设计理念营造绿色康复氛围，从色彩、功效、寓意等方面挑选有益康复的植物，比如绿萝、多肉、虎尾兰、发财树、红掌、白掌等，设置病区内疗愈花台和病区外疗愈花园，极大改善患者康复视觉环境。其次，把握园艺疗法的精髓，将其运用于患者手功能康复中，加强患者手部及上肢各关节的重建动作和认知行为。患者可以在自己喜欢的绿植盆栽里插上自己的名牌，或重新选盆栽种绿植。在整个园艺疗法过程中，患者从坐态活动，如松土、播种、浇水等，到上盆、搬动、修剪等站立活动，时刻都在使用眼睛、手指，形成全身综合运动，促进心理状态舒适，最终实现手功能重建。最后，增设趣味手功能区，购置康复辅具 60 余个，并按康复初期、中期、后期等分类配置趣味辅具箱；设置文娱游戏作业疗法，比如电子琴、毛笔书法等，提高康复趣味性。此外，因良肢体位摆放正确与否直接影响康复效果，因当前病房空间有限，不利于患者上肢良肢体位展开，直接影响科室中风恢复期患者良肢体位摆放正确率，故圈员创新设计了良肢体位摆放装置，该装置具有位置可前后滑动、角度可 180° 旋转、不用时可 90° 折叠至床边等优点，装置使用后，大大提高了良肢体位摆放正确率。

方策实施后，康复环境满意度由 70% 提升至 98%。方策有效，将手功能康复辅具箱管理规定、趣味活动区管理规定、病区内疗愈花园管理规定、园艺疗法流程指引等 4 项活动成果纳入标准化管理。同时，良肢体位摆放装置申请国家实用新型专利。

9. 效果确认

(1) 目标达标情况：方策实施后，对康复质量、康复效率等 6 个指标进行调查，均达标。①手功能精准评估率由 60% 提升至 92%（目标值 90%）。②住院整体满意度由 81 提升至 96（目标值 94）。③中医适宜技术使用率由 50% 提升至 87%（目标值 80%）。④临床路径入径率由 43% 提升至 71%（目标值 68%）。⑤医护康合作默契程度由 84 提升至 96（目标值 92）。⑥平均住院日由 17.3 天降至 15.2 天（目标值 15.4 天）。

(2) 附加效益：从数据趋势看，2 个黏性指标，中风恢复期患者忠诚度、中风恢复期患者认同度均得到明显的持续提升。

(3) 经济效益：患者平均住院日由 17.3 天降至 15.2 天，平均住院费用由每次 1.1 万元降至每次 0.96 万元，按 2018 年和 2019 年住院患者人次计算，每年可以为患者节约费用约 100 万元。

(4) 技术价值：申请获批国家计算机软件著作权 1 项、国家实用新型专利 1 项；发表统计源论文 8 篇，获批课题 6 项，其中区级课题 2 项、市级课题 2 项、省级课题 2 项（1 项为省重点领域研发计划项目）；出版 2 部著作，其中 2 部担任主编，1 部担任副主编。

(5) 社会价值：康复科成为深圳市福田区"脑病康复联盟"牵头单位，参与 4 次大型义诊活动，举办 3 次走进社区关爱中风患者手功能康复活动，举办市级、省级、国家级继教班 5 次，共培训 2000 余人次；培养康复专科护士 2 名，项目团队部分成员已取得中国康复医学会手功能康复 workshop 课程结业证；成为手功能康复专业委会会员单位，参与一项 2000 多万的国家重点研发计划项目的推广。

(6) 获奖荣誉：活动项目参加了省级、国家级、国际级的各类质量管理相关大赛，并获得 7 项荣誉。广东省第三届医院品管圈大赛三等奖、中国质量与技术创新优秀项目奖、第六季全国医院擂台赛中南赛区推广多学科诊疗服务主题优秀案例奖、全国第八届医院品管圈大赛二等奖、首届中国医院质量成果发表赛示范级（一等奖）奖项、中国医院质量管理最佳实践案例第一名、第五届亚洲质量功能展开与创新研究会暨第五届亚洲质量改进与创新案例大赛一等奖。此外，活动成果还荣获广东省创新大赛优秀奖 1 项、国家科学技术进步奖二等奖 1 项。

(7) 无形成果：通过本次活动，圈员沟通协调、团队精神、改善手法的运用等能力均得到明显提升（图 6-4）。

10. 标准化　通过活动，修订或制定了平台管理、医护康 CARE 管理、康复评定标准、仪器设备操作、中医适宜技术操作、临床路径、环境管理等 20 个标准化文件，包括 14 个流程类文件和 6 个规程类文件，经医院相关部门审核后，推广应用。

11. 检讨与改进　通过对活动步骤进行复盘，分析每个步骤的优缺点及今后努力的方向，并挖掘出可持续改善的问题（表 6-8），比如增设 VR 智能化设备、开发中医特色手功能作业包等来提高手功能康复依从性和趣味性。

12. 下期活动主题　经圈员讨论并参考本期活动主题评价的结果，选定排名第二的"中风恢复期患者认知功能康复医护康 CARE 模式构建"为下期活动主题。

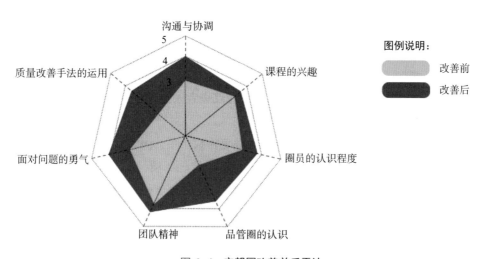

图 6-4　守望圈改善前后雷达

表 6-8　守望圈活动检讨与改进表

项　目	优　　点	缺　　点	今后努力方向
主题选定	聚焦中风恢复期患者手功能障碍，从互联网+、康复体系构建、康复疗愈环境升级等方面大胆尝试，该选题贴近临床目标设定有利于打造魅力品牌	选定手法相对单一	继续深入钻研，打造优势病种、发展亚专科
活动计划拟定	各步骤活动计划比例分配协调，适当有序推进	未能针对各步骤存在的困惑精准预算时间	进一步规划长期发展计划
课题明确化	从人员、制度、资金、信息、设备等五方面展开分析，条理清晰，内容全面，问题点描述明确、细致	调查内容多，耗费大量人力、精力和时间	尝试进一步拓宽维度，加入环境、方法等维度
目标设定	目标设定清晰，一二级指标分配合理、定位清楚，有针对性	还可增加指标，使之更全面	增加功能锻炼依从性等指标
方策拟定	方策拟定有创造性、思路清晰、内容明确、有针对性，直击问题要害	方策拟定方法相对单一	进一步深入对策，持续创新，与时俱进
最佳方案追究	PDPC表等工具使用熟练，思路清明了，有效判定障碍得失分析到位	方案追究主观性相对较强	进一步熟练掌握 PDPC 表，得失评价表等障碍判定工具，熟练运用并掌握其精髓
效果确认	参考大量文献、经圈员讨论，充分调研标杆医院，结合医院实际情况，基本达成预期目标	个别方策需长时间追踪，有待更长时间的观察与评判	借鉴其他慢性病管理模式和方法等进步研讨方案效果
标准化	确认有效、经圈员讨论，头脑风暴能够碰撞出很多思维火花，体现年轻团队的思维活力	标准化制定缺乏权威性	建立圈外参与机制，持续跟进标准化执行落地反馈，进一步优化
团队运作	团队成员均有参与质改项目的经验，参与热度高，配合默契，改进氛围浓郁，执行力强	在困难面前分析和解决问题的能力尚有欠缺，主动学习和持续改进的激情相对欠缺	进一步强化对品管圈的正确认识，激发圈员参与质改的热情与成就感
展望	1. 增设 VR 智能化设备 2. 开发中医特色手功能作业包 3. 更高级别科研课题的申报		

<h1 style="text-align:center">附录部分</h1>

附录 1　手功能康复训练操

手腕屈曲练习

【体位】前臂置于桌面。前臂下可垫一软垫，患侧手腕与桌子边缘对齐，患侧手握一哑铃，掌心向上。

【动作】握紧哑铃，屈曲腕关节使哑铃缓慢地向上和向下移动（附图1-1）。

【运动处方】每组15次，每天3组，哑铃运动至最高点需停留2～3秒，哑铃重量依据前臂肌力而定。

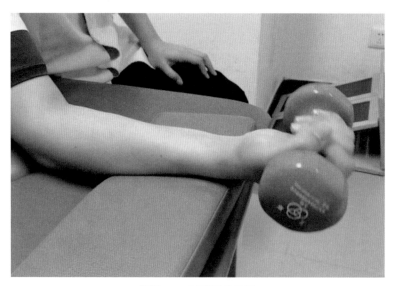

附图 1-1　手腕屈曲练习

手腕伸直练习

【体位】前臂置于桌面。前臂下可垫一软垫，患侧手腕与桌子边缘对齐，患侧手握一哑铃，掌心向下。

【动作】握紧哑铃，伸直腕关节使哑铃缓慢地向上和向下移动（附图 1–2）。

【运动处方】每组 15 次，每天 3 组，哑铃运动至最高点需停留 2～3 秒，哑铃重量依据前臂肌力而定。

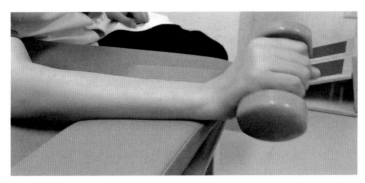

附图 1-2　手腕伸直练习

手腕桡侧屈练习

【体位】前臂置于桌面。前臂下可垫一软垫，患侧手腕与桌子边缘对齐，患侧手握一哑铃，虎口向上。

【动作】握紧哑铃，桡侧屈曲腕关节使哑铃缓慢地向上和向下移动（附图 1–3）。

【运动处方】每组 15 次，每天 3 组，哑铃运动至最高点需停留 2～3 秒，哑铃重量依据前臂肌力而定。

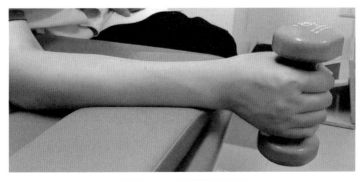

附图 1-3　手腕桡侧屈练习

前臂旋前旋后练习

【体位】前臂置于桌面。前臂下可垫一软垫，患侧手腕与桌子边缘对齐，患侧手握一哑铃，掌心向上。

【动作】握紧哑铃，旋转前臂使哑铃缓慢地向左和向右转动（附图1-4）。

【运动处方】每组15次，每天3组，哑铃运动至最左侧和最右侧需停留2～3秒，哑铃重量依前臂肌力而定。

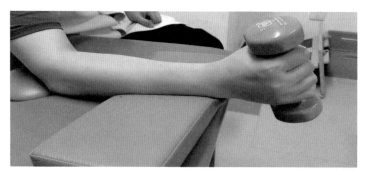

附图1-4　前臂旋前旋后练习

拇对指练习

【体位】前臂置于桌面。前臂下可垫一软垫，患侧手腕与桌子边缘对齐，患侧拇指分别与示指、中指、环指、小指捏住夹子。

【动作】拇指与余手指相互靠拢和远离（附图1-5）。

【运动处方】每组15次，每天3组，捏紧夹子时需停留2～3秒，夹子的力度依据对指肌力而定。

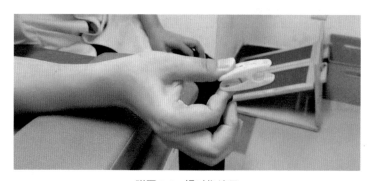

附图1-5　拇对指练习

拇外展练习

【体位】前臂置于桌面。前臂下可垫一软垫，患侧手腕与桌子边缘对齐，拇指与中指间放一橡皮筋。拇指与余四指在同一平面。

【动作】外展拇指，余四手指不动，使拇指打开和闭合（附图 1-6）。

【运动处方】每组 15 次，每天 3 组，拇指打开至最高点需停留 2～3 秒，橡皮筋粗细依据拇指肌力而定。

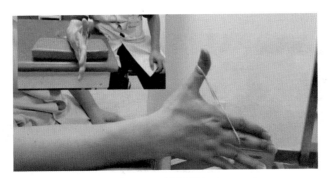

附图 1-6　拇外展练习

拇内收练习

【体位】前臂置于桌面。前臂下可垫一软垫，患侧手腕与桌子边缘对齐，拇指处放一橡皮筋。拇指与余四指在同一平面。

【动作】向示指方向内收拇指，余四手指不动，使拇指闭合和打开（附图 1-7）。

【运动处方】每组 15 次，每天 3 组，拇指闭合至最高点需停留 2～3 秒，橡皮筋粗细依据拇指肌力而定。

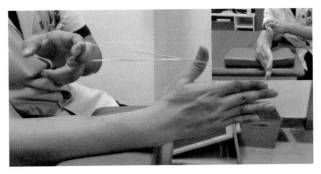

附图 1-7　拇内收练习

掌指屈曲练习

【体位】前臂置于桌面。前臂下可垫一软垫，患侧掌指关节与桌子边缘对齐，四指并拢伸直挂一沙袋，掌心向上。

【动作】四指并拢伸直不做屈曲运动，屈曲掌指关节使沙袋缓慢地向上和向下移动（附图1-8）。

【运动处方】每组15次，每天3组，沙袋运动至最高点需停留2～3秒，沙袋重量依掌指关节屈曲肌力而定。

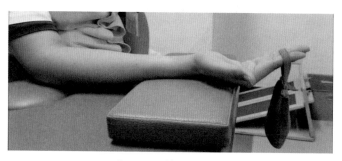

附图1-8　掌指屈曲练习

掌指伸直练习

【体位】前臂置于桌面。前臂下可垫一软垫，患侧掌指关节与桌子边缘对齐，四指并拢伸直挂沙袋，掌心向下。

【动作】四指并拢伸直不做屈曲运动，伸直掌指关节使沙袋缓慢地向上和向下移动（附图1-9）。

【运动处方】每组15次，每天3组，沙袋运动至最高点需停留2～3秒，沙袋重量依掌指关节肌力而定。

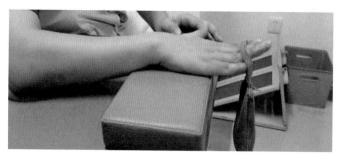

附图1-9　掌指伸直练习

手抓握练习

【体位】前臂置于桌面，前臂下可垫一软垫，患侧手腕与桌子边缘对齐，患侧手握一软垫，掌心向上。

【动作】屈曲各指间关节使软垫被握紧（附图1-10）。

【运动处方】每组15次，每天3组，软垫被握至最紧时需停留2～3秒，软垫弹性依据手指肌力而定。

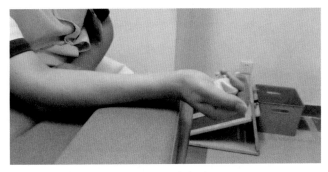

附图1-10　手抓握练习

手指间关节屈曲练习

【体位】患侧手掌心向上，屈曲近端指间关节和远端指间关节，健侧手相应握住患侧手指给予阻力。

【动作】屈曲近端指间关节和远端指间关节（附图1-11）。

【运动处方】每组15次，每天3组，屈曲至最大时需停留2～3秒，阻力依据近端和远端指间肌力而定。

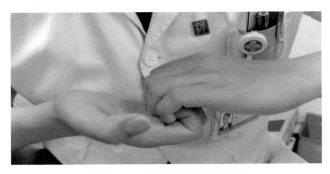

附图1-11　手指间关节屈曲练习

拇对掌对指灵活性练习

【体位】前臂置于桌面。前臂下可垫一软垫，患侧手腕与桌面对齐，掌心向上。

【动作】拇指指尖分别向四指指尖处和各掌指关节处靠拢并触碰（附图1-12）。

【运动处方】每组15次，每天3组，速度从慢到快进行练习。

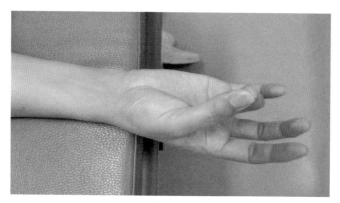

附图 1-12　拇对掌对指灵活性练习

手骨间肌练习

【体位】前臂置于桌面，前臂下可垫一软垫，双侧手指伸直并叉握，掌心相对。

【动作】并拢患侧手指（附图1-13）。

【运动处方】每组15次，每天3组，并拢至最紧时需停留2～3秒。

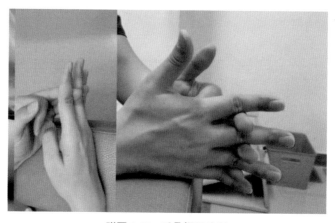

附图 1-13　手骨间肌练习

附录 2　手功能中医康复保健操

第一组

用大拇指或中指、示指指腹，以穴位为中心，保持一定的力度依次按揉、点按曲池、外关、合谷，每穴 3～5 分钟。三穴合用，可达到通经脉、调气血、平衡阴阳的目的，调节手臂与腕部肌肉张力的平衡，改善前臂、肘、腕关节功能，促进手部功能康复（附图 2-1）。

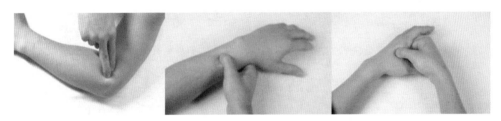

附图 2-1　第一组

第二组

用拇指指端依次掐按少商、商阳、中冲、关冲、少冲、少泽，每穴掐按以产生剧烈疼痛感为度，持续时间约 3 秒。掐按井穴可激发经气，有开窍醒神、疏通经络的作用，令经血通达四肢末端，气血通则能濡养四末，促进手功能恢复（附图 2-2）。

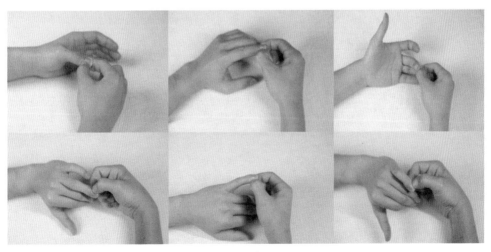

附图 2-2　第二组

第三组

用大拇指沿手指指缝结合处向掌心方向依次点按，每穴 1～3 分钟，以产生酸麻胀感为度，可通畅手部气血，通经活络，改善手功能（附图 2-3）。

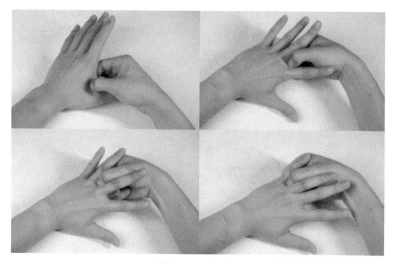

附图 2-3　第三组

第四组

用拇指指端依次掐按四缝穴，每穴掐按以产生酸麻胀感为度，持续时间约 3 秒，可舒利手部关节，调达手部经筋，治疗手部痉挛（附图 2-4）。

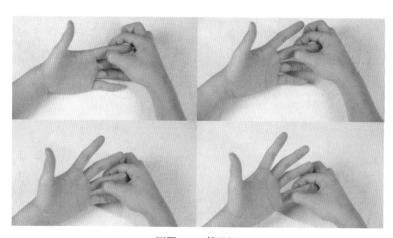

附图 2-4　第四组

第五组

用拇指指端用力点按、按揉劳宫、内关穴，每穴 3～5 秒，然后想象"慢慢握紧了手里的球"，持续 15～20 秒，重复 10 次。刺激这两个穴位对腕臂屈肌有兴奋作用，促使屈肌收缩（附图 2-5）。

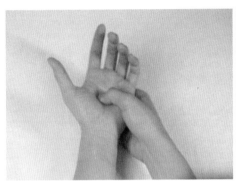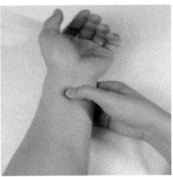

附图 2-5　第五组

第六组

用拇指指端用力点按合谷、腕骨、后溪，每穴 3～5 秒，然后想象"慢慢撑开手指"，持续 15～20 秒，重复 10 次。刺激这些穴位后，能促使示指、中指、小指的伸展（附图 2-6）。

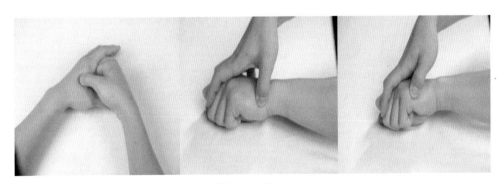

附图 2-6　第六组

第七组

将大拇指放在环指根部，然后其余四指紧紧将大拇指握起。这个动作被称为"握固"，有安神定志、收摄精气、补肾养肝的作用（附图 2-7）。

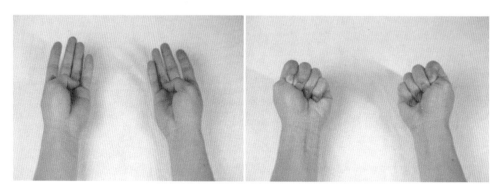

附图 2-7　第七组

参考文献

[1] 臧颖颖，王朝阳，刘清国 . 标本根结理论与十二经脉流注关系之探讨 [J]. 中华中医药杂志，2021，36（6）：3118-3120.

[2] 陈秋生 . 中医经络实质研究的新进展 [J]. 针刺研究，2021，46（6）：533-540.

[3] 范郁山，贺彩，周诗琪，等 . 从能量学角度探讨腧穴功能的因素 [J]. 中国针灸，2021，41（5）：521-524.

[4] 代顺心，任奎羽，姜建振，等 . 基于"以知为数，以痛为腧"探析痛感取穴法演变 [J]. 中华中医药杂志，2021，36（4）：2372-2374.

[5] 王进 ."脉"之多重结构及其意义 [J]. 中华中医药杂志，2021，36（2）：768-771.

[6] 吴军尚，刘宜军，吴军瑞，等 . 中医筋骨针疗法松解手三阳经筋为主治疗神经根型颈椎病的经验探析 [J]. 中国针灸，2021，41（2）：197-200.

[7] 高品操，唐芳，杨义，等 . 智能康复训练系统对脑卒中患者上肢及手功能的效果 [J]. 中国康复理论与实践，2020，26（10）：1198-1203.

[8] 陈怡萌，刘丽，郭艳萍，等 . 头针结合体针、电针治疗脑卒中手功能障碍临床观察 [J]. 光明中医，2019，34（15）：2358-2360.

[9] 饶美林，肖洪波，朱宗俊，等 . 头皮针结合任务导向性训练对脑卒中后偏瘫患者手功能恢复的影响 [J]. 中医药临床杂志，2018，30（5）：952-954.

[10] 袁青，刘龙琳，沈秀进 . 论"靳三针"学术内涵 [J]. 中国针灸，2014，34（7）：701-704.

[11] 彭增福 . 靳三针疗法的形成与特点 [J]. 针灸临床杂志，2000（12）：1-2.

[12] 李艳芬，曾德毅，庄礼兴."靳三针"的组方规律辨析 [J].针灸临床杂志，2006（10）：35-36.

[13] 朱欢欢，庄礼兴，贾超."挛三针"释义 [J].针灸临床杂志，2010，26（2）：55-57.

[14] 李蕙萍，陈丽，杜艳军.浅析靳三针疗法 [J].湖北中医杂志，2019，41（2）：56-58.

[15] 袁青.靳三针法 [M].北京：人民卫生出版社，2014.

[16] 庄礼兴.靳瑞学术思想及靳三针疗法经验集成 [M].北京：人民卫生出版社，2016.

[17] 袁青.中风后遗症靳三针特效治疗 [M].北京：人民军医出版社，2005.

[18] 郭晓艳，石学敏.醒脑开窍法治疗中风后手挛萎 32 例疗效观察 [J].四川中医，2013，31（11）：126-127.

[19] 孙定炯.醒脑开窍针刺法结合 Brunnstrom 分期对脑卒中后手功能障碍的影响 [J].时珍国医国药，2018，29（7）：1656-1657.

[20] 胡思彦，程凌.醒脑开窍法针灸配合系统康复训练对中风偏瘫肢体神经肌肉的协同康复作用 [J].当代医学，2020，26（32）：128-129.

[21] 冯春梅，黄荣荣，杨成，等.醒脑开窍针刺法联合穴位埋线对急性缺血性脑卒中患者吞咽功能障碍及肢体功能恢复情况的影响 [J].中国中医急症，2020，29（10）：1855-1857.

[22] 史诚智，魏琳.醒脑开窍针灸对卒中后偏瘫的治疗效果 [J].河南医学研究，2019，28（13）：2433-2434.

[23] 刘君玲.醒脑开窍针刺法在卒中后偏瘫患者治疗中的价值分析 [J].实用中西医结合临床，2019，19（4）：102-103.

[24] 薄智云.腹针疗法 [M].北京：中国中医药出版社，2012.

[25] 高凡.腹针治疗中风后偏瘫痉挛状态的临床研究 [D].广州：广州中医药大学，

2013.

[26] 钟一萍.运用表面肌电图评价腹针治疗脑卒中后上肢运动功能障碍的疗效分析 [D].广州：广州中医药大学，2021.

[27] 徐振华，符文彬，薄智云.从经络学说角度探讨腹针疗法的理论基础 [J].针灸临床杂志，2011，27（6）：59-60.

[28] 薄智云.神阙布气说与腹针的关系 [J].北京中医，1993（4）：13-14.

[29] 谢长才，许能贵，符文彬，等.腹针疗法与从脑论治的关系 [J].辽宁中医药大学学报，2009，11（6）：19-20.

[30] 周达君，闵晓莉.从生物全息律看腹针的几个要点 [J].时珍国医国药，2009，20（11）：2906-2907.

[31] 吴杰，李佩芳，王涛，等.通督调神针法配合热敏灸治疗脑卒中后痉挛性瘫痪40例 [J].安徽中医药大学学报，2020，39（4）：52-56.

[32] 翟东方，丁瑞丛，张文涛，等.化痰通络汤联合通督调神针刺法对缺血性中风偏瘫患者神经功能及肢体运动功能的影响 [J].光明中医，2019，34（19）：2992-2994.

[33] 罗发兰，许能贵，黄新宇，等.通督调神针刺法结合治疗脑卒中恢复期患者肢体运动能力的疗效观察 [J].辽宁中医杂志，2018，45（11）：2400-2402.

[34] 郎显兵.通督调神、平衡阴阳针刺法对脑卒中后遗症患者肢体运动及语言能力的影响 [J].湖南中医药大学学报，2017，37（5）：519-522.

[35] 李团结，邢燕彬，李佩芳，等.通督调神针法结合巨刺治疗脑卒中后痉挛性瘫痪的临床研究 [J].针灸临床杂志，2016，32（8）：9-12.

[36] 梁晓伦，侯森荣，胡明哲，等.大接经法在神经系统疾病中的临床应用进展 [J].中医药导报，2020，26（9）：173-176.

[37] 凌宇，郭小川，高旭，等.符文彬教授运用"大接经灸法"治疗疑难病临床经验 [J].成都中医药大学学报，2018，41（2）：86-88.

[38] 姜瀛，王鹏琴.原络－络原大接经疗法临床应用解析 [J].亚太传统医药，2017，13（21）：33-35.

[39] 邵妍，王鹏琴.浅析彭静山教授学术思想之一——八字取穴大接经 [J].辽宁中医药大学学报，2015，17（4）：84-86.

[40] 高华伟，单秋华，吕美珍，等.再议大接经针法 [J].中外医疗，2010，29（21）：134.

[41] 钟默默，张昆，杨娟，等.岐黄针疗法探析 [J].中国中医基础医学杂志，2020，26（5）：659-661.

[42] 张昆，偶鹰飞，赵瑞斌，等.《内经》五刺法的文献研究及其在岐黄针疗法中的应用 [J].按摩与康复医学，2021，12（1）：30-33.

[43] 陈振虎.岐黄针疗法 [M].北京：人民卫生出版社，2020.

[44] 王宏君，陈玺龙，郑佳仪，等.井穴刺络放血配合巨刺法治疗脑卒中恢复期上肢痉挛疗效及对患者肌肉、运动功能的影响 [J].陕西中医，2021，42（5）：654-658.

[45] 袁双双，崔韶阳，王曙辉，等.蜂针联合 Bobath 疗法治疗中风后肩手综合征 33 例 [J].中国针灸，2020，40（1）：30-31.

[46] 周小炫，谢敏，王舰，等.灸法治疗中风后肩手综合征进展 [J].中医学报，2020，35（5）：1006-1011.

[47] 张羡，黄娟.热敏悬灸配合早期康复护理对脑卒中后肩手综合征患者上肢功能恢复的影响 [J].四川中医，2020，38（1）：208-210.

[48] 余昕，罗伦，龙睿，等.井穴麦粒灸联合康复踏车对脑卒中后上肢痉挛性瘫痪患者患肢肌肉功能的影响 [J].四川中医，2019，37（11）：182-184.

[49] 王曙辉，许明珠，崔韶阳，等.早期井穴麦粒灸结合 Bobath 治疗技术对脑梗死患者上肢功能的影响 [J].中国康复医学杂志，2011，26（8）：770-772.

[50] 乔志恒，华桂茹.理疗学 [M].北京：华夏出版社，2005.

[51] 窦祖林.作业治疗学 [M].北京：人民卫生出版社，2013.

[52] 王玉龙.康复功能评定学 [M].北京：人民卫生出版社，2010.

[53] 麦卡蒂，沙兰德.易化牵伸术：简便易学的 PNF 牵伸及力量训练 [M].矫伟，
译.北京：人民体育出版社，2010.

[54] 詹姆斯·埃尔斯，托马斯·梅尔斯.筋膜释放技术：身体结构平衡调整 [M].
瓮长水，张丹玥，主译.北京：北京科学技术出版社，2018.

[55] 纪树荣.运动疗法技术学 [M].北京：华夏出版社，2011.

[56] 于兑生.偏瘫康复治疗技术图解 [M].北京：华夏出版社，2005.

[57] 路易吉·斯德科.筋膜手法：实践操作 [M].关玲，主译.北京：人民卫生出
版社，2018.

[58] 钱菁华.运动康复治疗 [M].北京：北京体育大学出版社，2016.

[59] 苏珊·阿德勒，多米尼克·贝克斯，马斯·巴克，实用 PNF 治疗：本体感
觉神经肌肉促进技术图解指南 [M].刘钦刚，译.4 版.北京：华夏出版社，
2018.

[60] 王茂斌.脑卒中的康复医疗 [M].北京：中国科学技术出版社，2006.

[61] 励建安.康复治疗技术新进展 [M].北京：人民军医出版社，2015.

[62] 阿德勒，贝克尔斯，巴克.实用 PNF 治疗 [M].昆明：云南科技出版社，
2003.

[63] 金宁.文体疗法学 [M].北京：华夏出版社，2005.

[64] 欧阳巨波，李明娟.手工编织艺术 [M].武汉：湖北美术出版社，2006.

[65] 郭颐杨.书法教程 [M].广州：华南理工大学出版社，2002.

[66] 陈立嘉.基础作业学 [M].北京：华夏出版社，2004.

[67] 国务院法制办公室，住房和城乡建设部，工业和信息化部，等.无障碍环境
建设条例释义 [M].北京：华夏出版社，2012.

[68] 张幸国.医院品管圈活动实站与技巧 [M].杭州：浙江大学出版社，2016.

[69] 刘庭芳，刘勇.中国医院品管圈操作手册 [M].北京：人民卫生出版社，2015.

[70] 李辉 .QC 手法看图看板管理与问答 [M].广州：广东经济出版社，2016.

[71] 周俊明，劳杰，黄锦文，等 .临床实用手功能康复学 [M].上海：上海世界图书出版公司，2012.

[72] 王玉龙 .康复评定 [M].北京：人民卫生出版社，2008.

[73] 燕铁斌 .现代骨科康复评定与治疗技术 [M].北京：人民军医出版社，2006.

[74] 恽晓平 .康复评定学 [M].北京：华夏出版社，2004.

[75] 章稼 .康复功能评定 [M].北京：人民卫生出版社，2002.

[76] 贾杰 .手功能康复概论 [M].北京：电子工业出版社，2019.

[77] 窦祖林 .痉挛 – 评价和治疗 [M].北京：人民卫生出版社，2004.

[78] 卢祖能 .实用肌电图 [M].北京：人民卫生出版社，2000.

[79] 张凯丽 .徐建光 .临床实用神经肌电图诊疗技术 [M].上海：复旦大学出版社，2004.

[80] 郭铁成，黄晓琳，尤春景 .康复医学临床指南 [M].3 版 .北京：科学出版社，2013.

[81] 萨拉，李放 .康复科医师进阶精要 [M].北京：人民军医出版社，2016.

[82] Ott，Stephan，Maihöfner，et.Signs and Symptoms in 1043 Patients with Complex Regional Pain Syndrome（CRPS）[J].The journal of pain：official journal of the American Pain Society，2018，19（6）：599–611.

[83] 陈小梅 .临床作业疗法学 [M].北京：华夏出版社，2013.

[84] 周总光，赵玉沛 .外科学 [M].北京：高等教育出版社，2009.

[85] 夏照帆，吕开阳 .中国临床瘢痕防治专家共识 [J].中华损伤与修复杂志（电子版），2017，12（6）：401–408.

[86] 中国老年医学学会烧创伤分会 .急慢性创面的光照治疗全国专家共识（2020

版）[J]. 中华烧伤杂志，2020.36（10）：887–894.

[87] 中华医学会烧伤外科学分会，中国医师协会烧伤科医师分会，等.烧伤康复治疗指南（2013 版）[J]. 中华烧伤杂志，2013.29（6）：8.

[88] 燕铁斌.物理治疗学 [M].3 版.北京：人民卫生出版社，2018.

[89] Brunnstrom S.Motor testing procedues in hemiplegia based on sequential recovery stages[J].Physical Therapy，1966，46（4）：357–375.

[90] Terzis JK，Vekris MD，Soucacos PN. Outcomes of brachial plexus reconstruction in 204 patients with devastating paralysis.[J].Plastic and reconstructive surgery，1999，104（5）：1221–1240.

[91] 朱盛修，宋守礼.周围神经伤学 [M].北京：人民军医出版社，2002.

[92] 刘海兰，金婕，李芯睿，等.火龙罐综合灸法在脑卒中后肩手综合征Ⅰ期患者中的应用效果 [J].广西医学，2022，44（7）：735–738，744.

[93] 顾玉东.臂丛神经损伤与疾病的诊治 [M].上海：复旦大学出版社，2005.

[94] 曾秋霞，钟华，冉白灵，等.火龙罐疗法改善脑卒中后肩手综合征患者症状 [J].护理学杂志，2021，36（12）：52–55.

[95] 诺依曼.骨骼肌肉功能解剖学 [M].刘颖，师玉涛，闫琪，译.2 版.北京：人民军医出版社，2012.

[96] 卡潘吉.骨关节功能解剖学 [M].刘晖，译.北京：中国科学技术出版社，2020.

[97] 保罗·杰克逊·曼斯菲尔德，唐纳德·A.诺伊曼.基础肌动学 [M].祁奇，陆佳妮，主译.3 版.北京：北京科学技术出版社，2021.

[98] 王茂斌.神经康复学 [M].北京：人民卫生出版社，2009.

[99] 胥少汀，葛宝丰，徐印坎.实用骨科学 [M].北京：人民军医出版社，2012.

[100] 周俊明，黄锦文，苏杰，等.临床实用手功能康复学 [M].上海：上海世界图书出版公司，2012.

[101] 布罗兹曼，曼斯克．临床骨科康复学－基于循证医学方法 [M]．洪毅，蒋协远，曲铁兵，主译．3 版．北京：人民军医出版社，2015.

[102] 丽莎·麦克西．骨科术后康复 [M]．蔡斌，蔡永裕，主译．北京：人民卫生出版社，2017.

[103] 王予彬，王惠芳．运动损伤康复治疗学 [M].2 版．北京：科学出版社，2019.

[104] 安德鲁·格林，罗曼·海达，安德鲁·C. 赫特 .AAOS 骨科术后康复 [M]．王雪强，王于领，主译．北京：北京科学技术出版社，2021.

[105] 朱毅，纪美芳，刘浩．加速外科康复核心问题处置策略 [M]．北京：电子工业出版社，2021.